Zwangssyndrome und Zwangskrankheit

Vorträge der 22. Lindauer Psychotherapiewochen 1972

Herausgegeben von

P. HAHN und H. STOLZE

unter Mitarbeit von

P. DETTMERING

Mit Beiträgen von

D. BECK

C. E. BENDA

G. BENEDETTI

N. BIRBAUMER

W. HUTH

A. IWANSCHITZ

F. LABHARDT

D. LANGEN und R. THÜMLER

J. E. MEYER

D. OHLMEIER

H. QUINT

W. SPIEL

H. THOMÄ

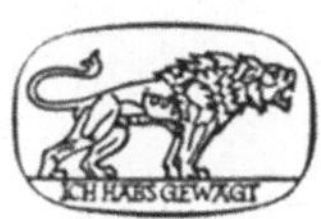

Springer-Verlag Berlin Heidelberg GmbH

© Springer-Verlag Berlin Heidelberg 1974
 Ursprünglich erschienen bei J. F. Lehmanns Verlag München in 1974
Alle Rechte vorbehalten

Einband: Grimm + Bleicher, München

ISBN 978-3-540-79802-6   ISBN 978-3-642-88755-0 (eBook)
DOI 10.1007/978-3-642-88755-0

Vorwort

Die in diesem Bande vorliegende Sammlung der Vorträge der 22. Lindauer Psychotherapiewochen 1972 (Leitthema I: Zwangssyndrome und Zwangskrankheit) erlaubt einen gewissen Rück- und Ausblick. Es war seinerzeit bei der Vorbereitung der Themen nicht ganz selbstverständlich gewesen, das Leitthema für vier aufeinanderfolgende Vormittagsvorträge ausschließlich in einen, verhältnismäßig eng umschriebenen, klinisch-nosologischen Zusammenhang zu stellen. Die breit gestreuten Interessen der Zuhörerschaft und der wachsende Differenzierungsgrad des psychotherapeutischen Kenntnisstandes der verschiedenen Kollegengruppen schienen gegen eine solche Unternehmung zu sprechen. Auf der anderen Seite waren immer wieder Wünsche nach einer systematischeren Form der Weiterbildung geäußert worden und der Ansatz zu einer Übersicht in vielen Diskussionen eher „patienten"- als „methoden"-zentriert gesehen worden. So bot sich die Wahl eines klinischen Themas sowohl zur Gestaltung der Übersicht einer klinischen Phänomenologie an als auch zur Darstellung grundsätzlicher Fragen der Interpretation und der therapeutischen Möglichkeiten. Die Themen der Vormittage bestimmten darüber hinaus weitgehend die nachmittägliche Seminar- und Kursarbeit in kleinen Gruppen, die der eigentlichen Intensivierung der Weiterbildung diente.

So ist die Zusammenstellung dieses Bandes eigentlich unvollständig. Es fehlen die Beiträge aus den Kursprogrammen, die Diskussionsbemerkungen aus den nachmittäglichen Podiumsgesprächen und viele andere „nicht-eingeplante" Äußerungen — damit also ein wesentlicher Teil des lebendigen Gefüges, in den dieses Programm eingebettet war. Es müssen aber leider auch einige Einzelbeiträge fehlen, wie der von ESCHENBACH: „Dynamik und Symbolik des Zwangs in der Sicht der analytischen Psychologie (JUNG)", der wegen des reichen Bildmaterials an dieser Stelle nicht zu veröffentlichen war.

Die Herausgeber möchten also die hier gesammelten Vorträge als einen Beitrag zur Weiterbildung und zur Vertiefung psychotherapeutischen Wissens dem Leserkreise vorlegen und würden sich gerne ermutigt sehen, weitere klinik- und praxisnahe Vortragsreihen der Lindauer Psychotherapiewochen in gleicher Form folgen zu lassen.

Helmut Stolze   Peter Hahn

Inhalt

Die Bedeutung des Zwanges in der Kultur

Von *Clemens E. Benda*

Als mich Anfang d. J. 1972 mein Freund Erich *Lindemann* fragte, ob ich an der Ausarbeitung der Eröffnungsansprache für die Lindauer Psychotherapiewochen 1972 teilnehmen würde, ergriff mich zunächst eine gewisse Furcht, ob ich zu dem schwierigen Problem des „Zwanges in der Kultur" etwas beizutragen hätte. Er überzeugte mich jedoch: Mein Buch „Gewissen und Schuld" trüge soviel zu diesem Thema bei, daß ich wohl etwas Sinnvolles sagen könnte. In der Tat ist die Darstellung des Gewissenszwanges sicherlich von großer Bedeutung für diese Frage. Ein anderer Gedanke war, davon zu sprechen, welche Rolle die großen Zwangskranken in der Geschichte der Kultur gespielt haben.

Viele von Ihnen werden sich erinnern, daß Karl *Jaspers* großes Interesse für Pathographien gehabt hat und eine Reihe von Studien vollendete, die sich mit der Krankheit berühmter Persönlichkeiten beschäftigt haben. Als ich in den 20iger Jahren als Assistent der Heidelberger Psychiatrischen Klinik an den Seminaren von *Jaspers* über *Kierkegard* und *Nietzsche* teilnahm, gab mir *Jaspers* die Aufgabe, eine Arbeit über *Nietzsches* Krankheit auszuarbeiten. Diese war damals noch Mittelpunkt heftigster Diskussionen und beinahe ein Streitpunkt von Weltanschauungen, da die *Nietzscheaner* es nicht zugeben konnten, daß *Nietzsche* an einer progressiven Paralyse gelitten hatte, während die Gegner unter der Führung von *Möbius* bestrebt waren, *Nietzsches* ganzes Werk zu verurteilen, nur weil er ein Geisteskranker gewesen sein sollte.

Diese speziellen Studien führten mich zu dem Problem vom Sinne der Krankheit im allgemeinen — einem Problem, das mich seitdem niemals wieder losgelassen hat. Die Studien wurden in dem Geiste *Nietzsches* ausgeführt, der schrieb: „Einige Völker haben aus Krankheiten große Hilfsmächte der Kultur geschaffen; z. B. die Griechen. Die Griechen besaßen nämlich nichts weniger als eine vierschrötige Gesundheit: Ihr Geheimnis war, auch die Krankheit, wo sie nur Macht hat, als Gott zu verehren." Kein anderes Genie hat so wunderbare Worte über die Krankheit gefunden, Worte, die ganz im Geiste *Goethes* waren, der sagte: „Das Außerordentliche, das solche Menschen leisten, setzt eine sehr zarte Organisation voraus, damit sie seltener Empfindungen fähig seien und die Stimmen der Himmlischen vernehmen mögen." Ähnliche Gedanken sind auch von *Novalis* formuliert worden, der im allgemeinen betonte: „Krankheiten, besonders langwierige, sind Lebensjahre der Lebenskunst und der Gemütsbildung. Beinahe alles Genie war bisher einseitig, Resultat einer krankhaften Konstitution. Die eine Klasse hatte zuviel äußeren, die andere zuviel inneren Sinn. Selten gelang der Natur ein Gleichgewicht zwischen beiden, eine vollendete genialische Konstitution. Durch

---

Anmerkung:

Die Arbeit ist in engem Gedankenaustausch mit Professor Erich LINDEMANN (Boston) entstanden, der ursprünglich das Thema für die Lindauer Psychotherapiewochen 1972 übernommen hatte. Ich möchte ihm an dieser Stelle nicht nur im eigenen Namen danken, sondern auch im Namen der Hörer und Leser, die aus der Darstellung, besonders des dritten Teiles, viele seiner Ideen und Gedanken entnehmen können.

Zufall entstand oft eine vollkommene Proportion, aber nie konnte diese von Dauer sein, weil sie nicht durch den Geist aufgefaßt und fixiert war: Es blieb bei glücklichen Augenblicken." *Novalis* fährt fort: „Krankheiten sind gewiß ein höchst wichtiger Gegenstand der Menschheit, da ihrer so unzählige sind, und jeder Mensch soviel mit ihnen zu kämpfen hat. Noch kennen wir sehr unvollkommen die Kunst, sie zu benutzen."

Es war daher für mich beinahe eine Verführung, mich auf diesen Teil der Aufgabe zu konzentrieren und die großen Zwangskranken in der Geschichte der Kultur zu studieren. Viel Material liegt vor über *Pascal,* der mit seinen fürchterlichen Ängsten wohl eines der größten anankastischen Genies gewesen ist. Auch Heinrich von *Kleist* hat in einer eindrucksvollen Weise die Nöte geschildert, die die erhöhte zwanghafte Beschäftigung mit den eigenen Antrieben und Gedanken ergibt: „Es gibt eine traurige Klarheit, mit welcher die Natur viele Menschen, die nur die Oberfläche sehen, zu ihrem Glücke verschont hat. Sie nennt mir zu jeder Miene den Gedanken, zu jedem Wort den Sinn, zu jeder Handlung den Grund. Sie zeigt mir alles, was mich umgibt und mich selbst in seiner ganzen armseligen Blöße und dem Herzen ekelt zuletzt vor dieser Nacktheit".

Unter den modernen Malern scheint mir *Mondrian* eines der eindrucksvollsten Beispiele des Einflusses anankastischer Haltung auf die Entwicklung der Kunst zu sein.

Wer eine der kürzlichen Übersichtsausstellungen von *Mondrian's* Werk gesehen hat, muß zugeben, daß es von außerordentlichem Interesse ist, wie *Mondrian* progressiv immer mehr in seiner Erlebnisweise verarmte und zu einer zwanghaften Wiederholung von kleinsten Einzelheiten gekommen ist, die zuletzt wie der Wiederholungszwang schwerer Zwangskranker anmutet. Und doch hat *Mondrian's* Werk einen außerordentlich tiefen Einfluß auf die moderne, abstrakte Kunst gehabt und nicht nur die graphische Reklamekunst tief beeinflußt, sondern auch die freie Kunst, die jetzt so oft nur aus Strichen, Winkeln und Farbkompositionen besteht.

Die Tatsache, daß die großen Zwangskranken einen solchen, überwältigenden Einfluß auf unsere moderne Zeit haben konnten, so daß wir die moderne Zeit beinahe das Zeitalter der Zwangsneurose nennen dürfen, gerade diese Tatsache hält mich davon ab, nun über die Zwangskranken als solche zu sprechen. Es erscheint mir wichtiger, das Problem des Zwanges als ein Kulturphänomen zu begreifen und von dieser Warte aus zu fragen, ob wir neue Einsichten in das Wesen der anankastischen Haltung finden können.

Bevor ich aber zu diesem zweiten Teile übergehe, möchte ich noch auf eine Bemerkung von Erich *Lindemann* hinweisen. In einer psychiatrischen Staffkonferenz, in der der Unterschied zwischen zwangsneurotischen und hysterischen Phänomenen diskutiert wurde, machte *Lindemann* die Bemerkung, es gäbe hysterische und zwangsneurotische Wissenschaftler, und dieser Unterschied sei oft von tragischer Bedeutung. Ich habe diese kurze Bemerkung nie vergessen können. Jeder, der der wissenschaftlichen Welt dient und im akademischen Leben wurzelt, muß sich wohl der Beobachtung beugen, daß die großen Wissenschaftler aus zwei verschiedenen Typen bestehen. Die einen sind Menschen mit Phantasie, Einbildungskraft und vielen Ideen, mit denen sie die wissenschaftliche Welt befruchten. Solche Menschen haben oft wenig Interesse für die langweilige Kleinarbeit der Beweise und Statistiken, mit denen wissenschaftliche Theorien bewiesen werden müssen. Sie haben die großen Ideen; sie suchen sich als ihre Mitarbeiter solche Naturen aus, die ohne eigene Ideen nun die Kleinarbeit machen können und sich in endloser, mühevoller Arbeit darangeben, zu beweisen, was zu beweisen ist, und herauszuwerfen, was sich als falsch erweist. Diese Menschen sind die guten und höchstbrauchbaren Assistenten, die Zwanghaften, die die ideenreichen Kollegen für spekulative, unwissenschaftliche Phantasten halten. Wenn jene sterben, werden sie die Nachfolger und Herren. So wechseln in der wissenschaftlichen Welt immer wieder höchst ideenreiche Perioden, die einen Wendepunkt im wissenschaftlichen Denken darstellen, mit zwangsneurotischen Perioden kalter sachlicher Arbeit, in denen das stabilisiert wird, was sich als wichtig erwies, bis dann diese ideenarmen Perioden an ihrer eigenen Dürre ersticken und von neuen Perioden voller Gedanken ersetzt werden.

Was hier in der wissenschaftlichen Welt zu beobachten ist, läßt sich auch in anderen Kulturbereichen nachweisen, z. B. in der Religion. *Luther*'s große Ideen sind hauptsächlich auf den deutschen Charakter und die skandinavischen Länder beschränkt geblieben. *Luther* hat den Deutschen in eindringlicher Weise in seiner Innerlichkeit, aber auch in tragischer Weise in seiner Gehorsams-furcht und Un-tertanen-zucht geformt, während die westliche Welt unter dem Einfluß *Calvin*'s stand. *Calvin* ist wohl einer der grausamsten, kältesten und rücksichtslosesten Kirchenfürsten gewesen, dessen Einfluß sich aber über die ganze westliche Welt erstreckt hat und ihre Demokratien beeinflußte. Erst heute ist dieser Geist langsam im Absinken begriffen. Ich kann hier nur auf die vorbildlichen Arbeiten von Max *Weber* hinweisen, die, obwohl in manchen Einzelheiten nicht mehr aufrechtzuerhalten, in ihrem großen Wurf und Geist auch heute noch gültig dastehen.

Wenn wir also den Sinn der Frage nach der Bedeutung des Zwanges in der Kultur zu verstehen suchen, so ist damit wohl zunächst gemeint, in welcher Weise der Zwang als Gegensatz zur Maßlosigkeit und Hemmungslosigkeit nicht nur die Kultur beeinflußt und bestimmt, sondern ihr selber immanent notwendig ist. Der *äußere* Zwang — als Bruder der Macht — benötigt kaum eine Erklärung. Wenn man nur einen kurzen Blick auf die Geschichte wirft, muß man zugeben, daß die Menschheit für tausende von Jahren, ja tatsächlich durch ihre ganze Geschichte hindurch, unter den zwingenden Mächten der Herrschaft gestanden hat, die Gehorsam forderten und ihre Rechte mit Gewalt durchzusetzen verstanden. Wenn wir modernen Menschen uns nun nach Freiheit sehnten, und immer seit der Französischen Revolution hofften, daß die Freiheit auch unsere politischen Systeme beherrschen würde, so ist diese Hoffnung immer wieder enttäuscht worden. Die moderne Welt wird nicht nur zum größten Teil von Diktaturen beherrscht, sondern die überlebenden Demokratien zeigen darüber hinaus eine starke Tendenz zu diktatorischen Maßnahmen, getrieben von der Furcht, die moderne Demokratie könne nicht überleben.

Wenn wir von diesem Zwang als Ausdruck der äußeren Macht absehen und uns auf den *inneren* Zwang beschränken, so denkt der Psychiater sicher sogleich an die anankastischen Fehlhandlungen, an die zahllosen zwangsneurotischen Menschen, denen er in seinem Berufsleben begegnet.

Alle Beschreibungen und Definitionen des Zwanges sind erheblich, und fast zu stark, von der Psychiatrie beeinflußt. Sie beschränken sich auf die inneren Phänomene der Zwangserlebnisse. So eröffnet v. *Gebsattel* seinen Artikel über die anankastische Fehlhaltung mit einem Zitat, der Zwang sei ein „diktatorisches, unwiderstehliches und zugleich obsidierendes Sich-auf-drängen von Gedanken, Erinnerungen, Gefühlen, Befürchtungen, Impulsen und Weisen des Verhaltens", die, „obschon sie bald als sinnwidrig-sinnvoll, bald als wirklich unsinnig erlebt werden — oder als etwas Ichfremdes, das mich gegen mich selber anfordert — nicht ausgeschaltet oder unterlassen werden können, weil ihre Abwehr unerträgliche Angst auslöst oder weil für ihre Abwehr sich keine Handhabe bietet" (v. *Gebsattel* 1957).

Außer dem inneren Erlebnis verwickelt sich der Zwangskranke aber zugleich in pathologische Ritualhandlungen, die den Sinn haben, die von dem Triebleben drohenden Gefahren abzuwenden. Wir sehen also, daß der Zwangskranke die aus dem Triebleben oder aus dem Ich stammenden Impulse als verwerflich und gefahrvoll betrachtet und sie durch gewisse, aus der Gedankenwelt stammende Abwehrmaßnahme zu bezwingen sucht, um sie damit ihrer Gefährlichkeit zu berauben. Der Zwangskranke wagt nicht, der triebhafte Mensch zu sein, der seine Neigungen, Bedürfnisse — normale oder perverse — verwirklicht und zu Aktionen umzuwandeln sucht, sondern er ist ein Mensch, der seine eigenen triebhaften Bedürfnisse mit Mißtrauen und Schrecken beobachtet und versucht, sich durch gedankliche Kontrolle und Ritualhandlungen vor der Verwirklichung seiner eigenen Impulse zu schützen. Zwänge, wie der Waschzwang, Zwänge, immer dieselben Wege zu schreiten, Zwänge bei der Nahrungsaufnahme oder bei der Defäkation, sowie bei der Erledigung anderer Bedürfnisse — alle solche Zwangshandlungen sind als solche nicht zwanghaft erfordert oder erzwungen worden, sondern stellen meist höchst unzureichende Maßnahmen dar, die Integrität des eigenen Ich zu retten und die triebhaften Wünsche zu überleben. Wir können sogar sagen, daß der Gebrauch solcher Zwangshandlungen nur darum den Zwangskranken als pathologisch stempelt und ihn zum Kranken macht, weil die Wahl seiner Abwehrmaßnahmen als unnütz und irrational, ja oft als lächerlich anzusehen ist. Es ist die Wahl der Ritualhandlungen im Einzelfall, die den Zwangskranken von dem Nichtkranken, der sich oft als ein besonders hochstehender Kulturmensch fühlt, unterscheidet.

In der Diskussion der Zwangsneurose sehen wir immer wieder, daß die einen Forscher das Hauptgewicht auf das Triebhafte, das Unbewußte lenken, und die Quelle aller Pathologie zu finden suchen, während die anderen Forscher sich mehr auf die Abwehrpsychismen konzentrieren und die seltsamen, abnormalen Gedankengänge der Zwangskranken für besonders wichtig halten. Es ist dabei wichtig, zu erinnern, daß *Freud* und seine Zeitgenossen eine höchst romantische Idee über das Triebhafte hatten. Sie machten es, wenn es uneingeschränkt wäre, zur Quelle alles Glückes, und bildeten sich zugleich ein, die Freiheit liege im Triebhaften, das nur durch den Geist oder die Kultur oder was immer beschränkt wäre. Es zeigt sich aber, daß die Tierwelt in ihrem Triebleben durchaus nicht frei ist, sondern durch Instinkte in unwandelbare Bahnen gefesselt ist. Es ist der Mensch allein, der durch die Nötigung des Zwanges seine Freiheit immer wieder selbst verneint und durch diese Nötigung die Einmaligkeit und ewige Wandelbarkeit des Lebens beschränkt und in voraussehbare Bahnen lenkt. Dabei wird das Lebendige letztlich wieder zur Erstarrung und zum Tode verurteilt. *Freud* projizierte diese Tendenz ebenfalls ins Triebleben und gelangte so zu seinem „Todestrieb", jenem Stein des Anstoßes der psychoanalytischen Metapsychologie. Zweifellos hat *Freud* mit seinem Todestrieb intuitiv geahnt, daß im Menschenleben eine seltsame, feindliche Macht wirksam ist, die immer wieder das Geschaffene zur Erstarrung verurteilt. Wir müssen es aber ablehnen, diese Macht ins Triebleben zu projizieren. Es ist dieselbe Beobachtung, die *Klages* in seinem Buche „Der Geist als Widersacher der Seele" zur Kenntnis nimmt, wobei hier der Geist verdammt wird, und es doch gerade der Ungeist ist, der alles Lebendige wieder zerstört.

In allen Definitionen des Zwanges wird also das Sichaufdrängen, das als ein ichfremdes Erlebnis vom Standpunkt des Betroffenen charakterisiert wird, als ein entscheidender Punkt beschrieben. Dabei wird zuwenig hervorgehoben, in welcher Weise es zum Charakter der Zwangshaltung gehört, daß der Betroffene den Zwang nach außen projiziert und stets bemüht ist, nicht nur sich selber, sondern gerade die Welt um sich in seinen zwingenden Bann zu schlagen. Der Zwang in der Kultur kann daher nicht nur als ein negatives Phänomen vom Standpunkt des Individuums betrachtet werden, sondern muß in seiner positiven Macht erkannt werden als das, was die Welt in feste Formen fügt. Es ist der Versuch, das ständig wechselnde, fließende und sich verändernde Leben zur Dauer zu zwingen; es in Systeme zu formen und ihm damit Stabilität und bleibendes Dasein zu verschaffen. Die anankastische Haltung repräsentiert daher nicht nur eine pathologische Haltung, sondern ein kosmisches Formenprinzip, dem der Mensch unterworfen ist und dem gerade die geistigen Menschen zu dienen immer bestrebt waren.

Aus diesem Grunde möchte ich daher die viel allgemeinere, aber brauchbarere Definition des Zwanges einführen, die Ferdinand *Kehrer* 1930 formuliert hat: „Zwang schlechthin bedeutet, daß ein Mensch durch irgendeine Macht, die stärker ist als er, zu irgendetwas bestimmt wird, wogegen er sich innerlich oder nach außen hin wehrt. Wenn man in der Psychologie und Psychopathologie von Zwangserlebnissen spricht, meint man den Tatbestand, daß dieser Einfluß nicht von außen her erfolgt, sondern von irgendeinem Bezirk der eigenen Persönlichkeit."

Wenn wir den Zwang auch als ein kosmisches Prinzip anerkennen, wird es deutlich, in welcher Weise es zum mindesten ein gefährliches Unternehmen werden kann, wenn Psychiater sich einbilden, daß sie dieses kosmische Prinzip aus seiner pathologischen Verzerrung in zwangsneurotischen Personen allein verstehen könnten. Das ist die Gefahr, der die Psychiatrie immer wieder unterlegen ist. Wir müssen uns im Gegensatz dazu fragen, was wir von einer Untersuchung des Zwanges als einem Weltprinzip für das Verständnis der pathologischen Verzerrung im Zwangskranken lernen können.

Damit kommen wir zu einem weiteren Teil unserer Ausführungen, zu dem Phänomen des *Gewissenszwanges*. In ihm bringt sich der Zwang als Kulturphänomen in höchst eindrucksvoller und folgerechter Weise zum Ausdruck.

Das neuerwachte Interesse am Gewissenszwang ist von der Psychotherapie ausgegangen. Es ist kein Geheimnis, daß *Freud's* Ideen über die Entstehung und die Bildung des Gewissens sich direkt aus einer Übertragung seiner Vorstellungen von dem Wesen der Zwangsneurose entwickelt haben. Auch andere moderne Arbeiten über das Gewissen sind zumindest stark von den Erfahrungen der Zwangsneurosen beeinflußt. Außer *Nietzsche* hat kaum ein anderer moderner Philosoph das Problem des Gewissens von einem geneologischen Standpunkt aus untersucht. Wenn man die philosophische Literatur durchsieht, findet man immer noch zum größten Teil moralische, idealistische, spekulative und völlig unrealistische Bemerkungen, die den Suchenden unberührt lassen.

In meinen eigenen Studien über das Gewissen fühle ich mich in vielen Punkten einer Reihe meiner deutschen Kollegen verpflichtet, mit denen ich auch viele meiner Gedanken teile. Ich möchte nur an die schönen Arbeiten von *Häfner, Caruso, Pollak, Erikson* und viele andere erinnern. Alle diese Autoren haben in ihren Büchern und Aufsätzen ausgiebige Literaturübersichten gebracht. Ich kann daher an dieser Stelle nicht auf jede Einzelheit eingehen, sondern möchte mich auf das beschränken, was als wesentlich am Gewissenszwang aus allen neueren Untersuchungen hervortritt.

Der Gewissenszwang stellt eine fundamentale Seite des Gewissens dar, obgleich er gelegentlich nur negative Beurteilungen als Perseveration, Wiederholungszwang oder eine Art Kompulsion gefunden hat.

Im Gegensatz zum Bewußtsein ist das Ge-wissen nicht eine intellektuelle Qualität, sondern tief in der taktilen, erfühlbaren Matrix menschlicher Verbundenheiten verwurzelt. Wie der lateinische Ausdruck „Con-scientia" so klar andeutet, ist das Gewissen eine Erfahrung des Ich und Du in einem Wir-Erlebnis. Es betont die Gegenseitigkeit und enthält die Erwartungen, die die anderen an uns stellen. In diesem Gewissens-Bewußtsein schließt das Gewissen immer auch ein Bewußtsein unserer Verantwortung oder Nötigung ein, daß wir Antwort stehen müssen, daß der andere sich auf uns verlassen kann. Da wir ihn nicht verlassen können, müssen wir da-bleiben, da-stehen und dürfen uns nicht fort-bewegen. Wir müssen also den Fortschritt zu etwas Neuem verneinen. Die griechischen Ausdrücke für Gewissen: Syneidesis und Synergesis machen eine selbst noch feinere Unterscheidung im Gewissenserlebnis, indem die Syneidesis die Zusammenschau betont, während in der Synergesis die Gedächtnisnatur des Gewissens stärker hervortritt.

Thomas Aquinas hat unter allen Philosophen eine der eindrucksvollsten Analysen des Gewissens gegeben, wobei er die Synergesis von der Syneidesis und sogar noch von der Con-scientia im eigentlichen Sinne unterscheidet. In Syneidesis und Synergesis ist bei *Thomas* die Zusammenschau gegeben, das Gewahrwerden, das Gedächtnis und der Gefühlszwang, der aus Ver-antwortung erwächst, wie er schon von den griechischen Philosophen gesehen wurde. Das Gewissen reicht in die drei Dimensionen des Intrapsychischen, in dem das eigene Selbst sich Stimme verschafft, das Interpersonale, in dem der Mitmensch zu Gehör kommt und das Verhältnis beider zu einem zeitlosen Gericht, das für *Thomas* in Gott verkörpert ist. So sieht der Mensch im Gewissen beurteilt als Individuum sowohl als Mitmensch, und das Gewissen erlaubt weder dem eigenen

Selbst noch dem Mitmenschen, sich einseitig an einem Urteilsspruch zu entziehen. Im Begriff der Conscientia findet *Thomas* dann die Realität des menschlichen Gewissens, das nicht nur eine Sache der Erlebnisse und der Urteilskraft ist, sondern zugleich die lebendige Nötigung enthält, auf das Gewissen zu antworten und zu handeln.

Obgleich *Thomas Aquinas* im Anschluß an Paulus und *Augustinus* die feinste psychologische und philosophische Interpretation des Gewissens gegeben hat, würde das Gewissen doch nur ein abstrakter Ausdruck geistiger Überlegungen geblieben sein, wenn es nicht durch *Luther* in den Mittelpunkt menschlicher Gegebenheit gestellt worden wäre. Was in *Luther's* Worten: „Hier stehe ich, ich kann nicht anders, Gott helfe mir" in die Geschichte eingegangen ist, ist zu der einmaligsten und unübertroffendsten Formulierung des Gewissenszwanges in der westlichen Kultur geworden. Dieser Gewissenszwang forderte von *Luther*, zu gehorchen. Er hatte seinem eigenen Gewissen zu gehorchen, gegenüber den Forderungen und Gesetzen der Welt, der Kirche, die ihn ebenfalls aufforderten, zu gehorchen, aber in einer anderen Gesetzesordnung als die, die *Luther* in seinem eigenen Gewissen erlebte. Alle Forscher sind sich einig, daß das Gewissen, wie erst kürzlich eine päpstliche Enzyklika wieder betont hat, „instruiert" oder belehrt werden muß. Diesem also, wie ein schönes altdeutsches Wort und Bild sagt, „eingetrichterten" soll nun gehorcht werden. Gewissen zwingt den Menschen, einer höheren Ordnung von Gesetzlichkeit zu gehorchen. Wenn *Luther* im Namen des Gewissens, dem er gehorchen mußte, also einem Gewissenszwang, nun gegen das Weltgewissen seiner Zeit rebellierte, und aus Gehorsam zum Ungehorsam aufforderte, so diente er hier offensichtlich einem Zwange, der im Gegensatz zu einem anderen Zwange stand. Das Phänomen des Gewissenskonfliktes gehört damit zum Wesen des Gewissens selbst.

Wir können als Psychotherapeuten und Psychologen viel von solchen Persönlichkeiten lernen, die in der Geschichte des Abendlandes als die Großen des menschlichen Gewissens dastehen. Es sind außer *Luther* nicht nur die wohlbekannten Persönlichkeiten wie *Savonarola*, Thomas *Moore* bis hin zu *Bonhöffer*, sondern auch Reformatoren einer Zeit radikaler Umstürze, wie Wiedertäufer und Sektierer, die ein unerschöpfliches Material für die Gewissensforschung liefern. Gewissenszwang ist darum ein spezifisch menschliches Phänomen: Der Mensch allein existiert in der Zeit. Die Vergangenheit, die im Gedächtnis fortlebt und damit die Geschichte zum Dauerbesitz macht, verneint die Zeit. Das Zeitlose, die Ewigkeit wollen das Zeitliche aufheben und schaffen damit erst die Zeit, die Vergänglichkeit. Das Tier hat weder Zeit noch Gewissen. Ihm ist das Dasein in seinen Instinkten gegeben und in gewissen Bahnen begrenzt. Der Mensch hat im Gewissen die Vergangenheit einverleibt; nur im Gedächtnis lebt die Vergangenheit, nur im Gedachten, das noch nicht Vorhandene, das noch nicht Gegebene, die Zukunft.

In der Geschichte des Westens hat es eine Reihe berühmter Gewissenskonflikte gegeben. *Socrates* ist das erste klassische Beispiel. Aber *Socrates*-Konflikt war ein anderer als der *Luthers*. *Socrates* bestand darauf, daß die Wahrheit erforscht werden müsse, weil ein unbewußtes, unerforschtes Menschenleben des Lebens nicht wert sei. Als *Luther* 1517 aus eigenem Gewissenszwang den Gehorsam zur kirchlichen Autorität verweigerte, handelte er aus der Überzeugung, daß die Liebe zu Gott und zu den Menschen den Gehorsam zu jeder bestehenden, etablierten oder veralterten Autorität transzendiert.

Im Gewissen spiegelt sich die Konfrontation zwischen den eigenen Ansprüchen und den an das Individuum herangetragenen Anforderungen und Erwartungen wider. Es ist die *Gegenseitigkeit*, die die Verantwortlichkeit konstituiert. Daher kann der einzelne nie von seiner Verantwortung freigesprochen werden, wenn er sich gegen seine eigene Überzeugung den Ansprüchen der anderen einfach im Gehorsam unterwirft; noch kann er von sich aus einseitig jene Forderungen verneinen und sich diesen entziehen.

Das Gewissen braucht einen Richterspruch, der die Entscheidung fällt und die Entscheidung entschuldigt oder als gerechtfertigt anerkennt. Für die Antike und die mittelalterlichen Menschen war der Richter Gott. Weder das Judentum noch der klassische Katholizismus waren von gleichen Gewissenskonflikten heimgesucht, da das Gebot Gottes in seinen Gesetzen unzweideutig offenbart war.

Wenn nun *Luther* in der ersten Gewissensphase Gott als Zeugen für seine Rechtfertigung anrief, so diente er hier einem völlig innerlichen Gott, dessen gefühlte Unmittelbarkeit ihn überzeugte und dessen innerem Zwange er gehorchen mußte.

Zwischen Trieb- und Geisteswelt liegt die Welt jener Gefühle, in der sich der Mensch als ganzes erlebt. In dieser Welt hat er Würde, Stolz, Demut, Verehrung — kurz jene Attribute des Menschseins, die aus der wissenschaftlichen Psychologie der letzten 100 Jahre herausgefallen sind. Der Gewissenszwang stammt aus der Tatsache, daß sich die sittliche Persönlichkeit mit ihren Überzeugungen identifiziert und so durch ihre Überzeugungen gebunden ist.

Der Gewissenszwang, der selbst den Tod nicht scheut, und oft mit dem Tod bezahlt werden muß, kommt aus anderen Bereichen des Seelenlebens als der Triebwelt oder der Vernunftswelt. Im Gewissen haben wir es mit *Überzeugungen* zu tun. Dieses Wort macht es auch von seinem Wortsinne her klar, daß Überzeugung als Produkt des Zeugens etwas anderes ist als eine Meinung, Ansicht oder Selbsterkenntnis. Die Überzeugung kommt aus dem Erlebnis der Gegenseitigkeit der Ansprüche, die nun in einer neuen Lösung versöhnt erscheinen.

Das Triebleben kennt weder Stolz noch Menschenwürde. Es bettelt wie ein Hund, und wenn es nicht erfüllt wird, wird es aggressiv und zerstört. Im Gewissen sind die Triebe in eine neue Sphäre gehoben und *geläutert*. In ihm erkennen wir den Schnittpunkt zwischen den eigenen Triebansprüchen und der geistigen Welt, die hier in einer spezifisch menschlichen Weise das Dasein bewegt.

Der Renaissance-Philosoph Giovanni Pico della *Mirandola* sagte vor fast 500 Jahren: „Der Mensch steht in der Mitte zwischen dem Reiche der Tiere und dem der Engel. Mit den Tieren teilt er die Sensualität (pars sensualis), die Fähigkeit, körperliche Sensuationen zu erleben, mit den Engeln den Intellekt (intelligentia); während die Vernunft (ratio), die Fähigkeit zu denken, sein eigenes Wesen ausmacht. Der Mensch ist das Band und der Knoten zwischen Himmel und Erde." Wenn hier Ratio, oder die Fähigkeit zu denken, als Vernunft übersetzt ist, so müssen wir uns daran erinnern, daß dieser Ausdruck im vorkantianischen Denken eine ganz andere Bedeutung hatte als im modernen Rationalismus. Es war vielmehr die produktive Einbildungskraft, die Fähigkeit des Menschen, schöpferisch zu Überzeugungen zu kommen, die dann als Motivationen zum Handeln erscheinen und das Weltbild repräsentieren, aus dem wir leben und handeln.

Was uns hier also als ein Schulbeispiel im Studium des Gewissenszwanges interessiert, ist der Aufstand *Luthers* 1517 aus reinem Gewissenszwang, im Gehorsam zu seinem eigenen Gewissen gegen die übrige Welt. 5 Jahre später, als die Konsequenzen seiner Rebellion politisch deutlich wurden, und die Bewegung wie eine Lawine über ganz Europa rollte, sah er sich gezwungen, in einem Aufsatz „Von der weltlichen Obrigkeit, wie weit man ihr Gehorsam schuldig sei" den Konflikt zu diskutieren, der aus dem Gegensatz des inneren Gewissenszwanges und des Gehorsams zur Obrigkeit, als den politisch und religiösen Mächten der Welt, entsteht. Es hat nur 2 weitere Jahre gekostet, bis *Luther* sich der radikalen Reformation gegenübergestellt fand und jene denkwürdigen Briefe gegen die Bauern veröffentlichte, die noch heute einen Schatten über die Reformation und sein Werk werfen. Er erklärt, daß ein Aufrührerischer nicht wert sei, daß man ihm mit Vernunft antworte, denn er nimmt sie nicht an. „Mit der Faust muß man solchen Mäulern entworten!" Da ihm selbst seine eigenen Freunde Härte und Unbarmherzigkeit vorwerfen, antwortet er: „Barmherzigkeit hin, Barmherzigkeit her, wir reden jetzt von Gottes Wort."

Was ist hier innerhalb von 10 Jahren geschehen? Nachdem *Luther* und seine Gefolgsleute alle äußeren Gebräuche, Symbole, Bilder, die Messe und die Ritualhandlungen abgeschafft und ihres Sinnes beraubt hatten, fand sich *Luthers* eigenes Gewissen dem Gewissen anderer religiöser Geister gegenüber. Da der Gewissenszwang nicht nur den Menschen nach innen zu einer Stellungnahme zwingt, sondern es ein Charakteristikum des Zwanges ist, daß er sich auch nach außen projizieren will und die anderen Menschen in seinen Bann zu schlagen versucht, so mußte dieses Gewissen eine Autorität finden, die es durch die Zerstörung der geltenden traditionellen Werte verloren hatte. In einem verzweifelten Suchen nach einer solchen Autorität kam dann *Luther* auf das Wort der Bibel, das nun als das reine Wort Gottes die volle und letzte Wahrheit verkündigen sollte. Wir wissen alle, daß die Sprache selbst in ihrem symbolischen Charakter höchst zweideutig und ungeeignet ist, den Geist zu verkörpern. Die Sprache ist ein unübertreffliches Mittel der Mitteilung, aber die Dürre der Worte und ihre Neigung, wie eine Münze abgenützt zu werden, macht Worte immer wieder unbrauchbar, das Zeitlose und Ewige zu symbolisieren. Um dem Gewissen überhaupt Autorität zu verschaffen, mußte *Luther* das Wort der Bibel zum Worte Gottes machen, das nicht nur absolute Gültigkeit besaß, sondern auch keinen Raum für Meinungsverschiedenheiten übrig ließ, obgleich die Tatsache, daß jede Volksbibel ja eine Übersetzung aus anderen Texten darstellt, solchen Anspruch von vorneherein entwertete. Damit war jener folgenschwere Schritt des Protestantismus besiegelt, der aus den sakralen Räumen der Kirchen und Stätten der Anbetung, der aus den Bildern und Symbolen, der aus den Ritualien den Geist vertrieb und nichts als das dürre und zweideutige Wort übrigbehielt.

Vom geistigen Standpunkt aus und auch von unserem Problem her gesehen, ist es von hohem geistigem Interesse, daß nun als einziges Mittel, die Seele des

Volkes in Bann zu halten, der Protestantismus in der wortlosen Musik und in der Sprache Hymnen seinen tiefsten Ausdruck fand. Musik und Poetrie sind die einzigen wirksamen Mächte gegen die kalte Vernunft. Diese Formen des Ausdrucks appellieren eben am unmittelbarsten an die Gefühlswelt und halten das Individuum im Banne einer Verbundenheit, die sowohl stärkt als auch Stabilität verleiht, an die Vergangenheit erinnert und dem Ewigen zuordnet.

Der Gewissenszwang aber lebte nun in einer neuen Formulierung fort, die für 400 Jahre ihren verdunkelnden Schatten über das geistige Leben des Westens warf. Es ist der Begriff der „Pflicht zu gehorchen", der den lebendigen Gott, dem man einst ge-horchen wollte, im religiösen und säkularen Leben ersetzte.

Die Pflicht ver-pflichtet und ver-flechtet uns in das Dasein der bestehenden Macht-beziehungen. Pflicht erwartet Treue, Zuverlässigkeit und Gehorsam. Ohne den Begriff der Pflichten kann keine Gemeinschaft bestehen. Die deutsche Zuverlässigkeit ist eine der feinsten Eigenschaften gewesen, die die Bewunderung der Welt auf sich lenkte. Das englische Wort „duty" hat niemals mehr als eine Berufs-Ethik im Sinne Max *Webers* bedeutet und reguliert Befehlsordner im Militär, Beamtentum und in allen Anstellungsverhältnissen. Die magische Macht des Pflichtbegriffes hat für die Deutschen das lutherische Gewissen wieder verdrängt. Damit ist gerade das große Werk wieder zerstört, das einst den wichtigsten Schritt vorwärts zu einer authentischen Persönlichkeitsentwicklung hin bedeutet hat. Wenn das Pflichtbewußtsein zum Kadaver-Gehorsam entartet, kann es zum Verhängnis einer ganzen Nation werden.

Zusammenfassend läßt sich also sagen, daß der Gewissenszwang weder aus den Trieben stammt und als Kompulsion, Perseveration oder sogar als ein besonderer Todes-trieb angesehen werden darf, noch allein aus dem Verstande stammt. Wir sind ihm gegenüber gezwungen, uns zu verantworten für das, was wir anderen an-tun. In der Gegenseitigkeit aller seelischen Beziehungen hängen die anderen von uns ab und zwingen uns durch ihre Erwartungen, Hoffnungen, Ansprüche zu solchen Stellung-nahmen, auf die sie bauen können. Wir sind nicht ent-schuldigt, wenn wir uns mit der Spontanität und Un-bedachtheit unserer Handlungen zu ent-schuldigen suchen. Das, was uns zwingt, an unseren Überzeugungen fest-zuhalten, ist die Tatsache, daß diese Überzeugungen aus Gemeinschaftserlebnissen stammen, an denen die anderen teilhaben, und die wir daher nicht einseitig aufgeben können. Damit wir uns aufeinander verlassen können, um nicht verlassen zu sein, müssen zwingende Formen geschaffen werden, die das Ich und das Du in Bann halten.

Der Gewissenszwang repräsentiert also im Gegensatz zur Spontanität und Einmaligkeit des Lebendigen das Bleibende, Da-seiende, von dem Vergangenen im Gedächtnis Erhaltene. Damit ist die Flüchtigkeit der Vergänglichkeit in bleibende Formen kurz, in Kultur gezwungen. Aber zugleich bewirkt der Zwang auch die Verlängerung des Bleibenden über seine nutzbringende Fruchtbarkeit hinaus und birgt damit die Gefahr, das Lebende immer wieder zur Dürre werden zu lassen und dem Tode zu übergeben.

Mit dieser Erkenntnis kommen wir zum vierten Teil unserer Ausführungen. Wir haben gelernt, daß das Gewissen nicht nur der Repräsentant intrapsychischer Auseinandersetzungen und Spannungen ist — also nach *Freud* lediglich den Konflikt zwischen dem Es und dem Über-Ich darstellt oder sich nach *Heidegger's* Worten zwischen dem „man" und unserem besseren, authentischen Selbst abspielt — sondern wir haben zu zeigen versucht, in welcher Weise das Gewissen gerade den Mitmenschen, die Mitwelt, das Daseiende repräsentiert, mit dem sich das Individuum konfrontiert fühlt.

Das Gewissen zwingt also nicht nur in bestimmten Bahnen, denen wir folgen müssen. Da der Mensch zugleich die Mitwelt mit seinen Ideen formen und bestimmen will und gerade der schöpferische Mensch die Umwelt sich anzupassen sucht, so ist eines der zentralen Probleme des Zwanges auch darin gegeben, wie der Einzelne und einzelne Völker die Seelenmächte ihrer Mitmenschen und anderer Völker bestimmen und in bestimmte Bahnen zu lenken versuchen.

Wenn das Wesen des Zwanges darin besteht, daß der Mensch durch eine Macht, die stärker ist als er, zu irgendetwas bestimmt wird, so ist es leicht zu verstehen, daß eine Kultur überhaupt nur dann bestehen kann, wenn sie sich innere Mächte schafft, die stärker sind als die äußere, brutale Macht, die von außen zwingt zu gehorchen. Das Problem der Kultur ruht daher in der Frage: Wo und was sind die inneren Mächte, die stärker sind und den Menschen dazu bringen können, auch gegen eine feindliche Welt aufzustehen? Zwei Punkte sind hier von entscheidender Bedeutung. Auf der einen Seite das Erlebnis der Gemeinschaft — im Gegensatz zur *Gesellschaft,* was *Tönies* schon vor langer Zeit zum Ausdruck gebracht hat, und auf der anderen Seite die formende Macht der *Kultur* — im Gegensatz zur *Zivilisation,* welcher Gegensatz seit *Spengler* in unserem Denken festverankert ist. Gemeinschaft ist das gemeinsame Haben einer Welt, nicht nur von äußerlichen Räumen, sondern gerade der inneren Geistesräume, die der Mensch sich sehnt zu teilen, um aus seiner Isolierung und Vereinsamung herauszukommen. Es sind die Bilder, Bräuche, Ritualien, Symbole, Kunst, kurz alles, was Dauer hat und die Zeit verneint, was Menschen vereinigt und in gleiche Bahnen lenkt. Die Form ist dabei zugleich die Verneinung des Fließenden, ewig Wechselnden, individuell Da-seienden. Die Linie begrenzt, die Grenze steht, wo das eine Sein aufhört und das Nichtsein beginnt, oder aber, wo das Andersseiende uns berührt und beschränkt. Der Drang zur Form, zur Formung ist ebenso tief im menschlichen Dasein verankert und überwindet immer wieder die Vergänglichkeit. Durch das Bleibende, Unvergängliche können wir eine gemeinsame Welt teilen.

Wie wirken nun die seelischen Mächte, die auf Gewalt und äußeren Zwang verzichten, auf die Umwelt? Sie wirken durch den Gebrauch von jenen Formeln und Formen, die die Gefühle in Bann schlagen und im Banne halten und deren Verlust Schuld erzeugt. Alle Psychologie, die sich daher nur mit dem Individuum und ihrem intrapsychischen Apparat beschäftigt, muß den Zwang, selbst den inneren, als etwas Beschränkendes und Hemmendes ansehen. Sobald wir das Seelische aber als etwas Zwischenmenschliches, Inter- und Metapersonales betrachten und alle wahren Werte nur als Werte und Maßstäbe der Gemeinschaft sehen können, sobald wir diese Zusammenhänge klar erkennen, sehen wir auch ein, in welcher Weise die seelischen Mächte zwar etwas Zwingendes an sich haben, wie aber das Zwingende zugleich als ein Formendes, Begrenzendes, Vermittelndes erscheint, das dem Leben erst Dasein, Gestalt und Dauer verleiht.

Bei den zwischenmenschlichen Beziehungen ist die Sprache als Hauptmittel menschlicher Mitteilung von besonderer Bedeutung. Wenn in der Bibel *Jakob* mit Gott ringt, und ihn zwingt „Ich lasse Dich nicht, Du segnest mich denn und gibst mir einen Namen", so ist gerade in dieser sprachlichen Festlegung Gottes Segen bestätigt, der nun *Jakob*'s Dasein eine dauernde Form verleiht. Darüber hinaus spielen aber die nonverbalen Formen der Mitteilung eine wichtige Rolle. Die Macht der Gebärde ist in ihrer Unmittelbarkeit sogar zwingender als irgendein Wort. Aber die Intimität der Gebärde hängt von der Unmittelbarkeit des Kontaktes ab. Wo größere Gruppen angesprochen werden müssen, wo sie gelenkt, geführt und hingerissen werden sollen, muß die Gebärde sich in symbolische Formen, Ritualhandlungen, Zeremonien und magischen Gebräuchen ausdrücken. Auf diese Weise kann der Einzelne seine Macht auf die Umwelt ausdehnen und umgekehrt die Mitwelt ihre Glieder in ihrer Gemeinschaft erhalten, wahren und vor Verlust schützen.

Einen entscheidenden Beitrag zum Verständnis dieser prä- und nonverbalen Formen der Bewältigung, z. B. von Trauer, hat E. *Lindemann* in seiner bekannten Studie über die „Symptomatology and Management oft acute grief" (1944) gegeben. Er bespricht in dieser Arbeit, die auf einer Feuerkatastrophe in einem Nachtklub begründet war, in dem über 400, meist junge Menschen ihr Leben verloren hatten oder schwer geschädigt wurden, die Symptome und die Behandlung akuter Trauerreaktionen. Die Bedeutung der Arbeit liegt m. E. gerade besonders darin, daß sie gewissermaßen ein Abschiednehmen von seiner freudianischen psychoanalytischen Periode darstellt und einen völlig neuen Gesichtspunkt in die Behandlung der Trauer einführt. Auf der Basis von *Freud*'s berühmter Studie über Trauer und Melancholie hat er von der rationalen Interpretation der melancholischen Reaktionen Abschied genommen und auf die Bedeutung solcher Ritualien hingewiesen, die dem Trauernden helfen, über die Trauer und seinen Verlust hinwegzukommen. Die Trauerzeremonien verleihen dem Beraubten seelischen Zuspruch und halten ihn in ihren tröstenden Armen. Diese neuen Gesichtspunkte haben die Psychiatrie sogar vorübergehend in einen Gegensatz zu den kirchlichen und anderen modernen Gebräuchen geführt, da sich auch die protestantischen Geistlichen damals der Idee hingaben, man solle über einen Verlust so schnell wie möglich hinwegkommen, man solle ihn sozusagen ignorieren und dann zur Arbeit zurückkehren, so als-ob nichts geschehen sei. Dieser so wohlklingende Gedanke, daß Arbeit, Tätigkeit, Business das beste Heilmittel gegen seelische Not sind, war in unserem rationalen Zeitalter höchst beliebt. *Lindemann*'s Arbeit und einige andere, ebenfalls höchst wichtige Studien, haben nun gezeigt, warum die Zeremonien des Überganges, der Vermittlung zwischen verschiedenen Phasen von so großer Bedeutung sind (*Turner* 1969).

Auf diese Weise ist ein völlig neues Interesse an dem Problem der Ritualien entstanden. Ein beachtenswertes Buch von A. v. *Gennep* „The Rites of Passage" (1960) und andere Arbeiten über die verschiedenen Riten haben gezeigt, daß die Riten, die sich mit dem Tode und Begräbnis beschäftigen, uralte Gebräuche sind, die in verschiedener Weise dem durch den Tod Betroffenen helfen sollen, mit dem Verlust fertigzuwerden und in ein neues Stadium einzutreten. Dabei entsteht auch die Frage, wie die magische Macht des Verstorbenen gebannt werden könnte.

Diese Studien, die sich mit dem Tod und Begräbnis beschäftigen, haben nun eine viel weitergehende Bedeutung gewonnen als ursprünglich gesehen wurde. Sie leiteten über zur Beschäftigung mit den Gebräuchen der Hochzeit und anderen familiären Bräuchen, die ein wichtiges Kapitel in der Geschichte der Menschheit und Völker darstellen und die Bedeutung von Verbindendem und Zwingendem erhalten.

A. v. *Gennep's* Buch beschreibt die verschiedenen kritischen Stadien des Überganges. Der Tod ist nur eine Form des Dahinscheidens in der Vergänglichkeit alles Daseins. Wir wandeln von einem Lande zum anderen; wir mögen neuen Kreisen von Freunden uns anschließen; Schwangerschaft und Geburt, Kindheit, Einsegnung, Verlobung und Heirat sind alles Formen, in denen das Individuum von einem Stadium des Daseins in ein anderes hinübergeht, und jede Kultur hat Zeremonien und Ritualhandlungen entwickelt, die solchen Übergängen Wichtigkeit und Bedeutung verleihen. Darum erhalten sich, selbst in der modernen, aufgeklärten Gesellschaft diese Sitten, Gebräuche und Ritualhandlungen, die dem modernen rationalistischen Denken so fremd erscheinen. So hat z. B. erst vor wenigen Wochen das französische Government einen Film, der sich mit der Zeit der Collaboration während der Nazibesetzung beschäftigt, verboten, im Fernsehen gezeigt zu werden, mit der Begründung, „Frankreichs Mythen sind wichtig im Leben des Volkes. Gewisse Mythen dürfen nicht zerstört werden." Damit war gemeint, daß das französische Volk augenblicklich unter der Illusion lebt, der national-sozialistischen Besatzung mit großem Heldentume widerstanden zu haben. Dieser Film beschäftigt sich aber mit allen Formen weitgehender Collaboration, was ein etwas anderes Licht auf die Vergangenheit wirft.

Wenn also im Leben der Völker Ritualhandlungen und Zeremonien eine solche Rolle spielen, so können wir diese nur verstehen, wenn wir anstelle von seelischem Zwang von „zwingenden Mächten des Seelischen" sprechen. Ein rationalistisches Zeitalter mag noch von den *magischen* Kräften sprechen und redet dabei in einer herablassenden Weise von den „primitiven", „vorrationalen" oder auch psychotischen Verhaltensweisen, die für den modernen rationalistischen Menschen unangemessen erscheinen. Wenn wir jedoch das Magische in seiner Vielfalt von dämonischen und angelischen Mächten zu verstehen suchen, dann begreifen wir, daß alles Seelische in dem Mittelreich vom Guten — segnenden, bewahrenden, beschwörenden Kräften — und ihrem Gegenteil, dem Bösen — dem Verführerischen, Dämonischen, Diabolischen und Zerstörerischen — operiert. Dabei sind das Gute und Böse keine moralischen Kategorien, sondern als lebensfördernd oder zerstörend etwas kosmisch Gebundenes, Universales, das alle menschliche Moralität und Religion transzendiert. Von diesem Standpunkt aus, und nur von diesem, gewinnen wir einen neuen Einblick in das Wesen der Ritualien, Bräuche, Beschwörungen, Sakralhandlungen, die das seelische Leben der Menschen und Völker lenken, bewahren und in solche Bahnen zu zwingen suchen, die das Bestehen des Daseienden garantieren.

Es ist eine Gefahr der *Freudschen* Lehre, daß sie das Seelische auf Sexualität und Aggressivität zurückzuführen versucht und damit gewisse Seiten des Seelenlebens vernachlässigt. Die seelischen Belange, wie Zugehörigkeit, Geltung, Menschenwürde, Ehrfurcht, Sorge, Mitleid, kurz all das, was das menschliche Dasein vom Tierischen unterscheidet, haben nichts mit dem Triebleben oder der Libido zu tun. Das Seelenleben ist weder den nackten, unbewußten Trieben unterworfen, noch der Rationalität des Bewußtseins unmittelbar zugänglich. Wenn ich hier von den seelischen Mächten in einer vielleicht für viele unwissenschaftlich oder romantisch klingenden Sprache spreche, so ist dies die einzige symbolische Form, die uns in einer rationalistischen Zeit übriggeblieben ist.

Die seelischen Mächte sind die Kräfte und Zwänge, mit denen das Emotionale über die Grenzen des Individuellen transzendiert. In einem Gedicht von Else *Lasker-Schüler* kommen die schönen Worte vor: „Und Liebe, die nicht Macht hat, hat kein Recht". Also selbst die Liebe, die universalste Macht in den zwischenmenschlichen Beziehungen, kann nicht von den Trieben aus verstanden werden, sondern nur von den „Vibrationen" der Persönlichkeit, wie die moderne Jugend sagt, von der Anziehung und Abstoßung, der Macht der bestimmten Persönlichkeit, die den anderen in ihren Bann schlägt. Es ist kein Zufall, daß die kirchliche Sprache, als die Hüterin der Seelenkräfte, als einzige noch vom Segnen, Behüten, Verführen, Beschwören spricht und damit andeutet, in welcher Weise der seelische Zuspruch Trost verleiht, und die Zeremonien das Heil der Seele vor den Verführungen der Welt bewahren sollen. Das emotionale Leben der Gesellschaft und ihrer Glieder muß von der Wiege bis zum Tode in gewisse Bahnen gelenkt werden, die den Einzelnen als verantwortliches Glied in der Gesellschaft erhalten und davor bewahren, aus dem Banne ihrer Zwänge herauszutreten.

Wenn wir nun, von der Analyse der Bedeutung des Zwanges in der Kultur, für einen Augenblick zu der Zwangsneurose zurückkehren, so müssen wir bemerken, daß in den letzten Jahrzehnten die meisten Forscher die normalen Phänomene der Kultur und ihrer Zwänge von der Zwangsneurose her zu erklären versuchten und damit fehlgegangen sind. Wenn wir aber umgekehrt versuchen, von den Beobachtungen des normalen kulturellen Seelenlebens zu der Zwangsneurose vorzudringen, in der in pathologischer Weise Phänomene der Kultur verzerrt erscheinen, so ergibt sich die Feststellung: Der Nötigung, das Leben durch Ritualhandlungen in feste Formen zu zwingen, entspricht einer Angst vor der Vergänglichkeit, vor dem Sterben, vor dem Wechsel aller Daseinsformen. Wo das eine aufhört, fängt ein anderes an. Es ist dieser Anfang eines Neuen, der zugleich das Ende des Bestehenden darstellt, der Furcht erzeugt und der von der neurotischen Persönlichkeit bekämpft wird.

Wir leben heute in einem Zeitalter der Zwangsneurose. Auch wenn wir nur einen oberflächlichen Blick auf die klinische Dynamik der Zwangsneurose werfen können, wird es deutlich, daß sich in dieser Neurosenform eine ungeheure Aggressivität und Furcht vor dem Triebhaften, Lebendigen, sich Wechselnden darstellt. Vielleicht beobachtete *Freud* auch deshalb an dieser Stelle das Hervortreten des Todestriebes, was ihn dann zu der Vorstellung der „Triebentmischung" kommen ließ, die bei der Zwangsneurose anstelle einer vollzogenen „Triebmischung" zustande gekommen sei. Die moderne phänomenologische Interpretation sieht dagegen in der Zwangsneurose mehr eine *„Werdensstagnation"* oder ein *„Versagen der prospektiven schöpferischen Kräfte"*.

Fast 65 % meiner psychotherapeutischen Patienten sind Zwangsneurotiker. Wenn man jeden Tag für viele Stunden solchen Patienten zuhört, kann man sich dem Eindruck nicht entziehen, daß diese eine höchst ambivalente Haltung ihrem eigenen, nackten Triebleben gegenüber haben, das als „ich-fremder Drang", als „polymorph-pervers", in einer „Ent-mischung" von perversen, sadistischen, homosexuellen Tendenzen ins Bewußtsein tritt. Die „erotogene Mischung" der Triebmächte fehlt in der Tat. Das Bewußtsein findet sich nach Art eines tierischen Anteils des Menschseins in der Nachbarschaft von Kot und Lust, Urinieren und Ejakulieren. Dabei ist das Bewußtsein des Zwangsneurotikers ein moralisches, unfreies, von der Gesellschaft abhängiges, überstrenges und verurteilendes Über-Ich, ein Kennzeichen von Menschen, die unreif geblieben sind und niemals der Vorherrschaft autoritativer Beherrschung entrinnen konnten.

In einer schönen Arbeit hat *Göppert* gezeigt, wie die Ritualhandlungen der Zwangsneurotiker den kulturellen Ritualen verwandt sind. Es ist die *Schwelle* zwischen zwei Räumen, zwei Zimmern und, symbolisch auch der Lebensräume, die vermieden oder übersprungen werden muß; die Schwelle, deren magische Macht durch den Drudenfuß, das Pentagramm beschworen wird. So faßt *Göppert* zusammen: „Die magische Unheimlichkeit der Schwelle bezieht sich auf ihre Bedeutung als Ort der Wandlung, des Stirb- und Werde". In der Tat charakterisiert es alle Zwangskranken, daß sie sich vor dem Wechsel fürchten, daß sie weder anfangen noch aufhören können, und eine miserable Gegenwart der ungewissen Zukunft vorziehen, da diese zwar besser sein könnte, aber erlebnismäßig als noch zweifelhafter, unsicherer und ambivalenter vorweggenommen wird.

In der Gesundheit finden wir die Triebwelt *geläutert*. Dieses schöne deutsche Wort macht es deutlich, wie die Nacktheit der Triebwelt eben dadurch im Menschsein annehmbar und verwandelt wird, daß die unbewußte Triebwelt in den Dienst der seelischen und schöpferischen Mächte gestellt wird, die Leben schaffen und das Leben vor der Zerstörung solange wie möglich bewahren. Dieses kann nur durch die Bändigung und Lenkung individueller Emotionen von Gereiztheit, Haß, Aggressivität, Zerstörungssucht durch die beschwörenden, bewahrenden, segnenden Mächte der Gemeinschaft geschehen.

Es ist die Gefühlswelt — im Gegensatz zur individuellen Triebwelt — die das gemeinsame, zwischen-menschliche Reich beherrscht, das die alte kirchliche Sprache als das Reich der Seele im Gegensatz zur Concupiscentia, zu den „Appetiten" und „Trieben" benannte. Unsere Studien über die „Neurosen des Gewissens" haben gezeigt, in welcher Weise Zwangskranke aus einer Umgebung, Heimen und Familien kommen, in denen die zwischenmenschlichen Beziehungen verarmt sind oder durch Über-Protektion erstickt wurden. Es ist daher einleuchtend, daß weder die Analyse der Triebszwänge, noch die Analyse der Bewußtseinsinhalte allein den Zwangskranken heilen kann.* Was er braucht, ist das Erlebnis der Liebe, der Identifikation mit gelungenen Daseinsformen, eine Entdeckung der

---

* In charakteristischer Weise hat FREUD diese Schwierigkeit in einer Anmerkung erwähnt: „Womit die Versuchung verbunden ist, gegen den Kranken die Rolle des Propheten, Seelenretters, Heilands zu spielen. Da die Regeln der Analyse einer solchen Verwendung der ärztlichen Persönlichkeit entschieden widerstreben, ist ehrlich zuzugeben, daß hier eine neue Schranke für die Wirkung der Analyse gegeben ist, die ja die krankhaften Reaktionen nicht unmöglich machen, sondern dem Ich des Kranken die Freiheit schaffen soll, sich so oder anders zu entscheiden ..." (FREUD 1931).

Gefühlswelt, der zu trauen er nie fähig war. Nur wenn ein überwältigendes, gefühlshaftes Erleben den Zwangsneurotiker aus seinen Zwiespälten herausreißen kann, wird er ein schöpferisches Glied der Gemeinschaft.

Wir modernen Seelsorger können nicht mehr im Namen einer reinen Psychoanalyse darauf verzichten, jene Kräfte zu mobilisieren, die hier fehlen. Unsere Aufgabe ist es, zu versuchen, das verkümmerte, oder nie entfaltete Seelenleben wieder zum Leben zu erwecken.

Schrifttum

1 *Benda, Cl. E.:* Nietzsche's Krankheit: Mschr. Psych. Neur. *60,* 85 (1925). — Nietzsche's Krankheit: Med. Welt, 17/18, (1965). — 2 *Benda, Cl. E.:* Der Mensch im Zeitalter der Lieblosigkeit, Stuttgart 1956. — 3 *Benda, Cl. E.:* Bereavement and Grief Work, J. of Pastoral Care 16, (1962). — 4 *Benda, Cl. E.:* Der Mensch im Zeitalter der Lieblosigkeit, Hamburg 1965. — 5 *Benda, Cl. E.:* Gewissen und Schuld, Stuttgart 1970. — 6 *Caruso, I. A.:* Person und Gewissen. Jahrbuch Psych. Psychother. 2, 341—353 (1954). — 7 *Caruso, I. A.:* Schema, Gewissen und Neurose. In: Handbuch der Neurosenlehre und Psychotherapie, 2, (1958). — 8 *v. Gebsattel:* Die anankastische Fehlhaltung. In: Frankl, Gebsattel, Schultz: Handbuch der Neurosenlehre und Psychotherapie, 2, 125 (1957). — 9 *Van Gennep, A.:* The Rites of Passage (transl. by M. B. Vizedom and G. L. Caffee), Chicago 1960. — 10 *Goeppert, H.:* „Die Bedeutung der Schwelle in der Zwangskrankheit." In: E. Wiesenhuetter, Herausg. Werden und Handeln, Stuttgart 1963. — 11 *Häfner, H.:* Schulderleben und Gewissen. Beitrag zu einer personalen Tiefenpsychologie, Stuttgart 1956. — 12 *Häfner, H.:* Das Gewissen in der Neurose. In: Handbuch der Neurosenlehre und Psychotherapie, 2, 692—725, München 1959 (Literaturübersicht). 13 *Kehrer, F.:* Zwangsneurose: Handwörterbuch der Medizinischen Psychologie. Birnbaum, Herausg., Leipzig 1930. — 14 *Lindemann, E.:* Symptomatology and management of acute grief. Amer. J. of Psychiatry, *101* (1944) 141. Repr. J. of Pastoral Care, 5, 19—31 (1951). — 15 *Luther, M.:* Von weltlicher Obrigkeit, wie weit man ihr Gehorsam schuldig sei Ebd. C.-G.-Jung-Institut, Nr. 6, S. 11. — 16 *Luther, M.:* C.-G.-Jung-Institut, Zürich. Das Gewissen, Zürich 1958. — 17 *Luther, M.:* Der Kampf gegen Schwarm- und Rottengeister. 4, 71—72. — 18 *Novalis:* Fragmente: 984, 1114. — 19 *Scholl, R.:* Das Gewissen des Kindes, Stuttgart 1956. — 20 *Turner, V. W.:* The Ritual Process, Chicago 1969. — 21 *Zulliger, H.:* Umgang mit dem kindlichen Gewissen, Stuttgart 1953.

Anschr. d. Verf.: Prof. *Cl. E. Benda,* III Pleasont Str. Arlington, Mass. 02174, USA.

Zwangserscheinungen im Erleben und Verhalten unter besonderer Berücksichtigung des Kindes- und Jugendalters

Von W. *Spiel*

Das Erlebnis des Zwanghaften in Gedanken, Vorstellungen und Impulsen, hat die Gelehrten schon seit langem beschäftigt. So veröffentlichte 1824 C. W. *Hufeland* eine Schrift *Imanuel Kants* mit dem Titel: „Von der Macht des Gemütes, durch den bloßen Vorsatz, seiner krankhaften Gefühle Meister zu sein", eine Anleitung, durch mancherlei Übungen psychosomatische Erscheinungen — so würden wir heute sagen — zu lindern, in der einige ergötzliche Hinweise bezüglich der Zwangserscheinungen zu finden sind.

So beschreibt *Kant* nach einigen Ratschlägen über das „Warmhalten der Füße" und „die gesundheitsfördernde Wirkung des langen Schlafens", sowie über das Pflegen des Körpers im allgemeinen, auch das Phänomen der „Grillenkrankheit". Sie „sei gerade das Widerspiel jenes Vermögens des Gemütes, über seine krankhaften Gefühle Meister zu sein, nämlich Verzagtheit über Übel, welche Menschen zustoßen könnten", ... „brüten zu müssen" ... eine Art „Wahnsinn". Er empfiehlt dagegen, die „Beklommenheit an ihrer Stelle liegen zu lassen" und die Aufmerksamkeit auf die Geschäfte, mit denen man gerade zu tun habe, zu richten. An anderer Stelle beschreibt er die „krankhafte Beschaffenheit des Patienten, die das Denken begleitet und erschwert", indem ein „Festhalten des Begriffes" das „Gefühl eines spastischen Zustandes des Organs" des Denkens, eines Druckes hervorrufe, „der zwar das Denken und Nachdenken selbst eigentlich nicht schwäche", aber „Unvermögen bei dem Wechsel der aufeinanderfolgenden Vorstellungen" bedeute.

Gegen die erstgenannten hypochondrischen Zwangsgedanken empfiehlt *Kant* einerseits die Ablenkung der Gedanken, andererseits ein ausgeklügeltes System von Atemübungen, die im Kapitel „von der Hebung und Verhütung krankhafter Zufälle durch den Vorsitz im Atemziehen" abgehandelt werden — eigentlich zwei, auch heute geübte therapeutische Verfahren.

1. Zwanghaft ablaufende Rituale finden wir in der belebten Natur allüberall, sie treten besonders im Tierreich in mannigfacher Gestalt auf. Etwa bei Ratten, die, um unangenehmen Reaktionen und Schmerzreizen zu entkommen, ein ganz bestimmtes, diese Reaktionen vermeidendes Verhalten lernen und dieses als eingefahrene Verhaltensweise zwanghaft weiterführen, auch dann, wenn die Versuchsordnung abgeändert, kein Schmerzreiz mehr zu erwarten ist, das spezielle Verhalten der Ratten also gar nicht mehr notwendig wäre. Dieses Verhalten kann als Zwangserscheinung bezeichnet werden (*Mayer*). Bei Tauben andererseits konnte durch operantes Konditionieren ein ritualisiertes Verhaltensphänomen erzeugt werden, wenn Bewegungen zufälligerweise belohnt wurden. Das führte dazu, daß diese Tiere sinnlose Bewegungszeremonien ausführten, weil diese früher einmal mit Belohnung verbunden waren; ebenfalls ein zwanghaft ablaufendes Verhaltensphänomen (*Hinde*). Schließlich zeigte die Graugans Martina von *Lorenz* nach Frustrierung ein zwanghaftes Verhalten, dem eine Übersprungshandlung folgte, nämlich Schüttelbewegungen, wie man sie beobachten kann, wenn erlittener Schrecken der Beruhigung Platz gemacht hat.

Das am häufigsten zu beobachtende Zwangsverhalten bei Tieren ist jedoch eine motorische Stereotypie, die immer dann auftritt, wenn die Tiere, in beengende Käfige eines Tiergartens gesperrt, hin- und herwandern, „Weben", was als ein Domestizierungseffekt gedeutet wird. In ihm amalgamieren sich Teile des

Repertoires an Vermeidungs- und Annäherungsreaktionen in leerlaufender Aktivität.

Zwangserscheinungen, ritualisiertes Verhalten, motorische stereotype Schablonen sind also im Tierreich als Vermeidungsreaktionen, Domestizierungseffekte, Angstbewältigungsmechanismen, Frustrationsabwehr usw. zu beobachten. Ob sich im Seelenleben der Tiere synchron dazu auch Erlebnisse einstellen, die mit dem, was der Mensch als zwangshaften Impuls erlebt, vergleichbar wären, entzieht sich unserer Kenntnis. Wir können lediglich den formalen Ablauf der Vorgänge beim Menschen und beim Tier beobachten, vergleichen und Analogien herstellen.

2. Im Kindesalter sind Zwangserscheinungen ebenfalls häufig zu beobachten, in manchen Entwicklungsstufen geradezu eine Selbstverständlichkeit, etwa die Wiederholungszwänge des Kleinkindes im Spiel, oder bei zahlreichen Zeremonien im Rahmen kindlichen geselligen Verhaltens. Kinder pflegen zum Beispiel in einem bestimmten Lebensalter nur dann entspannt und ruhig einzuschlafen, wenn sie vorher in einem gewissen Zeremoniell Handlungen vollzogen und Zuwendungen ausgetauscht haben.

Ein vierjähriger Knabe wurde von mir beobachtet, der sich beim Märchenerzählen weigerte zuzuhören und weinte, wenn er Märchen, die ihm in einer ganz bestimmten Art und Weise von seinen Eltern erzählt wurden, von anderen Personen in anderer Form und mit anderen Ausschmückungen zu Gehör bekam. Mit Akribie und Pedanterie bestand er darauf, die Märchen immer in gleicher Weise zu hören.

Schließlich wird es viel zu wenig beachtet, in welch vielfältiger Art in den Kinderspielen Zwangsrituale eingebaut sind. Zwanghaftes Geschehen spiegelt das strenge Regelverhalten der Kinderspiele. Die Verse der Kinder-Auszählreime, peinlich genau angewandt und ohne einen Fehler aufgesagt, gewinnen gesetzmäßigen Charakter, und jeder Spieler beugt sich ihrem Urteil ohne Widerspruch — es sei denn, die Auszählregel wurde nicht genau eingehalten. In den Kreissingspielen „Hier ist grün und dort ist grün", oder „Ist die schwarze Köchin da", wird in vielfachen Wiederholungen immer einer ausgeschieden. Die Wiederholung sowohl der Melodien als auch der motorischen Abläufe wird hier als lustvoll erlebt. Rein motorischen Zwangscharakter zeigt unter anderen das „Tempelhüpfen", in dem nach genauer Regel Bodenspalten bzw. selbstgezeichnete Bodenmuster übersprungen werden müssen.

Vorstellungen, Befürchtungen, Ängste und Antriebe sind also im Kindesalter oft Anlaß zu Zwangshandlungen. Der Wiederholungszwang des Kleinkindes, Perioden, in denen den Dingen Gewalt angetan wird, indem sie in ein pedantisches System gezwängt werden, aber auch eine zwanghafte Zweifelsucht gegenüber Recht und Unrecht in der Pubertät sind als adäquate, entwicklungsphasisch bedingte Reaktionen zu verstehen (*Stutte*).

Zwanghaft auftretende ritualisierte Verhaltensweisen, aber auch motorische Stereotypien im Kindesalter sind wie die beschriebenen Erscheinungen im Tierreich *formal* mit dem, was wir beim Erwachsenen als Zwangsimpulse nennen, vergleichbar; wir vermissen aber bei den beschriebenen kindlichen Verhaltensweisen ein wesentliches Kennzeichen, ja Kriterium der Zwangskrankheit, nämlich: gegen die aufkommenden eigenen Vorstellungen und Impulse ankämpfen zu müssen, sie als überwältigende Kraft abwehren zu müssen. Die beschriebenen Zeremonien des Kindesalters haben ihre psychodynamisch deutbare Verursachung, sie erfüllen wahrscheinlich eine homoeostatische Aufgabe, nie aber führen diese Vorgänge zu psychischem Leiden.

3. Auf die kulturelle Bedeutung zwangshaften Verhaltens wird an anderer Stelle ausführlich eingegangen. Hier sei der Vollständigkeit halber nur soviel angemerkt, daß zwanghafte Rituale bei primitiven Völkern, sowohl in religiösen Kulthandlungen im Sinne von Beschwörungsformeln und Abwehrzeremonien den Schicksalsmächten gegenüber als auch im Prozeß der Sozialisation wie etwa bei Taufen, Begräbnissen, Eheschließungen, Kriegsvorbereitungen oder Beschwörungen des Jagdglücks beobachtet werden.

Wir können also zusammenfassen und feststellen, daß Zwangshandlungen als schablonenhaft vollzogene Ritualien und Zeremonien im Tierreich, in der Kindesentwicklung und in völkerkundlichen Beobachtungen nachzuweisen sind. Nie aber erreichen sie dort jene eigenartige Qualität, die die Krankheit auszeichnet, nämlich Ichfremdheit, das Gefühl der Bedrängnis und des Überwältigtwerdens durch Zwangsimpulse, gegen die man einen permanenten Abwehrkampf führen muß.

Um das gesamte Spektrum von Zwangserscheinungen auszuleuchten, sei noch auf das Vorkommen von Zwangshandlungen, -antrieben, -impulsen, -vorstellungen und -gedanken im Rahmen psychotischer und neurotischer Erkrankungen hingewiesen (*Kauko Kaila, Liesenfeld*).

Bekannt sind die schweren Neurosen, bei denen die Persönlichkeit bis zur Lebensunfähigkeit denaturiert wird, bei welcher z. B. im Rahmen eines Waschzwanges der Tagesablauf und eine einzige permanente Reinigungszeremonie reduziert wird; bekannt sind schwere Zwangssymptome im Rahmen hirnorganischer Prozesse, die sowohl am Beginn der Involution als auch im Rahmen postenzephalitischen Geschehens, etwa bei den okulogyrischen Krisen des Parkinsonismus auftreten (*Mayer-Grosz*). Ferner wird Zwangssymptomatik sowohl bei depressiven als auch schizophrenen Psychosen beschrieben.

Hier interessieren vor allem Zwangserscheinungen im Rahmen kindlicher Psychosen, da sie sowohl in phänomenologischer, als auch ätiologischer Hinsicht den Zwangserscheinungen, die im vorigen beschrieben wurden, gegenüberzustellen sind.

Einzelfälle von Zwangssymptomatik bei kindlichen Psychosen wurden schon vor vielen Jahrzehnten beschrieben (*Ziehen, Desanctis, Homburger*). Auch der klassische Fall von *Freuds* „Wolfsmann“, der Jahrzehnte später von *Brunswick* nachbehandelt wurde, ist hier zu nennen (*Eggers, de Boor*).

Wir selbst haben anläßlich der Zusammenstellung von 74 kindlichen und jugendlichen Schizophrenien unter dem 14. Lebensjahr eine Gruppe von fünf Kindern beschrieben, die einen so auffälligen Verlauf zeigten, daß die Heraushebung dieser speziellen Verlaufsform uns als gerechtfertigt erschien. Wir fanden zwar auch sonst da und dort bei den kindlichen Psychosen Andeutungen von Zwangssymptomatik; diese wenigen Fälle waren aber sowohl hinsichtlich ihrer Symptomatologie als auch bezüglich des Ausganges der Erkrankung gegenüber den anderen eindeutig abgehoben (*Spiel*).

Es waren dies drei Knaben und zwei Mädchen, die auffällig wurden, ohne eigentlich einen richtigen Krankheitsbeginn zu zeigen. Wir fanden keine abgesetzte Psychose, alle wurden schon als praemorbid auffällig, introvertiert, sensitiv, hyperaesthetisch, verschroben, als „Denker" beschrieben. In die Klinik kamen sie, weil sie durch irgendeine besonders skurrile oder eigenartige Verhaltensweise, die oft ans Wahnhafte grenzte, aufgefallen waren. Zählzwänge, Zwänge bestimmte Buchstaben nicht aussprechen zu dürfen, bestimmte Zeremonien beim Gehen oder Bewegungen, die zwanghaft ausgeführt werden mußten, und vieles andere wurde beobachtet. Dabei bemühten sich diese Kinder oft, auch ihre Umwelt in ihre Zwänge oder skurrilen Einfälle miteinzubeziehen, und antworteten mit Aggressionen, wenn dieses Zeremoniell in seinem Ablauf irritiert wurde. Auffallend war, daß alle diese Fälle keine der sogenannten schizophrenen Grundsymptome zeigten, also keine schizophrene Denkstörung aufwiesen, nie Halluzinationen hatten, keine affektive Dissoziation oder Beeinflussungsvorstellungen. Sehr frühzeitig aber war die Motorik und das Verhalten verändert, das in eigenartigen Manierismen erstarrte. Schließlich zwar zu bemerken, daß jeder dieser fünf Fälle eine schwere familiäre Belastung an auffälligen oder erkrankten Personen bot.

Wir fanden des weiteren keinen schubweisen Verlauf oder Phasen, auch nicht einen echten schizophren defektuösen dementen Endzustand; wohl aber glaubten wir in diesen Fällen, die wir nun zwischen 15 und 20 Jahre kennen, Persönlichkeitsabwandlungen im Sinne eigenartiger, skurriler Sonderlinge wahrzunehmen. Wir setzten diese Fälle in Parallele zu jenen, bei denen es auf Grund von blanden schizophrenen Prozessen zur Ausbildung autistisch skurriler Landstreicher- und Vagantentypen kommt (*Willmans*).

Jüngst haben *Lestand* und *Gaultier* sowie *Duché* 29 Fälle unter dem siebten Lebensjahr beschrieben und dabei drei Verlaufsformen ähnlich den unsrigen gefunden; auch diese Autoren sprachen von einem eigenartigen „Zwangsverlauf". Ein Fall soll einen solchen Verlauf demonstrieren.

Heinrich kam mit 13 Jahren zur Aufnahme an die Klinik. Er stammt von ausgesprochen auffälligen, sonderlingshaften Eltern, die sich weigern, Angaben über das Vorleben des Kindes zu machen. Er wurde von der Polizei eingewiesen, da er auf die Eltern und die Großmutter mit dem Messer losgegangen war. Er behauptete bei der Aufnahmebesprechung, daß ihm das Zusammenleben mit anderen Menschen ein „Martyrium" sei, er halte es nicht aus, wenn andere eine andere Meinung über das Leben hätten. Er könne nichts essen, da alles „ungesund" sei, sein Vater sei ein Tyrann, und er müsse daher gewisse Dinge tun, denn sonst würde „etwas Schreckliches passieren". Er berichtet abstruse Ideen über den menschlichen Stoffwechsel und es stellt sich dabei heraus, daß er tatsächlich schon über mehrere Jahre hindurch (Beginn etwa mit acht Jahren) kein Fleisch mehr gegessen hat. Über die Vorgeschichte befragt, die wir dann schließlich doch erheben konnten, ergibt sich, daß er schon als Kleinkind mit besonderen Eigenheiten aufgefallen sei; im Kindergarten war er nicht haltbar, weil er in eigensinniger Weise in einer Ecke stand und nur die Spiele spielen wollte, die ihm gerade eingefallen seien. Dabei waren diese Spiele sehr zentriert um das Thema: „Schmutzmachen" und wurden zwanghaft ausgeführt. Ferner fand er besonderen Gefallen daran, mit spitzen Gegenständen Aggressionshandlungen zu vollführen. Dabei soll er angeblich auch einmal ein anderes Kind verletzt haben. Bei Schuleintritt auffälliges Benehmen in der ersten Klasse, sehr hohe Intelligenz, lächelt immer versonnen vor sich hin und läßt sich schon in den ersten Volksschulklassen in pseudophilosophische Diskussionen mit den Lehrpersonen ein. Wie sich nachträglich herausstellt, ist der Vater zwar Künstler, aber eigentlich ein völlig lebensuntüchtiger Mensch, der kaum die alltäglichen Probleme des Lebens zu meistern imstande ist. Die Kindesmutter, ebenfalls Künstlerin, tut dies für ihn, gibt aber ihre künstlerische Tätigkeit zugunsten der sie völlig okkupierenden und erschöpfenden Haushaltstätigkeit auf. Einkaufengehen stellt sie vor ein unlösbares menschliches und organisatorisches Problem.

Als der Minderjährige zu uns eingewiesen wird, ist er ein Münzensammler, der ein beachtliches Wissen über Münzen aufgestapelt hat. Das einzige, wobei er noch echte innere Beteiligung erkennen läßt, sind Gespräche mit seinen „Fachkollegen", die uns mitteilen, daß er tatsächlich davon einiges versteht. In den folgenden Monaten an der Klinik entwickelt sich zuerst ein angedeutet hypomanisches Bild, in dem er beginnt, Reden für die Wiedergeburt des nationalsozialistischen Kommunismus zu halten und die Mitglieder der Abteilung auffordert, mit ihm sich einen eigenartigen stelzender Gang zuzulegen, den er selbst zwanghaft jahrelang ausübt, denn „damit werde er Unheil abwenden".

Dieser Fall ist nunmehr seit ungefähr 25 Jahren in unserer Beobachtung. In der Zwischenzeit hat der Patient den Bezug zur Realität völlig verloren, schreibt Hefte voll mit Ideen für eine neue Staatsgründung, die aber immer leerer und starrer werden. Auch seine Motorik hat sich verändert. Er ist vollkommen zurückgezogen, hat paranoide Vorstellungen.

In letzter Zeit haben wir Fälle mit depressiven und manischen Zuständen beobachtet, bei denen ebenfalls eine massive Zwangssymptomatik aufgetreten war (Nissen). Wieder soll ein Fall skizziert werden.

Die kleine Irmgard wurde mit zwölf Jahren erstmalig an der Klinik aufgenommen. Vorgeschichte und Familie sind völlig unauffällig. Im September 1970 gibt sie an, daß sie körperlich anders werde. Sie sei so „langsam", „verkehrt". Man führt dies darauf zurück, daß vielleicht die erste Menstruation sich abzeichnet. Sie schläft auch schlecht. In der Schule große Schwierigkeiten, spielt nicht mehr so recht, ist ohne Kraft, zieht sich immer mehr zurück und wird zunehmend appetitlos, zwei kg Gewichtsabnahme. Dabei war sie Vorzugsschülerin in einer Gymnasialklasse gewesen. Nach einem halben Jahr tritt ein Zwangszeremoniell auf, sie wäscht sich ständig, hat einen Betzwang, braucht für eine Mahlzeit Stunden, da sie ein Zeremoniell einhalten muß. Ein weiteres halbes Jahr später tritt zwanghafte Selbstbeschädigung auf, sie schlägt sich, zerkratzt sich die Haut und preßt wegen einer unangenehm empfundenen Hyperakusis die Finger in die Ohren. Sie braucht für ein Bad etwa vier Stunden, das Eintreten in ein Zimmer bedarf eines zwanzigmaligen Hinein- und Heraustretens. Die klinische Beobachtung zeigt, daß auch eine traurig gehemmte Verstimmung vorliegt, die aber seit dem Auftreten der Zwangsimpulse erträglicher wurde, insbesondere ist das Lernen wieder besser geworden. Seit einem dreiviertel Jahr läuft eine psychoanalytische Behandlung. Dabei kommt es zum Hervortreten der depressiven Symptomatik und gleichzeitig zu einem langsamen Abbau der Zwangssymptomatik. Seit wenigen Wochen auch antidepressive Therapie, seither ein fast normaler Zustand.

Der manische Fall ist noch eindrucksvoller.

Viola fällt erstmalig mit acht Jahren auf, als sie in der Schule besonders „lustig" wird, frech, distanzlos, lernschwierig; ihr liebstes Spiel besteht darin, sich in der Phantasie alles mögliche auszudenken, es okkupiert sie vollkommen. In die Klinik wird sie mit zehn Jahren eingewiesen, weil sie nicht mehr schulfähig ist. Sie muß sich nämlich ununterbrochen zwanghaft alle möglichen Personen königlicher Häuser vorstellen. Sie sammelt deren Bilder aus den Illustrierten, redet jedermann an, lacht schallend, die Stimmungslage ist exaltiert, heiter, dann wieder zornig, reizbar, übermütig. Es tritt ein Greifzwang auf, indem sie ihre Vorstellungen bezüglich der gekrönten Häupter auf die Personen ihrer Umgebung projiziert und, so oft es nur geht, die Kaiserin Farah Diba oder den Prinz Philip angreift, dabei betastet sie die nächststehende Person. Diese Phase dauert etwa ein halbes Jahr, kann mit Neuroleptika geringfügig beherrscht werden. Mit 14 Jahren treten neuerlich diese Ideen auf, jetzt aber prostituiert sie sich auf einem Bahnhof mit Fremdarbeitern, wobei sie diese als Kaiser und Könige anspricht; wieder manisch angehobene Stimmungslage. Bei der Einweisung fallen zwanghafte

Berührungswünsche, aber auch Zwangsreden, inhaltlich bezogen auf Kaiser und Könige, auf. In der Zwischenzeit ist sie 20 Jahre alt geworden, war eigentlich nie ganz frei, hatte zweimal eine leichte depressive Phase und führten einen SMV durch. Ihre Belastung ist beträchtlich, die Großmutter suicidierte sich im Rahmen einer Depression, die Mutter ist zyklisch, der Vater war ein Hypomaniker und chronischer Alkoholiker, der sich unter sehr mysteriösen Umständen in der Gasteiner Ache suicidierte. Bei diesem Fall beobachteten wir also monatelang bestehende Zwänge, Redezwang, zwanghafte Vorstellungen und Berührungszwang immer im Zusammenhang mit einer manischen Exacerbation bei einer allerdings chronisch hypomanisch gestimmten Person.

Auf Grund dieser und zahlreicher ähnlicher Beobachtungen kamen wir zu dem Schluß, daß es wohl auch für das manisch depressive Krankheitsbild im Kindesalter sogenannte „Zwangsverläufe" gibt. Der Morbus depressio tritt genauso wie die Schizophrenie klinisch-phänomenologisch dabei weitgehend in den Hintergrund. Das führte uns dazu, daß wir in jüngster Zeit dazu übergegangen sind, bei sogenannten kindlichen Zwangsneurosen Antidepressiva zu verabfolgen, was in manchen Fällen Erfolg hatte. Auch andernorts wurde auf den engen Zusammenhang von Zwang und Depression hingewiesen (*Jahrreiss, Eggers*).

Dieser Exkurs über die beschriebenen Zwangsverläufe bei kindlichen und juvenilen Schizophrenien sowie manisch-depressiven Verstimmungszuständen führt uns zu der Frage, wie der Zwang zu deuten ist. Ist es ein primäres Symptom der Erkrankung, hervorgerufen aus denselben Verursachungen, die auch die andere Symptomatik der Psychose bedingt, oder ist das Auftreten von Zwangsmechanismen anders zu verstehen?

Wir glauben, daß ebenso wie bei der Neurosenentstehung auch bei den Psychosen im Kindesalter der Zwang als mächtiger Abwehrmechanismus zu verstehen ist, den das Ich verwendet, um seine Integrität aufrechtzuerhalten. Es scheint, daß ein stereotypisierendes Moment, das den freien Fluß des Lebens in Ordnungsprinzipien und Schablonen einfrieren läßt, im gesamten Bios wirksam werden kann, wenn Gefahr im Verzuge ist. Wir glauben auf Grund unserer Psychosestudien des Kindesalters sagen zu können, daß der Zwang kein Symptom der kindlichen Schizophrenie oder des manisch depressiven Irreseins ist, sondern als ein reparativer Vorgang gegen den psychotischen Prozeß eingesetzt wird. Warum Zwang aber in so unterschiedlicher Erscheinungsform auch bei den kindlichen Psychosen auftritt, läßt sich folgendermaßen erklären:

a) Wir könnten uns vorstellen, daß der psychotische Prozeß verdünnt und kraftlos abläuft, daß der Zwang und wahrscheinlich auch andere Mechanismen ausreichen, die Intaktheit des Ich und seiner Strukturen, die Integrität der Persönlichkeit aufrechtzuerhalten, eben um dem Preis zwangsneurotischer Verhaltensweisen oder anderer neurotischer Reaktionsbildungen. Es ist ja nicht einzusehen, warum ein psychotischer Prozeß immer in derselben Stärke ablaufen muß; durchaus denkbar ist, daß er das eine Mal mit voller Vehemenz die Persönlichkeit befällt, das andere Mal nur minimal in Erscheinung tritt (*Spiel*).

b) Wir könnten uns vorstellen, daß es Persönlichkeiten gibt, die von Haus aus, auf Grund ihrer psychischen Veranlagung, dazu neigen, Zwangsmechanismen zu bilden, und sie in besonderer Intensität einschalten. Die psychodynamische Betrachtung der praemorbiden Entwicklung könnte uns diese Veranlagung deutlich machen, gemäß der von der psychoanalytischen Schule vertretenen Bedeutung der anal-sadistischen Phase in der frühen Kindheit. Also: besondere frühkindliche Bedingungen schaffen Charakteranlagen und dynamische Reaktionsprogramme, die dieser Persönlichkeit leichter zur Verfügung stehen (Reich).

Angesichts eines so vielfältigen Spektrums von quasi normalem Verhalten — z. B. zwangshaft aufrechterhaltene gute Tischsitten — über das Zustandsbild eines neidischen Pedanten — siehe *Molières L'Avare* — bis zum Zerrbild eines angstgepeinigten Grübelsüchtigen, müssen wir uns neuerlich die Frage vorlegen, ob hier wirklich überall das gleiche vorliegt, derselbe Mechanismus, nur das eine Mal verdünnt und das andere Mal massiv in Erscheinung tretend. Wir müssen uns fragen, ob wir nicht „Ähnliches" für „Gleiches" halten, also in unzulässiger Weise versuchen, mit einem einzigen Mechanismus — dem des Zwanges —, unterschiedliche Vorgänge zu erklären.

Schon bei den Ausführungen über die Zwangserscheinungen im Tierreich wurde darauf hingewiesen, daß es sich dort vorwiegend um motorische Schablonen handelt, und daß wir über vergleichbare Vorgänge im Innenleben nichts wissen. Dasselbe gilt für die Zwangsritualien der Kinderspiele oder des entwicklungsphasen-typischen Benehmens, und erst recht für das große Gebiet von Zwangsphänomenen im Rahmen der sozio-kulturellen Erscheinungen. Beim Vergleich dieser Zustände mit den Zwangszuständen, die wir als eindeutig krankhaft etikettieren, fällt doch auf, daß die quasi „normalen Zwänge" nicht als quälend, als bedrängend, als Grund für intrapsychische Auseinandersetzungen und Abwehrkämpfe, als ichfremd oder überwältigend empfunden werden. Auf noch ein differentielles Merkmal sei hingewiesen: Es gibt auch Erscheinungsformen des Zwanges, bei denen das Zwangsverhalten zu einem solchen Persönlichkeitsmerkmal wird, daß das Rituale zwar durchgespielt werden muß, als zwanghaft erlebt wird, aber nicht mit großem Leidensdruck, nicht als ichfremd, sondern als zur Person gehörig empfunden wird (*de Boor, v. Gebsattel*).

Zwischen diesen verschiedenen Erscheinungsformen sollte man doch etwas genauer differenzieren und nicht Begriffe wie Zwang, Zwangserscheinungen, Zwangsverhalten, Rituale, Stereotypien, Perversation und andere Ausdrücke synonym verwenden. Indem wir dies nämlich tun, erschleichen wir uns die Prämisse, daß hinter all diesen vielfältigen Äußerungen derselbe Mechanismus stehen müsse. Und das sei ausdrücklich in Frage gestellt!

Vielleicht führen uns die Modellvorstellungen, die die Entstehung dieser Vorgänge erklären sollen, zu einem Verständnis dieser Diskrepanz:

Den bedeutendsten Beitrag zum Verständnis der Zwangsmechanismen hat zweifellos die psychoanalytische Schule beigetragen (*Freud, Abraham, Reich*). Zwanghaftes Verhalten wird nach dieser Theorie als Auflehnung und Trotzreaktion in der Entwicklungsperiode der Reinlichkeitserziehung gedeutet. Da eine solche Auflehnung vom Kind als gefährlich und angsterregend erlebt wird, wird sie verdrängt. Die verdrängte Wut ist also die zentrale Emotion des Zwangsneurotikers (*Rado* zit. nach *Abraham*). Gegen sie werden Abwehrmechanismen, Reaktionsbildung sowie unzählige rituelle Handlungen mobilisiert, extreme Reinlichkeit ist die Folge der Unterdrückung der schmutzigen kindlichen Gewohnheiten. *Abraham* hat Melancholie, Zwangserkrankungen und die Tic-Erkrankung insofern in einem gewissen Zusammenhang gebracht, als er in zeitlicher Hinsicht die spätorale Phase, die früh- und spät-anale Entwicklungsstufe der Libido als die Lokalisationsstellen der Entwicklung der Störung erarbeitet hat. Er hat dabei auf den engen Zusammenhang zwischen sadistischen Komponenten mit analen hingewiesen und postuliert, daß „die Beseitigung oder der Verlust eines Objektes vom Unbewußten sowohl als sadistischer Vorgang der Vernichtung, wie auch als analer Vorgang der Ausstoßung betrachtet werden kann". Eine Erklärung aber, warum in dem einen Fall eine präanankastische Persönlichkeit entsteht, im anderen eine schwere Zwangssymptomatik im Sinne des Überwältigtwerdens durch Zwangsimpulse sich bildet, ist diese Theorie schuldig geblieben. Der Hinweis auf die Unterschiedlichkeit individuellen Schicksals als Erklärung für diese unterschiedliche Verlaufsform befriedigt nicht ganz.

Reich hat in seinen Charakterstudien ebenfalls auf die Bedeutung der analen Epoche hingewiesen und hat in vortrefflicher Weise den Zwangscharakter beschrieben: dieser sei gekennzeichnet durch die Tatsache, daß bei ihm eine Änderung der Ordnung als unangenehm empfunden wird; das Spiel neuer Einfälle wird gebremst; die Aufmerksamkeit ist gleich verteilt, so daß die Nebensache genauso wichtig wird wie die Hauptsache; auf das Symptom der Sparsamkeit wird verwiesen, ebenso auf die Sammlerleidenschaft; die Unentschlossenheit, der Zweifel und das Mißtrauen sowie die Insichgehaltenheit und Beherrschtheit werden beschrieben. Die Neigung zur Vermeidung eines Abschlusses einer Handlung oder einer Situation runden das Charakterbild ab. Damit hat er eine Charakterstruktur beschrieben, die aber weit entfernt davon ist, das Leiden erkennen zu lassen, dem der Zwangskranke ausgesetzt ist; er beschrieb eine Charakterform und nicht eine Krankheit.

Eine ganz andere Auffassung wird von *Gebsattel, Strauss* und *Jaspers* zur Diskussion gestellt. Hier wird der Zwangskranke gedeutet als ein Mensch der in einer Welt lebt, die „nichts Harmloses, Natürliches und Selbstverständliches mehr hat", die „eingeengt ist in naturlose Einförmigkeit", und „starre gesetzhafte Unwandelbarkeit". Das Grundgeschehen dieses Leidens wird im Sinne einer vitalen Werdenshemmung verstanden, die nicht auf Entfaltung, Wachstum und Selbstverwirklichung, sondern auf Minderung, Niedergang, Auflösung der eigenen Lebensgestalt gerichtet ist. Insofern ist die Welt des Anankasten der eines Paranoikers vergleichbar; beide leben in einer Welt, die der Harmlosigkeit beraubt ist, beide sehen überall Bedeutungen, es gibt keinen vertrauenswürdigen, belanglosen Zufall, nur Absicht. Dieses Sichnicht-verwirklichen-können, Eingeengtsein auf einige wenige eingefrorene Muster, kennzeichnet die Welt und die Aktivität dieser Erkrankten. Anankasmus ist solcherart das Negativ der Kreativität.

Diese Auffassung versucht also der Charakter- und Konstitutionsanalyse des Zwangsphänomens eine Erlebnisanalyse gegenüber zu stellen, von der neurophysiologischen, psychologischen und psychoanalytischen Deutung wegzukommen und die Vorgänge „direkt" zu durchschauen.

Dieser Auffassung von der Werdenshemmung kommt eine entwicklungspsychologische Konzeption sehr entgegen. Die Schule *Piaget* hat darauf hingewiesen, daß sich eine sehr bemerkenswerte Veränderung in der Umweltsbewältigung einstellt, wenn das Kind aus der Phase des aktiven Experimentierens zu der des Erfindens sich weiter entwickelt, was etwa zwischen dem 12. und 20. Lebensmonat geschieht. Während es nämlich in der Phase des aktiven Experimentierens nur zu geringfügigen Variationen des Handelns kommt — das Kind gruppiert neue Schemata in Form der Akkommodation und die Denkleistungen sind prälogisch —, stellt sich in der Stufe des Erfindens zwischen dem 20. und 24. Lebensmonat eine Wende ein, in dem Sinne, daß das Kind jetzt über so viele Schemata verfügt, daß es neue Verfahren erfinden kann, ohne sie je vorher angewandt zu haben. Es gelingen plötzlich sofortige Neukonstruktionen, es bedarf nicht mehr einer Reihe von Versuchen und Manipulationen, bis man zu einer gewollten Lösung kommt. Es ist also das erstmalige Aufflackern von Kreativität zu bemerken. Gleichzeitig mit dieser Veränderung erwirbt das Kind jetzt die Fähigkeit, Symbole zu schaffen und Symbole zu verstehen. Das Kind lernt zwischen Symbolen und symbolisierten Objekten zu unterscheiden, ein außergewöhnlicher Schritt in der Entwicklung zu Formen der höheren Intelligenz. Das Kind ist also durch diesen Entwicklungsschritt nicht mehr länger auf die Umgebung der unmittelbaren Wahrnehmung beschränkt, sondern kann neue Situationen real und in seiner Einbildung durch die Verwendung der Symbole kreieren. Interessant ist, daß dieser entwicklungspsychologisch eindeutig zu beobachtende Schritt sich gerade in der Altersstufe vollzieht, in welche die psychoanalytische Theorie die Phase der analen Aggression verlegt. Genau dieser Entwicklungsschritt entspricht der Prädilektionsstelle analsadistischer Vorgänge. Zwangserscheinungen wären in dieser Sicht Folge einer Fixierung bestimmter Denk- und Wahrnehmungsformen. Das Nichtkreative der Zwangsneurosen, die typischen Denk- und Erlebnisvollzüge des Anankasten wären deutbar sowohl als Folge eines nicht vollzogenen Entwicklungsschrittes in dieser Phase (*Piaget*), wie auch — vom Inhaltlichen her gesehen — als Folge verbotener oder frustrierter anal-sadistischer Impulse (*Freud*).

Schließlich wurden in jüngster Zeit lerntheoretische Konzepte, die die Entstehung von Zwangsmechanismen erklären sollten, vorgelegt. Es sei darauf hingewiesen, daß lerntheoretische Überlegungen besonders bei Beobachtung tierischen, kindlichen und „normalen" Zwangsverhaltens konzipiert werden. Lernprozesse können nämlich grundsätzlich als ein Abbau von Information bzw. Erzeugung von Redundanz aufgefaßt werden. Insbesondere unter Bedachtnahme auf die von der Lerntheorie so besonders in den Vordergrund gestellten Tierversuche wird vom Vermeidungslernen oder Lernen als Angstreduktion oder als Frustrationsbewältigung zu sprechen sein. Verhaltensweisen, die also einmal eine Angstreduktion herbeigeführt haben, können zufällig oder umständehalber verstärkt werden, die Psyche greift auf eine frühere Gewohnheit ihres Verhaltensinventars zurück, die sich bewährt hat. Die Vielfalt potentieller Verhaltensweisen werden auf einige wenige, im Extremfall auf eine reduziert. Zwang wird als eine reflexologisch gebahnte Verhaltensweise gedeutet.

Wie schon im ersten Abschnitt der Arbeit festgestellt, befriedigen die Benennungen der einzelnen Zwangsphänomene keineswegs, denn es werden damit sehr unterschiedliche Phänomene, die inhaltlich keineswegs exakt definiert sind, benannt. Von der Erlebnis- bzw. Leidensseite her gesehen, bestehen ebenso beträchtliche Unterschiede. Wie schon ausgeführt, ist scharf zwischen dem Zwangsritual eines grübelsüchtigen Pubertierenden, der Pedanterie eines Beamten und einem schweren Waschzwang zu unterscheiden.

Die Auseinandersetzungen mit den derzeit gängigsten Erklärungsmodellen bringt uns ebenfalls keine befriedigende Erklärung für die verschiedensten Erscheinungsformen des Zwangs. Denn weder die Rückführung des Zwangsgeschehens auf eine Verdrängung anal-aggressiver Impulse, wie sie die psychoanalytische Theorie lehrt, noch die Rückführung auf eine Werdenshemmung und Unfähigkeit zur Kreativität, wie die Schule *Gebsattel* und *Jaspers* annimmt, gibt eine eindeutige und klare Modellvorstellung, wie es zu den unterschiedlichen Schweregraden der Zwangsphänomene kommt. Das gilt auch für die lerntheoretische Vorstellung, daß Zwang nichts anderes sei als ein reflexartig eingelerntes Verhalten zur Bewältigung mannigfacher Umstände.

Halten wir nochmals fest, daß es eine Form gibt, in der zwanghafte Ritualien, Zeremonien, Stereotypien ablaufen, keineswegs leidvoll erlebt oder gar mit Krankheitsgefühl gekoppelt; daß es eine andere Form gibt, bei der bestimmte Charakterzüge hervortreten, die psychogenetisch entstanden, eine Schutz-, Vermeidungs- oder Kompensationsfunktion erkennen lassen, jedoch wiederum nicht als ichfremd, überwältigend, wohl aber in geringfügigem Maße als unangenehm erlebt werden; und schließlich die Zwangskrankheit, bei der das Erlebnis des Zwanges eine „letzte Tatsache ist", man soll einer Eingebung folgen und kämpft gegen sie an. *Jaspers sagte:* „Normalerweise lebt das Ich ungezwungen in seinen Wahrnehmungen, Ängsten, Erinnerungen, Träumereien, das Ich wählt den Gegenstand seiner Aufmerksamkeit der Affekte. Weil das Ich aber nicht mehr bestimmen kann, welchen Gegenstand es zum jeweiligen Bewußtseinsinhalt hat, wenn vielmehr der Bewußtseinsinhalt sich gegen diesen Willen durchsetzt, dann nennt man dies Zwang", oder, um *K. Schneider* zu zitieren: „Das normale Lenkbewußtsein wandelt sich in ein Zwangsbewußtsein." Bei diesen Fällen ist von der Dynamik, vom Leidensdruck her gesehen, etwas absolut anderes vorherrschend als der Ablauf von Zwangsritualien im Rahmen einer Sozialisierungshandlung. Das Leidensgefühl einerseits und die Ichfremdheit andererseits kennzeichnen deutlich die Krankheit gegenüber den Charakterstörungen. Soweit also das Trennende!

Einheitlich allen Theorien und Etikettierungen ist jedoch ein Vorgang, den wir etwa so beschreiben können:

Das Zwanghafte ist ein Mechanismus, die Diffusion der Persönlichkeit zu verhindern, ihre Irritierung hintanzuhalten, dem psychischen Apparat gleichsam durch die Einschaltung eines anderen Ganges die Möglichkeiten der Restitution und der Bewältigung zu geben. Andernorts haben wir die Vermutung ausgesprochen, daß der Mechanismus der Einschaltung von starren Prinzipien als reparativer Vorgang ebenso bedeutungsvoll ist, wie der Vorgang der Regression oder der der Auslöschung von Erfahrungsinhalten zu demselben Zwecke. Alle diese drei Mechanismen sind imstande, dem Ich durch Veränderung seines Funktionsprinzips oder seiner Struktur die Chance zur Bewältigung zu eröffnen.

Damit wäre also der Zwangsmechanismus als ein Vorgang gedeutet, der den freien Fluß des Lebens in starre Ordnungen einfrieren läßt, wenn es notwendig ist. Zwangserscheinungen im Erleben und Verhalten, sowohl im Tierreich, als auch während der menschlichen Entwicklung und in der Ausprägung bestimmter Charaktermerkmale sind also als eine Änderung des Funktionsprinzips des Ich zu einem bestimmten Zweck, zu verstehen. Bei den Zwangskranken aber kommt offensichtlich noch etwas Neues hinzu.

Wieso es nun in einem Fall genügt, den beschriebenen Abwehrmechanismus einzuschalten, im anderen Fall ein ähnlicher dynamischer Vorgang die Persönlichkeit völlig verändert und denaturiert, darüber bleiben uns alle Theorien die Erklärung schuldig. In der Literatur finden sich daher auch zahlreiche Hinweise, daß man zwischen den einzelnen Zwangsformen genau unterscheiden sollte. Der Versuch allerdings, die leichteren Erscheinungsformen lediglich im Sinne einer Verdünnung des psychodynamischen Geschehens zu deuten, wird vielleicht unserem Kausalitätsbedürfnis gerecht, nicht jedoch der Realität. Das würde doch nur die Frage neuerlich aufwerfen, woher dann die „Verdünnung" kommt. Essenz unserer Überlegungen ist, daß die genauere Analyse mittels der psychopathologischen Kategorien und der dynamischen, genetischen Modellvorstellungen zwar imstande ist, den Mechanismus des Zwanges als eines der Psyche potentiell inhärenten Prinzips des Einschaltens anderer Ordnungs- und Funktionsprinzipien zu klären. Der vielfältige Facettenreichtum und vor allem der Schweregrad des Erscheinungsbildes können durch diese Deutungsversuche aber nicht verständlich gemacht werden.

Schrifttum

Abraham, K.: Psychosomatische Studien I, Conditio Humana. S. Fischer-Verlag, Frankfurt 1969. — *de Boor, W.*: Die Lehre vom Zwang. Fortschr. d. Neur. und Psychiat. *17*, Heft 2 (1949). — *Eggers, Ch.*: Zwangszustände und Schizophrenie. Fortschr. d. Neur. und Psych. *36*, Heft 10 (1968). — *v. Gebsattel, V. E.*: Die Welt des Zwangskranken. M. Schr. Psychiatr. *99*, 10 (1938). — *v. Gebsattel, V. E.*: Die anankastische Fehlhaltung. In: Handbuch der Neurosenlehre und Psychotherapie, Band II. Urban & Schwarzenberg, München 1959. — *Hinde, R. A.*: An ethological approach. In: Stress and Psychiatric disorder. Hrsg. *J. M. Tanner*, Blackwall, Oxford 1960. — *Jahrreiss, W.*: Über Zwangsvorstellungen im Verlauf der Schizophrenie. Arch. D. Psychiatr. *77*, 740 (1926). — *Jaspers, K.*: Allgemeine Psychopathologie. Springer-Verlag, Berlin 1948. — *Kant, I.*: Von der Macht des Gemüts. Hrsg. *C. W. Hufeland*, Universalbibliothek 1230. Philip-Reclam, Leipzig 1824. — *Kauko, K. Kaila*: Über den zwangsneurotischen Symptomenkomplex. Acta Psychiatrica et Neurologica Suppl. 57. Ejnar Munksgaard, Kopenhagen 1959. — *Lestang-Gaultier, E.,* und *J. Duche*: Contribution à l'étude du diagnostic et de l'évolution des psychoses infantil Rev. Neuropsychiatr. infantil. 15 (1967). — *Liesenfeld, R.*: Die Lehre vom Zwang. Fortschr. d. Neur. u. Psych. *40*, Heft 1 (1972). — *Lorenz, K.*: Vom Weltbild der Verhaltensforschung. DtV. 499 (1968). — *Maier, N.*: Frustration Theory. Psychol. Rev. *63*, 370 (1956). — *Meyer-Gross, W.,* und *G. Steiner*: Encephalitis letargica in der Selbstbeobachtung. Z. Neur. *73*, 283 (1921). — *Nissen, G.*: Depressive Syndrome im Kindes- und Jugendalter. Monographie aus dem Gesamtgebiet der Psychiatrie, Band IV., Springer-Verlag, Berlin—Heidelberg—New York 1971. — *Piaget, J.*: Zit. nach *Petter, G.*: Die geistige Entwicklung des Kindes im Werk von Jean Piaget. H. Huber, Bern 1966. — *Reich, W.*: Charakteranalyse im Selbstverlag des Verfassers. Berlin 1933. — *Schneider, K.*: Zwangszustände und Schizophrenie. Arch. D. Psychiatr. *74*, 93 (1925). — *Spiel, W.*: Die endogenen Psychosen des Kindes- und Jugendalters. Acta paedopsychiatrica 113, Verlag Karger, Basel. — *Strauss, E.*: Ein Beitrag zur Pathologie der Zwangserscheinung. M. Schr. Psychiatr. *98*, 61 (1938). — *Williams, X.*: Zur Psychopathologie des Landstreichers, Barth-Verlag, Leipzig 1906.

Anschr. d. Verf.: Prof. Dr. *W. Spiel*, Allgem. Krankenhaus der Stadt Wien, A-1097 Wien, Lazarettgasse 14

Aus der Psychiatrischen Universitäts-Klinik Basel (Direktor: Prof. Dr. *P. Kielholz*)

Zwangserscheinungen bei neurotischen Entwicklungen — Dynamik und Struktur der Zwangsphänomene

Von *G. Benedetti*

Zwangsneurosen machen nach *Laughlin* 9—12% aller klinischen Neurosen aus. Zwangserscheinungen vorübergehender Natur im Verlaufe der verschiedensten neurotischen Entwicklungen sind aber häufiger, nach meiner Erfahrung bei ca. einem Viertel aller neurotischen Fälle vorhanden.

Ich werde darauf später eingehen. Zunächst möchte ich die stabilen zwangsneurotischen Syndrome in zwei Gruppen unterteilen:

I. Die *klassischen Zwangsneurosen, die von Anfang an eine Zwangssymptomatik* aufweisen;

II. die *neurotischen Entwicklungen, in deren Verlauf die Zwangsneurosen relativ spät auftreten.* Hier gehen dem Zwang jahrelang andere Symptome voraus, deren Dynamik rückblickend doch in einem Zusammenhang mit der späteren Zwangsneurose zu stehen scheint. Eine klinische Voraussage der kommenden Zwänge wurde freilich in solchen Fällen meist nicht gemacht, was auf das Fehlen von genügenden prognostischen Kriterien hinweist.

Lassen sich solche nachträglich auf Grund der Anamnesen und Katamnesen erarbeiten? Auf diese Frage, die an einem größeren klinischen Material systematisch nachgeprüft werden sollte, können wir nur mit einigen Hinweisen antworten:

A. Wir haben bei der Anamnese der Fälle, die in Psychotherapie gekommen sind, beobachtet, daß die zwangsneurotischen Abläufe, wenn sie nicht von Anfang an als solche bestehen, fast immer zu den späteren neurotischen Entwicklungen gehören. Nicht allzu selten geht eine Phobie, eine Angstneurose, eine Organneurose in eine Zwangsneurose über, nicht aber umgekehrt. Jedoch muß man doch soeben sagen, daß diese Entwicklung bei aller Eindeutigkeit wohl gegenseitige Schwankungen zuläßt: zeitweise, für kurze Perioden, können Zwänge nämlich mit den alten neurotischen Symptomen *alternieren.* Der Patient berichtet dann, daß der Zwang zurückgeht, wenn die alte, freiflottierende oder phobische Angst wieder in den Vordergrund tritt.

B. Die häufigsten Syndrome, die wir vor der zwangsneurotischen Entwicklung beobachtet haben, sind *Phobien, Angstneurosen, neurotische Depressionen* und, mit einigem Abstand, *Organneurosen.*

C. Psychodynamische Zusammenhänge zwischen solchen früheren neurotischen Abläufen und der späteren Zwangssymptomatik lassen sich annehmen.

Im folgenden möchten wir *einige häufige zeitliche und dynamische Zusammenhänge* bedenken:

1. Wie treten echte Zwangssymptome im Verlauf von phobischen Entwicklungen auf?

Phobie und Zwangsneurose sind an sich grundsätzlich zu unterscheiden. Symptombild und Struktur sind im Vergleich wohl anders. Der phobische Patient kann das Angstobjekt durch räumliche Distanznahme meiden, weil dieses eng umschrieben ist. Die ständige Anwesenheit des überall anwesenden Angstobjektes in der Psyche des Zwangskranken ist ein Unterschied zwischen Zwangsneurose und Phobie. Das Angstobjekt liegt bei der Phobie noch in der Außenwelt des Patienten und ist dort ziemlich lokalisiert. Wenn es aber in der allernächsten Außenwelt des Patienten liegt, namentlich in seinem Körper, wie z. B. bei der Krebsphobie, geht die reine Phobie in eine Hypochondrie über. Die Angst der Vermeidungsflucht wird dann durch eine ängstliche Selbstbeobachtung ersetzt, wodurch die bedrohten Körpergebiete eine kompensatorische Libidozufuhr, also eine Aufmerksamkeitsbesetzung, erfahren.

Wenn das Angstobjekt sich stärker in das Ichsystem des Patienten hineindrängt, genügt eine räumliche Projektion wie bei der Phobie nicht mehr. Sofern das Ich sich dann nicht völlig hilflos mit dem negativen Objekt identifiziert — wie dies eben in der *Depression* der Fall ist, wo die Anklage gegen das Objekt dann gegen das Ich gerichtet ist —, bleibt als letzte Abwehr die *zeitliche Projektion, welche die Zwangsneurose so charakterisiert, wie die räumliche Projektion die Phobie.* Das Angstobjekt wird nämlich in der Zukunft lokalisiert, und das zwangshafte Verhalten des Patienten besteht eben darin, durch Vorbeugungen und Manipulierungen aller Art das drohende Unheil aus den eigenen Handlungsfolgen zu verbannen.

Nach meinen Erfahrungen gibt es Fälle, wo eine jahrelange Phobie schließlich in eine Hypochondrie oder in eine echte Zwangsneurose übergeht, was für ein Näherrücken und Allseitig-Werden der pathogenen Repräsentanz spricht.

Im Falle des Überganges der Phobie in eine Zwangsneurose läßt sich eine intensivere Mobilisierung der Aggressivität des Patienten beobachten, z. B. dort, wo die jahrelange Krebsphobie in die Zwangsvorstellung hinüberwechselte, das eigene Kind zu erwürgen. Damit hängt eine „Zeichenumkehr" zusammen, welche den Symptomübergang kennzeichnet: früher mußte sich das Ich vor dem Angstobjekt (z. B. dem phantasierten Krebs) schützen, jetzt muß es das Kind vor sich selber schützen. Die Angst davor, schuldig zu sein, einen Fehler begangen zu haben, wenn die Abwehr nicht gelingt, verbindet sich mit Haßregungen gegen das Abgewehrte.

2. Wie treten Zwangssymptome im Verlauf von neurotisch-depressiven Entwicklungen auf?

Lassen Sie mich das grundsätzliche Problem mit einem kurzen klinischen Beispiel belegen. Die neurotisch-depressive Patientin hatte jahrzehntelang nur für ihre Mitmenschen gelebt und eigene Ansprüche unterdrückt oder nicht wahrgenommen. Schließlich konnte sie für die anderen nicht mehr viel leisten, und sie wurde depressiv. Im Verlauf der Psychotherapie begann sie sich aber gegen die Umgebung zu wehren. Hier traten erstmals Zwangsvorstellungen auf: sollte sie das und jenes kaufen oder nicht? Monatelang konnte sie sich nicht entscheiden, wie sie ihr Wohnzimmer möblieren sollte; jeder Einfall rief unweigerlich nach einem Gegeneinfall. Sie rationalisierte ihre zwangshafte Zweifelsucht mit dem Argument, sie hätte das Gefühl, daß sie eine allfällige falsche Entscheidung nachträglich jahrelang bereuen müsse. Sie konnte z. B. nicht ein neues Wohnzimmer kaufen, das sie sich doch wünschte, weil sie vor dem Kauf von der Angst befallen wurde, durch eine falsche Entscheidung ihre ferne Zukunft aufs Spiel zu setzen.

Verschiedene Sinnzusammenhänge kamen während der Analyse ans Licht: einmal das innere Verbot, sich etwas zu gönnen, was sich dann zwangshaft als lähmende Gegenvorstellung bei jedem Unternehmen einstellte; ferner die Symbolisierung ihrer gegenständlichen Umwelt, z. B. des neu anzuschaffenden Wohnzimmers, das für sie eine Art Projektion der erstrebten unerreichbaren inneren Harmonie bedeutete.

Warum ging aber der Symptomwandel von der Depression in die Richtung der Zweifelsucht? An sich besteht eine Syndromnähe zwischen Depression und Zwang; man denke hier an die alten Forschungen von *Abraham;* man denke an die *häufige, bekannte Grübelsucht in der endogenen Depression;* ich erinnere auch an an meine vorherigen Ausführungen, nach denen das hilflose Ich versucht, das Angstobjekt, dem es sonst anheimfällt, zu konkretisieren, um es besser zu manipulieren, in der zwangshaften Suche nach Lösungsmöglichkeiten, wobei das ungelöste Problem sich doch immer neu aufzwingt. Auch denke ich an gewisse Restitutionszwänge, die in der psychotherapeutischen Abheilung von einer Depression vorübergehend auftreten. Sie drücken eine erste Aktionsmöglichkeit des Ich aus, allerdings gegen einen noch heftigen Gegenstand, der sich dann nach jedem Stoß zwangshaft wieder einstellt. Hier kommt dem Zwang der Wert eines Übergangssyndromes zu.

Zwangssymptome, die sich erst durch die Dynamik der Psychotherapie entwikkeln, drücken eine Verschiebung des intrapsychischen Kraftverhältnisses aus; sie haben einen anderen Stellenwert und eine andere Prognose als die übrigen Symptome. *Psychopathologie kann in solchen Fällen auch als ein Offenwerden auf neue Entwicklungsmöglichkeiten auftreten.*

3. Treten Zwangssyndrome in der späten Folge von organneurotischen Beschwerden auf?

Dies trifft nach meiner Erfahrung zu. Ich kenne Zwangsneurosen, in deren Anamnese sich jahrelange Organbeschwerden, noch ohne jeglichen Zwang, nachweisen lassen: z. B. schmerzhafte Spannungszustände der Nackenmuskulatur und Kopfschmerzen. Damals hätten wir eine Prognose auf Zwang kaum gestellt; erst rückblickend konnten wir aber annehmen, daß die aggressive Spannung und die abwehrende Verkrampfung der nun zwangsneurotischen Frau damals regressiv auf einer muskulären Ebene ausgetragen wurde.

Solche nachträgliche Deutungen sind doch verständlich, wenn man z. B. erfährt, daß das organneurotische Syndrom sich erst dann entwickelte, als das Kind der Patientin, gegen welches sich viele Jahre später die aggressiven Zwangsimpulse richteten, zu Beginn der Krankheit der Mutter 1–2 Jahre alt war.

4. Können Zwangssymptome im Verlauf von klinisch rein somatischen Krankheiten auftreten?

Tatsächlich können psychosoziale Aspekte einer körperlichen Krankheit gelegentlich zu Zwangsideen führen.

Durch moderne therapeutische Verfahren, wie die Organtransplantationen, bekommen körperliche Erkrankungen eine größere Anfälligkeit für die Psychopathologie. Als Beispiel erwähne ich eine Patientin, die auf die erfolgreiche Nierentransplantation mit der Zwangsvorstellung reagierte, sie sollte die anonyme, tote Spenderin am Grabe besuchen und ihr „Opfer" durch ein Blumengeschenk gutmachen. Da die Patientin im Grunde nur durch den Tod der anderen Person leben konnte, sind gewisse aggressive Impulse bei ihr naheliegend.

Ich erwähne schließlich die neurotischen Zwangserscheinungen bei extrapyramidalen Erkrankungen, welche im Sinne einer gehemmten Abfuhr motorisch-aggressiver Impulse gedeutet werden. Hier aber bewegen wir uns schon außerhalb der neurotischen Entwicklungen; so gehen wir auf die Zwänge bei Schizophrenien, endogenen Depressionen und hirnorganischen Erkrankungen nicht ein; es genüge uns zu wissen, daß der Zwang ein ubiquitäres Phänomen in der Psychiatrie ist.

II. Der zweite Teil meines Referates gilt nun dem *Problem der psychodynamischen Struktur der Zwangsneurose.*

Man hat sich mit diesem Thema schon bald 70 Jahre beschäftigt, und ich würde nur Bekanntes unvollständig wiederholen, wenn ich eine adäquate Zusammenfassung in der kurzen, mir zur Verfügung stehenden Zeit versuchen würde. Ich beschränke mich auf die Mitteilung einiger Erfahrungen, welche als *Beitrag* zu einer nie abgeschlossenen Theorie der Zwangsneurose dargestellt werden.

Ich möchte der Übersicht wegen, jedoch nur sehr schematisch, die Psychopathologie der Zwangsneurose in Es-Pathologie, in Überich-Pathologie und Ich-Pathologie grob unterteilen.

Ad 1. *Die Zwangsimpulse sind Ausbrüche von primitiven Triebfragmenten, die bei ihrer mangelnden Sozialisierung keinen Anschluß an differenzierte Ichkontexte gefunden haben.* Sie werden durch unbewußte Triebenergien gespeist, auch wenn sie sich vorbewußter Objektspräsentanzen bedienen. Das differenzierte erwachsene Überich ist ihnen gegenüber machtlos. Vielmehr *mobilisieren die Zwangsimpulse die ontogenetisch ebenfalls primitiven Schichten des Überichs.* Es entsteht ein „phobisches Überich", das aus absurden Befürchtungen und Warnungen besteht. *Je stärker die moralische Dimension dieser Befürchtungen ist, desto zwangsneurotischer ist das Syndrom; je stärker aber die narzistisch-ängstliche Dimension der Befürchtungen, desto phobischer ist es.*

Aktivierung der primitiven Überichsschicht bedeutet nun nicht nur Kontrolle und Warnung, sondern faktische Bestrafung. Auf der psychodynamischen Ebene haben wir die Vorwegnahme der Bestrafung; diese ist aber in libidoökonomischem Sinne ein Versuch der Abkehr der aggressiven Impulse durch Gegenimpulse.

Wenn ein Patient z. B. den Zwangsimpuls verspürt, den Frauen obszöne Worte zu sagen, so äußert er damit seine *aggressive* Männlichkeit, die sich seinerzeit auf einer reifen, sozialisierten Stufe nicht entwickeln konnte, sondern nur in einer grotesk infantilen und fragmenthaften Weise. Diese Triebfragmente sind dem Ichkontext entzogen und melden sich deshalb als psychische Zwänge an. Ebenso primitiv ist die Überichreaktion, die dringliche Warnung vor einer Bestrafung durch das Gericht.

Es gibt manche Fälle, wo eine solche Abwehr durch zwangsneurotische Gegenimpulse und Bestrafungen nicht stattfindet. Das erwachsene, differenzierte Überich steht da abwehrlos den sadistischen Phantasien gegenüber. Die Folge war in meiner Erfahrung eine Psychose oder ein Suizid. Das bedeutet, daß nicht abgewehrte Zwangsimpulse die Persönlichkeit desintegrieren und zerstören können.

Ich denke an eine Patientin, die interessanterweise keine Angst vor der Gefahr hatte, ihre sadistischen Phantasien gegen Kinder in die Tat umzusetzen (wie dies sonst in der Zwangsneurose der Fall ist); sie konnte als Kindergärtnerin weiterarbeiten, weil die phobischzwangsneurotischen Schichten des Überichs fehlten. Das Resultat war aber keine Erleichterung, sondern eine viel entsetzlichere Selbstentwertung, die zum Freitod führte.

Greifen dagegen die absurdesten primitiven Bestrafungsvorstellungen ein, so bleiben die wertempfindlichen erwachsenen Ichgebiete entlastet. Zwangsneurotiker begehen äußerst selten Suizid.

In Fällen also, wo aus irgendeinem psychodynamischen oder konstitutionellen Grunde die überschüssige und mangelhaft integrierte Aggressivität zu keinen zwanghaften Abwehrsymptomen führt, leidet das Ich unter seinem Zustand noch mehr; Träume und Übertragungserlebnisse sprechen von grenzpsychotischen Zuständen.

Bei den sadistischen Impulsen der Zwangsneurotiker treten zwei verschiedene Mechanismen auf:

a) Der Patient gönnt sich das Erlebnis der (sadistischen) Aggressivität nicht; er muß diese erst im Spiegel der eigenen Selbstkontrollen wahrnehmen.

b) Es gibt einen Überschuß an unsublimierter, ungemischter, unneutralisierter Aggressivität.

Ich denke hier z. B. an eine Frau, welche den Zwangsimpuls, ihr Kind zu erschlagen, erst dann entwickelte, als der Ehemann sich entsetzte ob der tatsächlichen Brutalität, mit der sie früher, vor dem Auftreten des Zwanges, ihr Kind schlug.

Ich denke auch an die Patienten, welche nach erfolgreichem Erleben einer negativen Übertragung auf die Therapeutin, wo sie eine Wut gegen diese spürte, begann, ihre früheren affektlosen Tötungsimpulse gegen das eigene Kind als eine sadistische, genußreiche Drangvorstellung zu empfinden. Die Transformierung eines Zwanges in einen *Drang* belastet zusätzlich den Patienten, gibt ihm aber die Möglichkeit, die aggressiven Es-Teile ohne Isolierung des Affektes zu realisieren.

Diese *Isolierung oder Dislozierung des Affektes* scheint mir zweifach bedingt: als Abwehr, wie *Freud* meisterhaft darlegte, und als *Fehlen jener emotionellen Feedbacks*, die normalerweise jeglichen Handlungsvollzug begleiten, und *die den Lustcharakter der normalen Ich-Aggressivität ermöglichen.* Deren Ausfall führt beim Kranken zu einer *Störung des Lusthaushaltes im aggressiven Bereich* und sodann zu einer *Unsicherheit über die Berechtigung der Handlung* — die sonst auch durch solche positive Rückkoppelung gesichert wird.

Fenichel hat als erster die Möglichkeit erwogen, daß die *Ichregression* des Zwangsneurotikers auch als Fehlen einer physiologischen Ichentwicklung zu verstehen sei. Mir scheint, daß die Unfähigkeit des Kranken, aus sexuellen, motorischen und sonstigen Handlungen mit einer aggressiven Komponente, Genuß zu ziehen, auch als *Erfahrungslücke* beim Ausfallen jener emotionellen Feedbacks zu verstehen ist, die den Lustcharakter der Erfahrung vermitteln. *Die Aggressivität wird in der Phantasie verbrecherisch, nicht bloß, weil sie ein Lustdelikt ist, sondern weil sie lustlos ist.* In einem ähnlichen Sinne wird das Essen, das als Triebvorgang in einer Anorexie lustlos geworden ist, vom Patienten dann als etwas Verbotenes erlebt.

Die Lustempfindung ist eine wesentliche Komponente jeder Aktivität, wie der sexuellen, der sportlichen, der denkerischen, der unternehmenden usw. *Ich vermute, daß die Lustkomponente der Handlung ähnlich dem durch sie ausgelösten Fluß der Wahrnehmung deren weiteren Vollzug begleitet und reguliert.* So wie das Fehlen der Wahrnehmungsrückkoppelung den Handlungsvollzug desintegriert, weil die zentrale Kontrolle fehlt, so führt das Ausfallen vieler Lustkomponenten des Denkens, des Entscheidens, der Motorik usw. beim Zwangsneurotiker zu dem typischen Grübeln und Zweifeln.

2. Pathologie des Überichs

a) Der erste und wesentliche Ansatz zu einer intrapsychischen Theorie der Pathologie des Überichs in der Zwangsneurose liegt bei *Freud*. Er postulierte, daß der Vorgang der *Triebentmischung*, welcher im Es beginnt und demzufolge aggressive Impulse zwangshaft auftreten, auf das Überich *übergreife*. Dieses behandelt dann das Ich feindselig nicht nur aus reaktiv-dynamischen Gründen, sondern auch weil bei ihm infolge Triebentmischung „Todestrieb in Reinkultur" waltet.

b) Diese strukturellen Ansätze möchte ich weiterführen, indem ich zunächst den Begriff der *Inkohärenz* zwischen den verschiedenen Überichfunktionen beim zwangsneurotischen Kranken einführe. *Idealbildung, Selbstbeobachtung, moralische Zensur und Kontrollfunktionen* sind nicht immer im selben Grade beim Kranken pathologisch verändert; *intrasystematische Verschiebungen der Besetzung führen erst recht zu pathologischen Funktionen.*

Dies geschieht nicht nur bei Zwangskranken: bei Psychopathen habe ich z. B. häufig eine Verbindung von moralischer Zensur mit fehlenden Kontrollfunktionen beobachtet, so daß das Individuum auf der einen Seite sich gehen läßt, auf der anderen Seite sich deswegen um so schärfer verurteilt, ohne sich deswegen ändern zu können.

Bei Zwangsneurotikern sind moralische Zensur, Selbstbeobachtung und Selbstkontrolle stark ausgeprägt, währenddem die Funktion der Ichbestätigung — eine wichtige Tätigkeit des Überichs — weitgehend fehlt. Mit anderen Worten, der Patient leidet unter dem Überich, das nur scharf beobachtet, kontrolliert, bestraft, aber nie bestätigt; zwischen den verschiedenen Aufgaben des Überichs ist keine Kohärenz, kein Gleichgewicht.

Die mangelnde *Kohärenz* der Überichfunktionen ist zu unterscheiden von der mangelnden *Kohäsion* derselben. Die letztere mißt den Grad der „Integrierung", die z. B. bei der Schizophrenie bis Null absinken kann; die Selbstbeobachtungsfunktion z. B. ist dort desintegriert und erscheint dem Ich im Zustand der Abspaltung als Stimme, die jegliche Handlung und jegliche Gedanken des Patienten kommentiert: „Jetzt steht er auf, nun macht er das." Die moralische Zensur wird dann unter Umständen als fremde, verfolgende Macht erlebt. Das Ichideal ist ebenfalls veräußert und erscheint dem Patienten durch das Trugbild, daß der Arzt oder ein Mitpatient Gott seien. Das ist dann keine Projektion mehr, sondern eine passive Disorganisierung.

c) *Einen weiteren Aspekt der Überichpathologie in der Zwangsneurose sehe ich in dem Befund, daß die Wahrnehmung stellenweise aufhört, eine Ichfunktion zu sein und zu einer Überichhalluzination wird.* Die Angst des zwangsneurotischen Patienten vor den möglichen Folgen seiner Impulse beruht auf einer *endopsychischen Halluzination.* Klinische Beispiele sprechen für die Annahme: z. B. die Patientin, welche auf der Straße nie sicher sein kann, ob sie nicht doch jemanden unversehens getötet hat und deswegen einen Begleiter braucht, nicht bloß, um von ihm kontrolliert zu werden, sondern auch, um sich an seinem gleichgültigen Gesichtsausdruck zu vergewissern, daß sie nicht getötet hat.

Oder der Patient, der vor der geschlossenen Haustür sitzt, zweifelnd, ob er sie geschlossen hat.

Oder der Patient, der träumend im Rückspiegel seines Autos zu sehen meint, daß er jemanden überfahren hat; er steigt aus, kann aber die Leiche nicht finden. Letzteres ist ein Beispiel für die Traumeinsicht des Patienten in den halluzinatorischen Charakter der Wahrnehmung.

Statt der sensorischen Halluzinationen, welche die Psychose kennzeichnen, gibt es eine endopsychische Halluzination in der Zwangsneurose. Sie dürfte darauf beruhen, daß der Patient schon als Kind die Realität des eigenen Handlungsvollzuges nur im Spiegel der den Endeffekt registrierenden Überichperson wahrgenommen hat.

3. Die Ichpathologie

Neben der mangelhaften Triebentmischung im Es-Bereich und der mangelnden Kohärenz der Überichfunktionen möchte ich als dritte grundlegende Störung der Zwangsneurose die *Hypertrophie der normalen Kontrollfunktionen des Ichs als Reaktion auf die moralische Zensur* nennen.

Welche Kontrollfunktionen übt das Ich gegenüber dem Es und der in seinem Spiegel bedeutsam werdenden Realität aus?

Ich möchte deren fünf nennen: *a) die motorische Kontrolle, b) die Kontrolle durch die Aufmerksamkeit, c) die Kontrolle durch die mnestischen Vorgänge, d) die Kontrolle durch den Wahrnehmungsapparat, e) die Kontrolle durch die Sprache.*

ad a) In diese Kategorie fallen besonders jene Zwangsneurotiker, welche bestimmte stereotype Gesten, z. B. dreimal auf den Tisch klopfen, Auf- und Absteigen desselben Fußtrittes usw., zum Zweck der Abwendung einer unklaren Gefahr wiederholt durchführen.

Die bisherige Erfahrung hat mir gezeigt, daß im Falle solcher Handlungen meistens *kein symbolischer Zusammenhang zwischen deren Struktur und der Art der abgewehrten Gefahr besteht.* Vielmehr ist eine *Regression der Kontrollfunktionen des Ichs auf jene frühe Epoche anzunehmen, wo der Muskelapparat dem Ich das erste Modell einer Umweltkontrolle lieferte.*

Das Kleinkind hat nicht anders mit seinen Bewegungen begonnen, eine Kontrolle seiner Umgebung auszuüben. *Der Rückgriff auf eine Überbesetzung dieser archaischen Funktion ist der Ausdruck der Hoffnungslosigkeit des Ichs, die Art der Gefahr zu begreifen und sinnvoll handelnd zu meistern.*

ad b) *Die Kontrolle durch die Aufmerksamkeitsbesetzung wird uns sinnfällig* bei jenen Zwangskranken, welche sich nicht auf die Momente verlassen können, wo man sonst gedankenlos und automatisch manche gewohnten Belange des Alltags erledigt, den Gashahn zumacht, die Haustür schließt usw. Unabhängig davon, daß solche harmlosen Handlungen u. U. auch als Äquivalenten von verbotenen Akten erlebt werden können, hat man den Eindruck, daß alle Ichoperationen vom Überich mit gründlicher Skepsis und mit Mißtrauen betrachtet werden:

Auf sie darf sich das Ich nicht verlassen: *Dieselbe Kontrollhandlung muß deshalb im Zustand größter Aufmerksamkeit wiederholt werden.*

ad c) *Die Kontrolle durch das Gedächtnis* fällt bei jenen Kranken auf, die sich zu ihrem Leidwesen und Unbehagen auf Erinnerungen oft harmloser Art ebenfalls nicht verlassen können. Ich kenne Patienten, die Zettel an ihren Kleidern herumtragen, auf denen sie alle Viertelstunde immer wieder ausrechnen, wieviel Zeit seit dem Tode der Mutter oder des Bruders vergangen ist, ohne je zu einem Resultat zu gelangen, das sie länger als einige Minuten überzeugt.

ad d) *Die Überbesetzung des Wahrnehmungsapparates* findet man bei jenen Kranken, die in der ständigen Angst leben, sich gehenzulassen, im Bett einzukoten, die Frau beim Coitus zu verletzen und unermüdlich nach den hoffentlich fehlenden Spuren ihrer Missetaten suchen. Alle fünf Sinne werden zu solchen Kontrollen aufgeboten.

ad e) Es ist bekannt, daß Zwangsneurotiker durch verbale und gestuale formelhafte Beschwörungen ein Angstobjekt zu neutralisieren suchen, welches chiffriert ist und dessen Herausforderung den Tod eines Angehörigen oder ein sonstiges Unglück mit sich bringt, wenn eben das gebotene Ritual vernachlässigt wird. Zwischen den rituellen Beschwörungen und den intendierten Situationen der Gefahr besteht für den Kranken eine *magische* Beziehung, welche kraft einer *Symmetrie* wie eine *kausale* Beziehung wirkt. Solche Regressionen auf *eine archaische Denkorganisation, nach welcher die Macht des Wortes die äußere Realität verändern* läßt, möchte ich teilweise durch die Annahme verstehen, daß in den regressiven Schichten der menschlichen Psyche ein solcher Glaube schlummert, daß *die Entdeckung der Sprache, d. h. die Handhabung der Symbole, bei prähistorischen Menschen ein früher nie dagewesenes Gefühl der Macht über die Umwelt gebracht hat.* Freilich ist der zwangsneurotische Rückgriff auf solche onto- und phylogenetische primitive Stufen der Macht wiederum ein Symptom der Ichhilflosigkeit gegenüber einer unverständlichen Gefahr.

Dinge, die zueinander in einem Verhältnis der Kontinguität und der Ähnlichkeit liegen, können sich dafür eignen, sich gegenseitig als Symbole zu vertreten und zu ersetzen. Auf dieses uralte Gesetz der Psyche greift der Zwangskranke in seiner Suche nach Sicherheiten zurück. Eine Patientin will ihre Impulse, sich aus dem Fenster zu werfen, dadurch kontrollieren, daß sie Kerne der Apfelsine im Ablauf der Toilette hinunterspült. Eine Handlung tritt an die Stelle einer anderen, weil sie mit der ersteren eine physiognomische Qualität gemeinsam hat; in diesem Fall z. B. das „Wegwerfen". Dies kann im Rahmen der Ersatzhandlung besser als im ursprünglichen Gefühl vom Patienten manipuliert werden.

Solche Ähnlichkeiten greifen dann auf die verbalen Symbole über: eine Patientin vergleicht z. B. jedes Wort, das ihr über die Lippen kommt, mit dem Wort „Teufel", um abzuklären, wieviel gemeinsame Buchstaben beide Worte besitzen. Je nach dem verschiedenen Grad der „Buchstaben-Symmetrie" ist das zweite Wort für sie mehr oder weniger gefährlich oder harmlos. Eine dritte Patientin, die Angst vor einem Herzinfarkt hat, versucht nicht nur phobisch dieses Wort zu vermeiden, sondern sie versucht in einer zwangsneurotisch anmutenden Weise jedes ähnlich klingende Wort aus der Umgangssprache zu verbannen. Man wird an die Experimente der Neurophysiologen erinnert, nach welchen das Wort „Klinke" Angst auszulösen vermochte, wenn die Berührung des entsprechenden Gegenstandes mit einem Elektroschock verbunden war. Der Übergang von einer Phobie zu einem Zwang scheint manches Mal durch das Übergreifen der Kontinguitätsverhältnisse auf die Sprachsymmetrie und die abstrakten Symbolisierungsvorgänge bestimmt zu sein.

III. Nachdem wir die psychodynamische Psychopathologie der Zwangsneurose erörtert haben, wollen wir einen letzten Punkt in unseren Überlegungen der *Psychogenie* und der *Psychotherapie* widmen. Wir wollen zumindest die *psychogenetische Dimension* in der Entstehung der Zwangsneurose beleuchten, ohne uns um die Frage zu kümmern, wie gewichtig sie im Kontext der konstitutionellen Faktoren, der sog. „anankastischen Konstitution", ist. Wir werden bald sehen, daß diese psychologische Abklärung uns jedenfalls kostbare Richtlinien für die *Psychotherapie* geben kann und uns auch beim Bedenken der Frage hilft, *ob es eine spezifische Therapie der verschiedenen Neurosenformen gibt.*

In meinen folgenden Ausführungen bin ich mir bewußt, nur einzelne psychodynamische Probleme der Zwangsneurose aufzuwerfen.

Autoren wie z. B. *Sullivan* oder *Barnett* haben die Familien von Zwangsneurotikern sorgfälitig studiert. Die Struktur der intrafamiliären Beziehungen, aus denen der zwangsneurotische Patient hervorgeht, erscheint mir beim nachträglichen Bedenken dieser Befunde nicht ganz verschieden von der Familienstruktur, die auch bei Schizophrenen geschildert worden ist — so daß wir noch weit davon entfernt sind, die Frage der genetischen Spezifität zu lösen. Es besteht also eine Diskrepanz zwischen den korrekten und legalistischen Mitteilungen der Eltern an den Sohn bzw. an die Tochter und der impliziten, verborgenen, affektiven Komponente dieser Mitteilungen. Es ereignet sich in der zwangsneurotischen Familie eine „Transmission of Hostility", die für das Kind zwar spürbar ist, aber in einem Medium stattfindet, welches den Eltern die volle Wahrung ihrer Rechte und die volle Aufrechterhaltung ihres narzistischen Selbstbildes gestattet.

Es gibt für das Kind inmitten eines solchen jahrelangen Erlebens nur ein Mittel, um die lebenswichtige Illusion des Angenommenwerdens zu retten: die Skotomierung der affektiven Dimension der legalistischen zwischenmenschlichen Information. Sowohl fremde wie eigene, sich wechselseitig verstärkende Aggressionen werden also nie realisiert. Sie werden aber nicht verdrängt in dem Sinne, wie wir das bei den hysterischen Patienten kennen. Die Aggressivität des Zwangsneurotikers wird von ihm zwar nie *erlebt*, aber in Verhalten *gelebt*.

Ein Ausdruck dieser Aggressivität ist z. B. die typische zwangsneurotische Technik, eigene Abhängigkeit, welche bei Kranken einst durch ihre infantilisierenden Eltern gefördert wurde, als Waffe zu gebrauchen, um sein späteres Familienmilieu zu tyrannisieren. Der Kranke ist dabei immer „unschuldig", weil er selber das Opfer der Zwänge ist, mit denen er die anderen manipuliert.

Dafür ist er aber in der magischen Dimension auf Schritt und Tritt schuldig.

Da die implizite Bedeutung seines Verhaltens und natürlich auch des mitmenschlichen Verhaltens ihm unzugänglich ist, und da der Zusammenhang von „Intention und Volition" sonst eine Grundlage der menschlichen Selbstsicherheit ist, ist der Zwangsneurotiker der unsichere Mensch par excellence; er ist immer auf der Suche nach Sicherheiten, die in den Objekten liegen sollten und die ihm kein Objekt auf der Welt je geben kann. Seine Zweifelsucht ist in einem tieferen Sinne vollauf berechtigt, weil die Organisation seiner Persönlichkeit unwahr und selbsttäuschend ist — genauso wie diejenige seiner Ursprungsfamilie heuchlerisch war. Das innere Vokabular des Patienten ist grundsätzlich mehrdeutig! Weiblichkeit bedeutet für ihn z. B. Dominanz, Sichdurchsetzen bedeutet Sichverletzen, Schwäche bedeutet Tyrannei. Die Unklarheit der inneren Termini muß zum ewigen Zweifel an allem führen.

Für den Kranken gilt also nur der legale, explicite Ausdruck seiner Handlungen; die fortdauernde Selbstverbauung der impliciten Meinung führt aber unweigerlich dazu, daß der Zwangskranke kaum so wie ein anderer Neurotiker eigene Affektivität wie ein Chaos erlebt — dessen Strukturlosigkeit ihn dann zusätzlich zutiefst beunruhigen muß und zu einer immer starreren Kontrolle, Mimik und Muskelspannung führt.

Man muß in der Psychotherapie einem solchen Patienten alle Inkongruenzen, Zweideutigkeiten und Widersinnigkeiten seiner zwischenmenschlichen Operationen zeigen. Man muß ihm zeigen, wie er unstrukturierte und strukturierte affektive Zustände verwendet, um Widerstreite, Konflikte zu vermeiden. Er muß nicht einmal sosehr sehen, wie er in seiner Subjektivität ist, sondern vor allem, wie er die anderen behandelt. Wie er z. B. die anderen unwissentlich zur Ablehnung provoziert. Oder wie die anderen ihn demütigen und ärgern, ohne daß er sich darüber Rechenschaft geben kann.

Am wirkungsvollsten geschieht dies in der Situation der *Übertragung*. Daß wir sorgfältig beachten sollen, wie der Kranke sich mit uns verhält und in diesem Spiegel seine Struktur erkennen kann, dieser Grundgedanke ist bereits von hervorragenden Kennern wie *Reich, Sullivan, Barnett* entdeckt worden und wird von uns nur weiter ausgeführt.

Beachten wir zunächst einmal, wie der Patient auf eine Deutung, die z. B. seinen Narzißmus verletzt, reagiert. Er scheint die Frustration nicht zu realisieren, und er hat sie im bewußten Sinne auch nicht realisiert. Sein Verhalten aber, die Schweigepause, das Sistieren der *Assoziationen*, die Belanglosigkeit des weiteren Materials, eine größere Unterwürfigkeit usw. sind alle Zeichen, die den Psychotherapeuten auf die richtige Spur führen können. Wenn dieser dem Kranken dann seine Vermutung äußern und durch möglichst *dokumentierte Deutungen* (*Laughlin*) belegen kann; wenn der Patient in seinen neurotischen „Unterschlüpfen" aufgestöbert, dabei jedoch in seinem Recht, sich verletzt zu fühlen, verstanden worden ist; dann besteht die Möglichkeit, am Mikrokosmos der therapeutischen Begegnung den Makrokosmos seiner sozialen Welt zu erhellen. Wir sagen ihm z. B.: „Es scheint mir, daß Sie sich jetzt für irgendein Unrecht, das ich Ihnen zugefügt habe, rächen", oder: „Sie scheinen mich durch Ihre fortdauernden Verbalisierungen zu kontrollieren." Man zeigt dem Kranken, wieviel Defensives in seinem Verhalten ist, weil auch seine Angst so groß ist, ungerechterweise entwertet zu werden. Er muß allmählich erleben, daß er auf die Verteidigung seiner Lebenssicherheit nicht angewiesen ist und daß sein Irritiertsein nicht bloß bedeutet, daß er ein Böser ist, sondern nur, daß er auf etwas Wahrgenommenes antwortet. Umgekehrt darf der Kranke angesichts der katastrophalen Ablehnungsreaktionen, die er bei seinen Mitmenschen wachruft, nicht an seiner Unschuldsthese festhalten.

Der Psychotherapeut zeigt dabei, wie *Barnett* uns das lehrt, seine Indifferenz gerade für das, was dem Kranken so heilig ist, nämlich den ständigen Unterschied zwischen Recht und Unrecht, Richtigem und Unrichtigem. Der Psychotherapeut muß dabei manches Mal aktiv sein, z. B. unnötige, endlose, ablenkende, verbale Manöver des Patienten stoppen.

Es genügt nicht, dem Patienten seine Ambivalenz zu zeigen, man muß diese im Feld seiner bi-valenten Einstellungen zu voneinander völlig getrennten Haltungen seiner ursprünglichen Partner zeigen.

Der Kranke soll, zunächst nicht ohne große Angst, die eigenen verborgenen Widersprüche und die eigene Feindseligkeit realisieren, er soll lernen, diese sowohl in der Übertragung auszudrücken als auch allmählich im Schmelzfeuer der von ihm unerwarteten therapeutischen Antworten zu überwinden; er muß mit Hilfe seines Therapeuten sein inneres *Gefühls- und Triebchaos erkennen und steuern;* indem seine Aufmerksamkeit bald auf die Analyse der Randgebiete seiner Operationen gelenkt wird, kann er seine intrapsychische Synthese zwischen den unheilvoll präschizophrenen gespaltenen Persönlichkeitsteilen finden. Schließlich kann man mit einigem Glück manche überraschende Wandlungen selbst bei solchen, in ihrer neurotischen Selbstpanzerung gefesselten und erstikkenden Patienten erleben — auf welche man den Vers des alten lateinischen Dichters übertragen könnte: Media vita in morte sumus.

Schrifttum

Abraham, K.: Struktur und Behandlung der Zwangsneurose. Zbl. ges. Neurol. 58, 361 (1931). — *Abraham, K.:* Zur Theorie der Zwangsneurose und Phobie. Int. Ztschr. f. Psychoanal. XV (1927). — *Barnett, J.:* On cognitive disorders in the Obsessional. In: Contemporary Psychoanalysis, Volume 2 (1966). — *Benedetti, G.:* La neurosi ossessiva: una rivalutazione critica. In: Psicoterapia e scienze umane. 3. Luglio-Settembre, 1971. — *Binder, H.:* Zur Psychologie der Zwangsvorgänge. Karger, Basel—Berlin 1936. — *Binswanger, H.:* Psychotherapeutische und graphologische Aspekte zur Genese und Struktur der Zwangsneurose. Z. psycho-som. Med. 12, 175—185 (1966). — *Bjerre, F.:* Unruhe, Zwang, Angst. J. F. Lehmanns Verlag, München 1955. — *Bleuler, M.:* Lehrbuch der Psychiatrie. Springer-Verlag, Berlin—Heidelberg 1955. — *Brast, R.:* Beitrag zur Zwangsneurose in Kindesalter und Pubertät, Psych. Kinderpoliklinik Basel. Schweiz. Arch. Neurol. Psychiat. 99, 313—347 (1968). — *Brun, R.:* Die Zwangsneurose. In: Lehrbuch der Psychiatrie von Hoff. Bd. II, S. 648. Schwabe. Basel 1956. — *Carp, E. A. D. E.:* Maligne Zwangsneurose, Neederl. Tijdtsch. Geneesk. 1218—1223 (1951). — *Deutsch, J.:* Psychoanalyse der Neurosen, III. Teil: Zwangsneurose. Int. Psychoanal. Verlag 1929. — *Dührssen, A.:* Die Problematik der Zwangsneurose anhand von Kinderfällen. Praxis Kinderpsych. 3, 1 (1954). — *Federn, P.:* Hysterie und Zwang in der Neurosenwahl. Int. Ztschr. f. Psychoanal. XXV, 245 (1940). — *Fenichel, O.:* Hysterien und Zwangsneurosen. Int. Psychoanal. Verlag 1931. — *Ferenczi, S.:* Symmetrischer Berührungszwang. Bausteine Bd. II, S. 236 (1958). — *Freud, A.:* Das Ich und die Abwehrmechanismen. Imago, London 1946. — *Freud, S.:* Gesammelte Werke, Bd. I—XVII. Imago, London 1948—1952. — *Freud, S.:* Die Abwehrneuropsychosen (1894). — *Freud, S.:* Weitere Bemerkungen über die Abwehrneuropsychosen (1896). — *Freud, S.:* Charakter und Analerothik (1908). — *Freud, S.:* Bemerkungen über einen Fall von Zwangsneurose (1909). — *Freud, S.:* Die Disposition zur Zwangsneurose (1913). — *Freud, S.:* Über die Natur der Zwangsvorstellungen und ihre Beziehungen zum Willensproblem. Bergmann-Verlag, Wiesbaden 1920. — *Freud, S.:* Die Psychoanalyse der Zwangsneurose. Z. f. ges. Neur. 4 (1932). — *Gebsattel, V. E. von:* Zeitbezogenes Zwangsdenken in der Melancholie. Nervenarzt 1, 5, 275 (1928). — *Gebsattel, V. E. von:* Die Welt der Zwangskranken. Mschr. f. Psychiatr. 99, 10 (1938). — *Glover, E.:* Das Problem der Zwangsneurose. Int. Z. f. Psychoanal. XXI, 235 (1935). — *Göppert, H.:* Das Problem der Zeitstörung bei Zwangsneurosen. 68. Wandervers. d. Süddeutsch. Neur. u. Psychiat. in Baden-Baden, Mai 1952. — *Göppert, H.:* Zur Psychopathologie der Zwangskrankheit. J. Psychol. Psychoth. 7, 38 (1960). — Göppert, H.: Zwangskrankheit und Depersonalisation. Karger, Basel 1960. — Hau, Th. F.: Die spezifischen Widerstände in der Behandlung einer Zwangsneurose. Z. psycho-som. Med. 12, 119–128 (1966). — Horney, K.: Die spezifische Problematik der Zwangsneurose im Lichte der Psychoanalyse. Bericht ü. V. allg. Kongr. f. Psychoth. in Baden-Baden. Hirzel, Leipzig 1930. — Ingram, I. M.: The obsessional personality and obsessional illness (Southern Gen. Hosp. Glasgow). Amer. J. Psychiat. 117, 1016–1017 (1961). — Jahrreiß, W.: Über Zwangsvorstellungen im Verlauf der Schizophrenie. Arch. f. Psychiatr. 77, 740 (1926). — Janet, P.: Les Obsessions et al psychasthénie. Paris 1903. — Jones, E.: Haß und Analerotik in der Zwangsneurotik. Int. Z. f. Psychoanal. I (1903). — Jones, E.: Einige Fälle von Zwangsneurose, Jb. f. Psychoanal. u. Psychopath. Frschg. Bd. IV, 563 (1912), Bd. V, 55 (1913). — Langen, D.: Die Unterscheidung der Zwangssyndrome in ihrer Bedeutung für die Psychotherapie. Zschr. f. Psychoth. u. med. Psych. 251 (1964). — Laughlin, H. P.: The obsessive-compulsive neuroses. Dynamics and pathogenesis ob obsessive-compulsive defenses. Med. Ann. Distr. Columb. 23, 322 (1954). — Lebovici, S., und R. Diatkine: Les obsessions chez l'énfant. Rev. franc. Psychoanal. 21, 647 (1957). — Lewis, A.: Problems of obsessional illness. Proc. roy Soc. Med. 29, 325 (1936). — Loewenfeld, L.: Die psychischen Zwangserscheinungen. Bergmann, München 1904. — Matussek, P.: Zwang und Sucht, Nervenarzt 29 (1958). — Meng, H.: Zwangsneurose und ihre Bedeutung. In: Das Psychoanalytische Volksbuch. Stuttgart 1927. — Meyer, J. E.: Studien zur Depersonalisation. Mschr. Psych. 133, 63 (1957). — Mohr, F.: Die Behandlung der Zwangsneurosen. Neue med. Wschr. 1475 (1950). — Müller, Ch.: Der Übergang der Zwangsneurose in Schizophrenie im Lichte der Katamnese. Schweiz. Arch. neurol. Psychia 72 (1953). — Müller, Ch.: Weitere Beobachtungen zum Verlauf der Zwangskrankheit. Mschr. Psychiatr. 133, 80 (1957). — Müller-Eckhard, H.: Zur Phänoanalyse des Zwanges. Psyche 8, 143 (1954). — Nacht, S.: Problems techniques de la cure néurose obsessionelles. Rev. Franc. Psychonanal. 25, 305 (1961). — Petrilowitsch, N.: Testpsychologische Untersuchungen zur Persönlichkeitsstruktur der Zwangsneurotiker. Zschr. f. Psychoth. u. med. Psych. 6, 267 (1956). — Petrilowitsch, N.: Charakterologie der Zwangsneurotiker. Verlag Markhold, Halle 1956. — Quint, H.: Psychoanalytische Therapie einer Zwangsneurose in einem Krankenhaus. Nervenarzt 35, Jg. 429 (1964). — Reich, W.: Charakteranalyse. Selbstverlag, Wien 1933. — Rennert, H.: Ein bemerkenswerter Fall von Zwangskrankheit. Psych. Neur. u. med. Psychol. 3, 235 (1951). — Rosenfeld, H.: Die klinische Bedeutung der Zwangsvorgänge. Allg. Zschr. f. Psychiatr. 63, 143 (1906). — Rümke, H. C.: Clinique et psychopathologie des phénomènes compulsifs. Fol. psychiatr. néerl. 55, 203 (1952). — Schilder, P.: Der Aufbau der Zwangsvorstellung und des Zwangs. Psychiatry 3, 549 (1940). — Schneider, K.: Die Lehre vom Zwangsdenken in den letzten 12 Jahren. Zschr. ges. Neur. XVI, 2, 113–146 (1918). — Schultz-Hencke, H.: Der zwangsneurotische Charakter. Ber. ü. V. allg. ärztl. Kongr. f. Psychoth. Baden-Baden. 1930. Hirzel, Leipzig 1930. — Schwidder, W.: Depression, Zwangsneurose und Hysterie als Grundformen seelischer Erkrankungen. Berlin-Zehlendorf 1951. — Séquin-Hess, V.: Psychotherapie einer aichomophen Patientin. Acta psychotherapeutica et psychosomatica 9, 410 (1961). — Singeisen, Fr.: Analyse eines Zwangscharakters. Psyche 10, 277 (1956). — Stekel, W.: Zwang und Zweifel. Urban und Schwarzenberg, Wien 1927. — Stekel, W.: Die Psychologie der Zwangskrankheit. Ber. ü. V. allg. ärztl. Kongr. f. Psychotherapie, Baden-Baden. Hirzel, Leipzig 1930. — Straus, E.: Ein Beitrag zur Pathologie der Zwangserscheinungen, Mschr. f. Psychiater, Neur. 98, 61 (1938).

Aus der Medizinischen Universitäts-Poliklinik Basel

Zwangserscheinungen bei funktionellen und psychosomatischen Störungen

Von *Dieter Beck*

Zwangserscheinungen als manifeste Zwänge im Sinne von Zwangshandlungen, Zwangsvorstellungen und Zwangsimpulsen sind bei Patienten mit funktionellen und psychosomatischen Krankheiten eher selten. Andere psychische Zusatzsymptome wie Ängste oder Depressionen sind dagegen häufig. Der Mangel an manifesten Zwängen ist eine auffällige Tatsache, die es besser zu verstehen gilt. Ich will Ihnen als Beleg einige Zahlen nennen: von 500 Patienten, die mit funktionellen oder psychosomatischen Symptomen die Psychosomatische Abteilung der Medizinischen Universitäts-Poliklinik in Basel aufsuchten, hatten nur 2,6% (13) manifeste Zwänge. Depressive Verstimmungen kamen dagegen bei 23% und Angstsymtome bei 21% vor. Zwei andere Zahlen: von 121 Gallensteinträgern, bei denen ich das Leiden in einen psychologischen Zusammenhang bringen zu können glaubte, litten nur 1,6% an manifesten Zwängen, an Depressionen dagegen 34% und an Ängsten 26%. Die gleich tiefe Zahl von nur 4% Zwangssymptomen fand sich bei 50 Kranken mit einer weiteren Krankheit, bei der psychosomatische Zusammenhänge eine nicht unwesentliche Rolle spielen dürften, dem chronischen und akuten Gelenkrheumatismus. Depressionen kamen dort bei 42% und Ängste bei 28% vor (*Beck*).

Diesem seltenen Vorkommen von manifesten Zwängen steht die Tatsache gegenüber, daß Kranke mit funktionellen und psychosomatischen Symptomen fast durchgängig ausgeprägte zwangsneurotische Charakterstrukturanteile haben. Darunter versteht man, daß im Erleben dieser Patienten Kategorien wie Sauberkeit und verlustängstliche Sparsamkeit eine zentrale Rolle spielen und daß ihr Verhalten durch schwer einfühlbare Eigenwilligkeit und Willkürakte gekennzeichnet ist.

Mit *Freud* sind die Charaktereigenschaften von Ordentlichkeit, Sparsamkeit und Eigensinn Dressurprodukte aus der Phase der Sauberkeitsgewöhnung im zweiten bis dritten Lebensjahr, wo die Bedürfnisse des Kindes meist in Konflikt mit autoritären, strengen und wenig elastischen Eltern gerieten. Während *Freud* vor allem die analen und sadistischen Impulse des Kindes in dieser Lebensphase gesehen hat, hoben *Schultz-Hencke, Dührssen, Quint* darüber hinaus die motorisch-expansiven Betätigungsneigungen des zwei- bis dreijährigen Kleinkindes hervor. Sie betonten die Hemmung der motorischen Aggressivität durch direkte elterliche Einengung oder durch die doppelbödige Familienmoral. Wenn die motorisch-expansiven Bedürfnisse bei einem Menschen in der Phase der ersten handelnden Weltbewältigung eingeengt und abgedrosselt werden, dann liegen dort die Ansatzpunkte für spätere Charaktereinstellungen wie Gefügigkeit, Unterwerfungstendenzen, mangelndes Selbstvertrauen (*Schwidder* und *Quint*). Es fehlt dann später im Leben vor allem das Gefühl, daß „ich mich in meinem Handeln auf mich selbst verlassen kann" (*Quint*). Es stellen sich stattdessen Charakterzüge wie Unentschlossenheit, Zaudern, Zurückhaltung und Vermeidereinstellung ein. Die Unmöglichkeit, Handlungsvollzüge frei steuern zu lernen, beeinflußt neben dem manifesten Verhalten auch Ich-Funktionen wie das Denken und die Wahrnehmung. Französische Autoren heben bei Patienten mit funktionellen und psychosomatischen Symptomen das Fehlen der „liberté fantastique" hervor, also den Mangel einer Affektbewältigung in fantasierten Vorstellungen

(Marty, De M'uzan, David). Hierher gehört auch der bei psychosomatischen Patienten häufig getätigte Abwehrmechanismus der Isolierung von Gefühlen, d. h. das Ausschalten von Gefühlen und emotionalen Erlebnisanteilen. Ablesbar wird dies etwa an der Art und Weise von Schilderungen der funktionellen Beschwerden. Die Patientenberichte haben etwas Monotones und Starres an sich.

Aus den beiden Tatsachen der relativen Seltenheit von manifesten Zwängen und der Häufigkeit von zwangsneurotischen Charakterstrukturanteilen kann man folgern, daß bei Patienten mit funktionellen und psychosomatischen Symptomen jene Triebkonflikte, die in anderen Fällen zur Kompromißlösung der manifesten Zwangsneurose führen, auf andere Weise neutralisiert werden: nämlich einerseits werden diese Konflikte *charakterologisch weiterverarbeitet* und führen zum zwangsneurotischen Charakter, andererseits kommt es zur *Symptombildung im Organbereich.*

Ich will Ihnen einige klinische Beispiele aus der psychotherapeutischen Praxis geben, die typisch für die zwangsneurotische Charakterstruktur sind: Patienten mit psychosomatischen Symptomen antworten auf die Frage des Psychoanalytikers, was ihr Problem sei, meist, sie hätten dieses oder jenes Körpersymptom, Kopfschmerzen, Bauchschmerzen, Schwitzen. Die Patienten überhören das Wort „Problem" oder mißverstehen es in einem somatischen Sinn. Die seelischen Probleme werden gar nicht bewußt, sie sind aus dem Erleben ausgeschaltet und somatisiert. Gefühlshaftes und Emotionales wird durch den Abwehrmechanismus der Isolierung reflexhaft ausgeschaltet. — Ein anderes Beispiel: Patienten mit zwangsneurotischer Struktur zeigen zu Beginn des Gesprächs in den Eröffnungszügen oft eine auffällige Passivität, so daß sich der Arzt in die Rolle des Initiators gedrängt fühlt. Auf die Eröffnungsfrage, was ihn zum Arzt führte, antwortet der Patient: „die Kopfschmerzen". Dann schweigt er. Der Arzt fragt weiter, wie lange die Kopfschmerzen dauern und in welchem Zusammenhang sie aufgetreten seien. Die Antworten des Patienten sind kurz: „seit zwei Jahren und in keinem spezifischen Zusammenhang". Ob er sonst von sich berichten könne, fragt der Arzt weiter. Der Patient fragt zurück, was der Arzt hören und wissen möchte usw. — In dieser Art spielen sich viele Erstinterviews ab. Der zwangsneurotisch strukturierte Patient ist latent mißtrauisch, fürchtet, in der Beziehung zum Arzt etwas zu verlieren und verhält sich zudeckend oder passiv. Aus mangelnder Erfahrung, mit der eigenen Gefühlswelt akzeptiert zu werden, und ohne die Sicherheit, daß er sich ganz auf sich und seine Worte verlassen kann, muß der Patient dem Arzt die Initiative in der Gestaltung des Gesprächs zuschieben. — Als drittes Beispiel sei die korrekte, höfliche und öfters überhöfliche bis unterwürfige Verhaltensweise der zwangsneurotisch strukturierten Patienten mit psychosomatischen Symptomen erwähnt. Als Relikte aus der analen Phase verhält sich der Kranke übertrieben sauber (im übertragenen Sinn), und vermeidet ängstlich jede Beschmutzung der Konvention. Solches Verhalten ist vor allem dann auffällig, wenn plötzlich durchbruchsartig das Gegenteil manifest wird: Wenn nämlich der Patient z. B. plötzlich scheinbar unmotiviert vorwurfsvoll und ärgerlich wird. Der Durchbruch von bisher abgewehrten Feindseligkeitsimpulsen ist ein Hinweis, daß die zwangsneurotische Charakterabwehr vorübergehend dekompensiert ist. — Dies sind einige Beispiele dafür, wie sich

die zwangsneurotische Charakterstruktur im zwischenmenschlichen Bereich, in
der Arzt-Patienten-Beziehung, darstellen kann. Wir wollen uns jetzt der Frage
der Symptomwahl zuwenden.

Es ist ein bis heute noch offenes und wenig befriedigend beantwortetes Problem, welches die Bedingungen der Symptomwahl sind, d. h. welches sind die Voraussetzungen, daß im einen Fall eine klassische Zwangsneurose, etwa ein Waschzwang, im andern Fall dagegen ein psychosomatisches Symptom, etwa funktionelle Kopfschmerzen auftreten. Die Symptombildung und die Symptomwahl ist ein sehr komplexes Geschehen, das mehrfach determiniert ist. Es
hängt von der genetischen Ebene der störenden Umwelteinflüsse, also dem
Zeitpunkt des infantilen Konfliktes und des Entstehens der ersten Erlebnis-
lücke ab, von den Weiterverarbeitungen dieses Konfliktes, von der Struktur
des Ichs und seinen verschiedenen Abwehrmechanismen, von der Beschaffenheit der auslösenden Situation und von den somatischen Gegebenheiten eines
Menschen.

Einzelne Faktoren aus diesem Bündel sind schon aufgehellt worden. So scheinen in der
frühkindlichen Entwicklung und in der Familienatmosphäre von späteren Patienten mit
psychosomatischen Symptomen Erziehungsprinzipien wie Leistung, Gehorsam und Sauberkeit als Werte besonders hoch zu stehen, während die emotionalen Werte und das Äußern
von Gefühlen nichts gelten (*Zauner*, zitiert nach *Schwidder*). Die frühe Identifikation mit der
Leistungseinstellung der Eltern und die frühe Ablehnung des Gefühlsausdruckes oder von
Gefühlen überhaupt scheint eine psychologische Vorbedingung für spätere Symptomentwick-
lung im psychosomatischen Bereich zu sein (*Benedetti*: Fehlendes Feedback auf Gefühlshaftes).
Anstatt Gefühle in ihrer ganzen Tiefe zu entwickeln, werden die Patienten auf Leistung dres-
siert. Wenn überhaupt, dann wird ihnen erst nach vollbrachten Leistungen gefühlshafte Zu-
wendung oder Wärme zuteil. Entsprechend war in einer Studie von *Zauner* die primäre Lei-
stungsbezogenheit dieser Patienten dafür verantwortlich, daß Konflikte am Arbeitsplatz als
Auslöser für die psychosomatischen Symptome bei Männern an erster Stelle standen. Es
handelte sich vor allem um Rivalitäts- und Ehrgeizkonflikte bei perfektionistischer Leistungseinstellung. Trotz diesen Teileinsichten in genetische Bezüge ist noch zu wenig Licht ins
Problem der spezifischen Symptomwahl geworfen.

Die zwanghaften Anteile der Charakterstruktur bei unserer Patientengruppe
können nun je nach Krankheitsbild ein verschiedenes Gewicht haben und mit
depressiven oder hysterischen Strukturanteilen vermischt sein. Wenn die
Zwangsanteile im Vordergrund stehen, dann ist verschiedenen Beobachtern wie
Völkel, Schwidder aufgefallen, daß mit ihnen häufig ein Quartett von funktionellen Organstörungen gekoppelt ist. Dieses Quartett ist als zwangsneurotisches
Organsyndrom bezeichnet worden. Es handelt sich dabei um Kopfschmerzen,
funktionelle Herzbeschwerden, Obstipation und Schlafstörungen. Umgekehrt
kann der Arzt beim Vorliegen dieses Syndroms eine ausgeprägte Zwangsstruktur beim Patienten vermuten, die dann, wie noch zu zeigen sein wird, sein therapeutisches Vorgehen mitbeeinflußt.

Die Zwangsstruktur scheint nun auch bei einigen psychosomatischen Krankheiten besonders ausgeprägt zu sein: so beim chronischen Gelenkrheumatismus,
wie ich in einer Monographie zu zeigen Gelegenheit hatte, dann bei der essen-
tiellen Hypertonie und Erkrankungen des motorischen Apparates wie Schreib-
krampf, Tic und Stottern. *M. Mitscherlich* hat bei Kranken und Parkinson'scher

Krankheit in jahrelangen Untersuchungen nachzuweisen versucht, daß ebenfalls zwangsneurotische Charakterstrukturanteile im Vordergrund stehen. Zum Parkinson hat *Schwidder* die Arbeitshypothese aufgestellt, daß die „dauernde funktionelle Beanspruchung zentral nervöser Regulationen durch fortwährende Unterdrückung motorisch-aggressiver Impulse mit der Hemmwirkung der Großhirnrinde in einem längeren Zeitraum auch tiefgreifende Schädigungen in den Stammganglien hervorruft". Damit wird von *Schwidder* die Vermutung geäußert, daß das somatische Korrelat des Parkinsonleidens bei gewissen Formen sekundär durch die jahrelange psychische Abdrosselung von motorisch-expansiven Impulsen entstehen könnte. Für diese Hypothese sprechen teilweise erfreuliche Behandlungsergebnisse mit Psychoanalyse bei diesem Krankheitsbild und auch beim Tortikollis spasticus (*M. Mitscherlich*).

Nachdem wir nun gesehen haben, daß manifeste Zwänge bei funktionellen und psychosomatischen Krankheiten selten sind, die Zwangsstrukturen dagegen bei dieser Krankheitsgruppe fast durchgängig ins Auge springen, möchte ich noch eine weitere Beobachtung mitteilen. Bei der psychoanalytischen Behandlung von Zwangsneurosen, also von Patienten, die in erster Linie an Zwangsvorstellungen, Zwangsimpulsen oder Zwangshandlungen leiden, fiel zweierlei auf. Erstens waren entsprechend den bisherigen Überlegungen funktionelle und psychosomatische Symptome bei diesen Zwangsneurotikern zu Beginn der Therapie sehr selten und das ganze psychopathologische Geschehen spielte sich im psychischen Bereich ab. — Die zweite Beobachtung war, daß im Laufe der Behandlung vorübergehend psychosomatische Symptome, vor allem das zwangsneurotische Organsyndrom, auftraten und zwar jeweils dann, wenn die zwangsneurotischen Mechanismen und Verarbeitungsweisen sich zu ändern anfingen. Der Patient, der wegen seiner Waschzwänge psychoanalytisch behandelt wird, bekommt nun z. B. nach 150 Stunden Psychoanalyse vorübergehend Herzbeschwerden, Schlafstörungen oder Kopfschmerzen. Diese fast regelmäßige Erscheinung bei der Psychoanalyse von Zwangsneurosen kann als eine Auflockerung der zwangsneurotischen Charakterpanzerung gedeutet werden. Bisher ausgeschaltete Erlebnisfunktionen vor allem emotioneller Art erzwingen eine erste durchbruchartige Manifestation im somatischen Bereich und treten als funktionelle Symptome in Erscheinung. Diese Symptome werden im weiteren Verlauf der Therapie verschwinden, wenn es dem Kranken gelingt, die Gefühlsseite seines Erlebens angstfrei und schuldgefühlsfrei zu akzeptieren und als einen Ichbestandteil zu integrieren. Eine 30jährige Frau mit Berührungsängsten und Waschzwang, die bisher ein fast einsiedlerisches Dasein geführt hatte, wagte sich nach zweijähriger Psychoanalyse erstmals in die Nähe eines Mannes und erlebte dabei tiefe Gefühle von Zuneigung. In diesem Zusammenhang traten aber höchst unangenehme Herzsensationen wie Herzklopfen und Herzstechen auf, so daß sie sich internistisch untersuchen ließ. Es waren lediglich funktionelle Beschwerden. Später als sie sich mit den latenten Ängsten und Schuldgefühlen, die ihr den Kontaktbereich bisher verschlossen hatten, noch tiefer auseinandergesetzt hatte, verschwanden die psychosomatischen Symptome. Die Patientin war jetzt in der Lage, ihre erste Freundschaft zu einem Manne symptomfrei zu erleben und zu genießen.

Quint schreibt in seiner Monographie „Über die Zwangsneurose": „Die Tatsache, daß das (zwangsneurotische Organsyndrom) bei unseren Patienten (41 manifeste Zwangsneurosen, Verf.) kaum zu finden war, läßt die Frage auftauchen, ob immer dann, wenn ausgeprägte konturierte Zwangssymptome aufgebaut worden sind, psychosomatische Symptome *nicht* zur Entfaltung kommen und umgekehrt."

Wir haben bisher gesehen, daß bei Kranken mit funktionellen und psychosomatischen Symptomen die Zwangserscheinungen vorwiegend charakterologisch in Erscheinung treten und sich als Charaktersymptome zeigen. Ich möchte jetzt im zweiten Teil meiner Ausführungen auf einige Aspekte der Arzt-Patienten-Beziehung und der Therapie eingehen, um aus den bisherigen Ausführungen Konsequenzen für die Praxis zu ziehen. Dabei will ich vor allem auf *Probleme* der Arzt-Patienten-Beziehung hinweisen.

Eine erste Schwierigkeit für den Arzt kann aus der charakterneurotischen Konfliktlosigkeit des Patienten entstehen. Man hat Kranke mit funktionellen und psychosomatischen Symptomen auch schon als „emotionelle Analphabeten" bezeichnet, um ihre Schwerzugänglichkeit zu gefühlshaftem Erleben zu kennzeichnen.

Dies sieht klinisch etwa so aus, daß der Patient nur über seine funktionellen Körpersymptome berichten kann, den Arzt mit Detailsschilderungen überhäuft, über seine Gefühle und sein Erleben aber gar nichts mitteilt. Der Arzt meint zwar früh zu erkennen, daß die funktionellen Körperbeschwerden, etwa die Herzbeschwerden, mit inneren Konflikten zusammenhängen. Der Patient kann darüber aber nichts äußern, weil die Konflikte abgewehrt, somatisiert und unbewußt sind und weil Erlebnislücken bestehen.

Die zwangsneurotische Abriegelung der emotionellen Probleme durch den Patienten kann beim Arzt nun verschiedene Reaktionen auslösen, die alle für den Patienten schädlich sind, wenn sie unreflektiert und ungesteuert erfolgen. Solche Reaktionen sind Ungeduld, aggressive Gereiztheit oder forsches Draufgängertum. Es sind Reaktionen auf die unbewußten und aggressiv getönten Tendenzen des zwangsneurotisch strukturierten Patienten, alle Bemühungen des Arztes durch emotionelle Zurückhaltung zunichte zu machen. Es sind dies keine bewußten Intentionen des Kranken. Es ist keine Boshaftigkeit des Kranken, obwohl von der emotionellen Zurückhaltung eine aggressive Tönung ausgehen kann. Es handelt sich vielmehr um ein von unbewußten Ängsten und Ambivalenzen gesteuertes Verhalten, dessen unbewußter Hintergrund sich etwa so formulieren ließe: „Ich fühle mich hilflos, bin voller Angst und möchte ganz beschützt werden. Ich fürchte vor allem jede Veränderung des Jetztzustandes, obwohl dieser auch unbefriedigend ist. Aus früheren Erfahrungen muß ich befürchten, daß man mein inneres Erleben und meine Gefühle nicht ernst nimmt, darüber lacht oder sie kindisch findet. Da ziehe ich mich lieber in emotionelle Verschlossenheit und Unzugänglichkeit zurück. Nur meine Körpersymptome künden noch von meinem Leid."

Eine andere Reaktion auf diese unbewußten Patiententendenzen kann eine *überprotektive Helfereinstellung* oder *unübersichtliche Polypragmasie* sein. Der Arzt fühlt sich durch die unbewußte Zurückhaltung des Patienten in seinen therapeutischen Bemühungen frustiert. Nach *Balint* ist es dann eine häufige Reaktion, daß der Arzt eine neue Therapie beginnt, z. B. Valium verschreibt oder einen Spezialisten zuzieht. Paradoxerweise geschieht dies meist zu einem Zeitpunkt, wenn die Diagnose und die Arzt-Patienten-Beziehung nicht durchsichtiger und klarer, sondern, wenn das Ganze unübersichtlicher geworden ist.

Eine weitere Schwierigkeit und Gefahr für den Arzt im Umgang mit dieser Patientengruppe besteht darin, daß der Kranke *im Arzt Omnipotenzfantasien und therapeutische Allmachtsgefühle* mobilisiert, die früher oder später auf beiden Seiten zur Desillusionierung und Enttäuschungsaggression führen. Die zwangsneurotisch strukturierten Patienten mit ihren funktionellen und psychosomatischen Symptomen neigen zur Passivität, Selbstunterschätzung und Anklammerung. An den Arzt bestehen unbewußte magische Helfererwartungen als Kompensation für die eigene Hilflosigkeit. Er, der Patient fühlt sich so schwach, der Arzt als Wissender und berufsmäßiger Helfer ist dagegen stark. Diese infantile Grundeinstellung des Patienten kann beim Arzt Helfertendenzen und therapeutische Allmachtsfantasien auslösen, die einem den Blick für eine sachliche Beurteilung der Patientenrealität trübt. Der Arzt kann aus einem unreflektierten Omnipotenzgefühl dem Patienten eine Therapieform anbieten, die er nicht durchhalten oder überblicken kann, etwa eine bestimmte Psychotherapieform, obwohl bei kritischer Betrachtung in diesem speziellen Falle keine Indikation dafür besteht. Oder, der Arzt gerät in eine therapeutische Euphorie, so im Sinne von „wir werden das zusammen schon hinkriegen", was ein stellvertretender Gefühlsausdruck des Arztes für die emotionelle Rückhaltetendenz des Patienten und seine Hilflosigkeit sein kann. Omnipotenzgefühle beim Arzt führen dazu, daß seine sonst vorhandene kritische Einstellung den Problemen des Patienten gegenüber nachläßt. An ihre Stelle ist übertriebene Sicherheit oder felsenfeste Überzeugung getreten.

Schließlich kann sich beim Arzt als eine weitere Reaktion auf die zwangsneurotisch strukturierten psychosomatisch Kranken Resignation einstellen. „Hier beiße ich doch immer auf Granit", oder „zum Umgang mit dieser Art von Patienten bin ich zu wenig ausgebildet", sind entsprechende Worte zu sich selber. Auch dies wäre eine inadäquate Reaktion, die aus einer zuwenig durchsichtigen und reflektierten Arzt-Patienten-Beziehung entspringt. In solchen Fällen identifiziert sich der Arzt zu sehr mit der unbewußten Hilflosigkeit und den Ängsten seines Kranken. Aus solcher pessimistischer Einstellung werden dann wirkliche therapeutische Ansatzpunkte übersehen.

Nach diesen allgemeinen Schwierigkeiten im Umgang mit unserer Patientengruppe möchte ich noch einige grundsätzliche Richtlinien bei der psychotherapeutischen Betreuung von zwangsstrukturierten Patienten und einige Therapieerfahrungen erwähnen. Es ist daran zu denken, daß diese Patienten große unbewußte Ängste vor aggressiven und sexuellen Impulsen haben und daß diese Bereiche durch ausgeprägte Schuldgefühle beeinträchtigt oder vom Erleben ganz abgeriegelt sind. Jede Form von Aggression wie z. B. Entscheidungsfähigkeit, Durchsetzungsvermögen, Planung, offene Kritik usw. ist in ihrem Vollzug durch Ambivalenz-, Angst- und Schuldgefühle blockiert. Ein direktes therapeutisches Angehen solcher Phänomene ist daher nicht möglich. Wohlgemeinte Ratschläge zu aggressiverem Verhalten oder zu sexueller Aktivität verstärken nur die Angst und die Abwehr im Patienten. Es wäre verkehrt, den überhöflichen Patienten, der an funktionellen Herzbeschwerden leidet, zu forscherem Draufgehen zu ermuntern. Er kann mit solchen Ratschlägen nichts anfangen, weil ihm innere Ängste, die auf niederdrückenden Kindheitserfahrungen beruhen, daran hindern, sich selbst als ein wertvoller Mensch zu erleben, als ein Mensch, der Rechte hat, die man anmelden und respektieren darf.

Die Erlebnislücken im aggressiven und sexuellen Bereich werden oft durch massive Geltungsanforderungen, leistungsmäßige Superpotenzideale und neurotische Ideologien auszugleichen versucht. 18 männliche Gallensteinträger, die alle ausgeprägte Zwangsstrukturen hatten, zeigten neben Gerechtigkeitsideologien und starrer Friedfertigkeitshaltung eine ausgeprägte soziale Helfereinstellung. Diese äußerte sich darin, daß alle Patienten in Kommissionen oder Vereinen mit altruistischen Zielen tätig waren. Die soziale Helferhaltung hatte etwas Extremes und Unbedingtes an sich. Es war ein Helfenwollen um jeden Preis. Ein Patient, ein 41jähriger Staatsangestellter, stand an fünf von sechs Wochenabenden ehrenamtlich seinen Vereinen zur Verfügung. Solche Ideale, die bei zwangsstrukturierten Patienten nicht selten sind, wird der Arzt weder anheizen, noch wird er den Patienten durch Bagatellisierung seiner effektiven Leistungen kränken.

Wenn man diese Patienten psychotherapeutisch betreuen will, dann sind in erster Linie die Ängste und Schuldgefühle, die emotionellen Isolierungstendenzen und die Affektsperre im Auge zu behalten und zu bearbeiten. Von hier aus kann der Kranke am ehesten zu seinen Konflikten und seinem lückenhaften Erleben vordringen. Der Arzt wird bei sich selber — gegenübertragungsmäßig — auf Gefühle achten, die aus der emotionellen Vermeidereinstellung, der Passivität und der latenten Aggressivität des Kranken mit funktionellen Symptomen entspringen. Schließlich wird der Arzt auch die positiven Eigenschaften, die den zwangsneurotischen Charakter seines Patienten ausmachen, nicht übersehen, nämlich die Beharrlichkeit, die Ausdauer, das Pflichtbewußtsein und die Verläßlichkeit.

Wenn man sich abschließend fragt, mit welchen psychotherapeutischen Methoden man dem Kranken helfen kann, seine durch die Zwangsstruktur eingeengten Erlebnismöglichkeiten zu erweitern und die psychosomatischen Symptome zu beseitigen, dann sind vom psychoanalytischen Standpunkt aus die Kurzpsychotherapie, die Gruppentherapie und die Langzeitanalyse zu nennen.

Eine gemeinsam mit *Lambelet* verfaßte Studie berichtet von 30 Patienten, die nach dem Zufallsprinzip ausgewählt und in einer psychoanalytisch orientierten Kurztherapie behandelt worden sind. Alle litten an chronifizierten psychosomatischen Symptomen mit einer Durchschnittsdauer von 5,9 Jahren und alle hatten ausgeprägte zwangsstrukturierte Charakteranteile. Die Behandlung umfaßte im Schnitt 16 Stunden, verteilt auf eine Stunde pro Woche. Es waren 16 Männer und 14 Frauen mit einem Alter von durchschnittlich 33,4 Jahren. Zwei Jahre nach Abschluß machten wir eine Nachuntersuchung über das Resultat der Kurzpsychotherapie. Das Erstaunliche war, daß bei zwei Dritteln, also 20 von 30, eine Besserung in dem Sinn festzustellen war, daß sich entweder die Zwangsstruktur geändert hatte oder die Symptome an Intensität nachgelassen hatten, resp. verschwunden waren. Das Ergebnis war erstaunlich, weil sonst in der Literatur den Patienten mit psychosomatischen Symptomen und Zwangsstrukturen nur sehr geringe Chancen durch die Kurzpsychotherapie eingeräumt werden. Für einen günstigen Ausgang der Therapie schien uns im nachhinein folgendes wichtig: Die Fähigkeit des Patienten, aktives Interesse an der Psychotherapie zu entwickeln und die

Bereitschaft zu zeigen, sich nach Anfangsschwierigkeiten mit seinen Problemen auseinanderzusetzen. Dann schien uns auch wichtig, daß das Hauptproblem des Patienten in der Arzt-Patienten-Beziehung, in der Übertragung, faßbar wurde, also, daß etwa die Angst des Kranken, er würde durch seine Gefühle zerstörerisch wirken, auch in der Beziehung zum Arzt fühlbar und bearbeitbar wurde. Schließlich fiel uns auf, daß unsererseits eine wohlwollend kritische Distanz als Grundhaltung vermehrt bei den später gebesserten Patienten zu finden war. Übertriebener Optimismus unsererseits zu Beginn der Therapie fand sich vermehrt bei den späteren Mißerfolgen.

Über die Gruppentherapie wäre hier lediglich zu sagen, daß sie bei Kranken mit Zwangsstruktur und psychosomatischen Symptomen vor allem den Einstieg in eine Psychotherapie erleichtert, weil der Kranke in der Gruppe durch die verschiedenen Interaktionen erstmals und oft in sehr direkter Form mit seinen bisher ichsyntonen neurotischen Charaktereinstellungen konfrontiert wird. Dadurch wird ein bisher starres neurotisches Charaktergefüge erschüttert. Dies kann den Kranken in vielen Fällen zu intensiverer psychotherapeutischer Auseinandersetzung veranlassen.

Zusammenfassung

Manifeste Zwangserscheinungen sind bei Patienten mit funktionellen und psychosomatischen Symptomen selten. Hingegen überwiegen bei diesen Kranken zwangsneurotische Charakterstrukturen im Sinne von Ordnungssinn, Sparsamkeit, Eigensinn, Gefügigkeit, Gefühlssperre. Bei einzelnen psychosomatischen Krankheiten sind die zwangsneurotischen Charakteranteile besonders ausgeprägt wie beim chronischen Gelenkrheumatismus, bei der Hypertonie, bei männlichen Gallensteinträgern und bei gewissen Erkrankungen des motorischen Apparates (Tic, Tortikollis, Stottern). In der Arzt-Patienten-Beziehung können sich spezielle Schwierigkeiten ergeben durch die charakterneurotische Konfliktlosigkeit und die Schwerzugänglichkeit zu gefühlshaftem Erleben, die beim Arzt zu ungesteuertem Verhalten aus Ärger, Ungeduld, forschem Draufgängertum oder Polypragmasie führen können. Eine andere Gefahr liegt in der Mobilisierung von therapeutischen Allmachtsgefühlen durch die Hilflosigkeit der Patienten. Allgemeine psychotherapeutische Richtlinien bei der Betreuung von Kranken mit zwangsneurotischen Charakteren und eigene Erfahrungen mit der Kurzpsychotherapie wurden aufgezeigt.

Schrifttum

Balint M.: Der Arzt, sein Patient und die Krankheit. Klett-Verlag, Stuttgart 1957. — *Beck D.*: Das Gallensteinleiden unter psychosomatischem Aspekt. Vandenhoeck und Ruprecht, Göttingen 1970. — *Ders.*: Psychosomatische Aspekte des chronischen Gelenkrheumatismus. „Wiss. Dienst Roche", Basel 1971. — *Freud S.*: Gesammelte Werke. Imago Publishings. London 1952. — *Marty P., de M'uzan M., David Ch.*: L'investigation psychosomatique. Presses universitaires de France 1963. — *Mitscherlich M.*: Zur Psychoanalyse des Torticollis spasticus. Nervenarzt 42, 420 (1971). — *Quint H.*: Über die Zwangsneurose. Vandenhoeck und Ruprecht, Göttingen 1971. — *Schwidder W.*: Über soziopathogene Felder bei Neurosen und psychosomatischen Krankheiten. Ther. Umschau 28, 33 (1971). — *Ders.*: Symptombild, Grundstruktur und Therapie der Zwangsneurose. Psyche 8, 126, 1954/55. — *Schultz-Hencke H.*: Lehrbuch der analytischen Psychotherapie. Georg Thieme Verlag, Stuttgart 1951. — *Völkel H.*: Funktionelle Herzbeschwerden als zwangsneurotisches Organsyndrom. Z. Psycho-somat. Med. 1, 111 (1954).

Aus der Psychiatrischen Klinik der Universität Göttingen

Die psychologischen Zwangssyndrome und ihre Abgrenzung von den Zwangsneurosen

Von *J.-E. Meyer*

Für keine der klassischen Neuroseformen bereitet die Abgrenzung gegenüber den endogenen Psychosen so viel Schwierigkeiten wie beim Zwang. Ist diese diagnostische Unbestimmbarkeit, die viele Psychotherapeuten und Psychiater auch zu der Etikette „border-line case" verleitet oder zwingt, Ausdruck einer im Menschen immer bereitliegenden Form der Abwehr gegenüber drohender psychischer Desintegration und Schutz vor Kräften des Unbewußten, die zu einem totalen Realitätsverlust in der Psychose führen können?

Es sei zunächst an drei Beispielen erläutert, wie die von *Rümke* als maligne Zwangsneurose bezeichnete „Zwangskrankheit" oder im Englischen „obsessional illness" (10) aussieht:

„Wolle er sich aus einem Zimmer entfernen, so müsse das ganze Zimmer erst ‚abgehemmt' werden, weil sonst eine quälende Unruhe auftrete. Er beginne zu dem Zwecke an einem Gegenstand in der äußersten Peripherie des Zimmers, der auf ihn einen ‚ruhigen' Eindruck mache. Von diesem ruhigen Gegenstand lasse er seinen Blick in genauer räumlicher Reihenfolge wandern, bis er das ganze Zimmer überblickt habe. Im Moment des Auftretens von Unruhe frage er sich sofort nach der Beziehung, welche der betreffende Gegenstand zu ihm habe. Um von dem Gegenstand loszukommen, spreche er sich laut vor, daß ihm derselbe gar nicht gehöre, nichts mit ihm zu tun habe. Manchmal beruhige ihn das. Wenn er sehe, daß er über den Anfang nicht hinwegkomme, so schließe er oft für einen Moment die Augen. Im ersten Moment des Augenöffnens habe er dann häufig ein beruhigendes Bild vor sich. Und diesen Moment nütze er dann aus. Er müsse sich unbedingt sofort aus dem Staube machen und dürfe auf keinen Fall noch einmal zurückschauen, weil sonst beim Wiedererblicken der Gegenstände alles wieder von vorne anfange" (20).

Ein anderer Kranker konnte jahrelang die Mitte einer Straße nicht ohne Begleitung überschreiten oder die Lektüre eines Buches über die Mitte hinweg fortsetzen, weil, wie er sagte, „das Geschlechtliche die Mitte des Körpers ist" (12).

In einem anderen Fall gestaltete sich jede Exploration zunächst zu einer Art geometrischen Planspiels. Er war unfähig, überhaupt zur Sache zu sprechen, bevor eine bestimmte Sitzordnung hergestellt war. Sein Platz und die Stühle für die anwesenden Ärzte mußten in einem nach Abstand und Winkelgrad genau fixierten Drei- oder Fünfeck aufgestellt sein, erst dann durfte man — mit ihm gleichzeitig — Platz nehmen. Dabei wurde diese viele Minuten in Anspruch nehmende Prozedur von Beteuerungen begleitet, mit denen er seine unerbittliche Hartnäckigkeit hinsichtlich der Platzordnung zu entschuldigen versuchte.

Diese für die Zwangskrankheit nicht einmal ganz außergewöhnlichen Beispiele zeigen eine Seite des Problems der nosologischen Schwierigkeit, Neurose oder Psychose, deutlich, nämlich das extreme, oft skurril erscheinende Ausmaß der psychischen Auffälligkeiten sowohl im Erleben wie im Verhalten. Wenn man sich daran erinnert, daß vor allem in der älteren Psychiatrie Unverständlichkeit oder Uneinfühlbarkeit als ein wichtiges Kriterium für das Vorliegen einer Psychose angesehen wurden, so nimmt es nicht wunder, wenn auch heute oft die Auffassung vertreten wird, daß die Zwangskrankheit, um es so zu formulieren, wegen des Grades ihrer „Verrücktheit" den schizophrenen Psychosen zuzurechnen ist, oder wenn sie nach ihrem Verlauf den paranoischen Syndromen an die Seite gestellt wird (2).

Trotzdem läßt sich eine Zuordnung zu den schizophrenen Psychosen, gerade auch im Hinblick auf die in ihrem Verlauf recht genau studierten zwangsneurotischen Endzustände u. E. nicht begründen. Der Gesichtspunkt der relativen Unverstehbarkeit ist nach unseren heutigen Auffassungen ebensowenig ein Maßstab für das Fehlen oder Vorliegen einer Psychose wie das Ausmaß der Störung überhaupt. Die Schwierigkeiten bei der Unterscheidung zwischen Neurose und Psychose beschränken sich im übrigen nicht auf den Zwang, sondern treten gelegentlich auch bei anderen Neuroseformen auf, wenn sie — oft erst nach langen Jahren — ein besonders schweres Ausmaß angenommen haben. Das gilt für manche chronische Magersuchtpatientin, langjährige hypochondrische Entwicklungen, Entfremdungssyndrome des Jugendalters oder unter den Charakterneurosen für Querulanten, bei denen man früher auch von Querulantenwahn sprach. Bei den Zwangsneurosen stellt sich die Differentialdiagnose aber häufiger und hat vor allem auch größere therapeutische Bedeutung.

Im folgenden geht es um Fragen, die in der Praxis große Relevanz besitzen, weil sie häufig vorkommen und uns dann schwierige therapeutische Entscheidungen abverlangen.

1. Was ist eine anankastische Depression, d. h., eine mit Zwangssymptomen einhergehende endogene Depression?

2. Welche Rolle spielen Zwangssymptome innerhalb der Gruppe der Schizophrenien und welchen Einfluß hat ihr Vorkommen ggf. auf die Prognose der Erkrankung?

3. Welches sind die therapeutischen Konsequenzen, die sich aus dem Vorkommen von Zwangserscheinungen vor und während einer endogenen Psychose (Depression und Schizophrenie) ergeben?

Zunächst noch eine Vorbemerkung, nämlich eine Erläuterung darüber, was im folgenden unter Zwangssymptomen verstanden wird. Auch im Hinblick auf die psychoanalytischen Konzeptionen zur Zwangsstruktur erscheint es zum Verständnis der folgenden Ausführungen notwendig, eine Definition aus klinisch-psychiatrischer Sicht zu geben. Sie lautet: Zwang liegt vor, wenn sich Bewußtseinsinhalte beständig aufdrängen, obwohl das Individuum sie als unsinnig oder als ohne Grund beherrschend und beharrend ansieht. Diese an K. *Schneider* orientierte Definition schließt die Zwangsbefürchtungen oder Phobien ein, obwohl sie heute vielfach, auch unter verhaltenstherapeutischen Gesichtspunkten, von den übrigen Zwangserscheinungen getrennt behandelt werden. Für das Thema der Abgrenzung gegenüber den Psychosen ist eine solche Differenzierung jedoch nicht sinnvoll, weil sich in der Beziehung zu den endogenen Psychosen Phobien und sonstige Anankasmen nicht unterscheiden.

Zu 1: *Die anankastische Depression (Zwangsdepression)*

Ihre Häufigkeit hat *Lauter* an einem klinischen Krankengut mit knapp 2 % der endogenen Depression angegeben. Damit sind aber nur jene Fälle gemeint, bei denen die Zwangssymptome ganz im Vordergrund des Krankheitsbildes stehen. Man kann annehmen, daß leichtere Zwangssymptome im Rahmen einer endogenen Depression oft übersehen oder einfach dem ständigen Grübeln des Depressiven zugerechnet werden. Man spricht hier direkt von Grübelzwang, der vom melancholischen Kranken als besonders quälend erlebt wird. Diese partielle

Zwangssymptomatik ist mit großer Wahrscheinlichkeit bei den leichten Depressionen, die keiner klinischen Behandlung bedürfen, häufiger; denn in anankastischen Depressionen ist die melancholische Verstimmung weniger schwer, auch besteht in der Regel keine Suicidalität. Daraus ist abzuleiten, daß solche Kranken seltener zur klinischen Behandlung eingewiesen werden und leicht mit Neurosen bei depressiv-zwangsneurotischer Struktur verwechselt werden können. *Lauter* ist auch aufgefallen, daß auslösende situative Faktoren im Beginn solcher Depressionen häufiger angetroffen werden als sonst.

Für die Diagnose einer anankastischen (endogenen) Depression geht es vor allem darum, den Beginn der anankastischen Symptome zu ermitteln. Häufig haben sich mit dem Beginn der Depression solange nicht als störend oder gar krankhaft erlebte Wesenszüge verstärkt. Was bisher diese Menschen in vieler Hinsicht charakterisierte: ihre Sorgfalt in der Arbeit und in der Rücksichtnahme auf die Mitmenschen, ihr Hang zu Ordentlichkeit und Reinlichkeit, ihr Verpflichtungsgefühl gegenüber sozialen und ethischen Normen erfährt eine Akzentuierung: sie beginnen daran zu leiden. In der Regel erfolgt diese in der Depression stattfindende *Charakterenthüllung* jedoch nicht in der ganzen Breite der zwangsneurotischen Charakterstruktur, sondern einzelne Züge verstärken sich bis zur Karikatur, z. B. die Reinlichkeit bis zum Waschzwang, die Ordentlichkeit im Haushalt bis zu einer die Familie irritierenden Pedanterie, die Rücksichtnahme auf die Mitmenschen kann in schwere aggressive Zwangsimpulse umschlagen.

Da ist eine Patientin, die in ihrer dritten, diesmal post partum ausgebrochenen Depression ganz von dem Gedanken beherrscht wird, sie könne ihrem eben geborenen Kind, auf das sie sich, wie sie angibt, mehr gefreut hatte, als auf ihre anderen Kinder, etwas antun, in einem von ihr unkontrollierten Augenblick, ohne es doch zu wollen.

Es ist wichtig sich zu vergegenwärtigen, daß in endogenen Depressionen auch das Gegenteil eintreten kann: Zwangsneurotische Persönlichkeitszüge verschwinden und der Perfektionsdrang, die rigide Ehrgeizhaltung, die Ordentlichkeit scheinen wie ausgelöscht. Das wird manchmal als ein Aufgeben aus der Erschöpfung der depressiven Gesamtverfassung („ich möchte es gerne, aber ich kann es einfach nicht mehr"), manchmal als apathische Gleichgültigkeit erlebt, scheint dabei abhängig von der Schwere der Verstimmung und kann im Laufe der Phase schwanken. Die Frage, warum bei manchen zwangsneurotisch strukturierten Patienten diese anankastischen Züge in der Depression zurücktreten und bei anderen sich bis zum Vollbild der Zwangsdepression verstärken, ist weitgehend ungeklärt.

Will man wissen, ob eine Zwangsneurose vorliegt oder eine mit Zwangssymptomen einhergehende endogene Depression, so genügt es nicht, den Patienten nach dieser Entwicklung, der Charakterenthüllung, und natürlich auch nach den typischen Depressionssymptomen zu befragen. Man sollte auch die Angehörigen hören, die oft allein die Veränderung zu beschreiben vermögen, die sich vollzogen hat, während der Patient berichtet, er sei immer ein Versager gewesen, ein kleinlicher Pedant, dem nichts gelungen sei.

Wir können also zusammenfassen: Ausgeprägte anankastische Depressionen, in denen die Zwangssymptome fast allein das Bild beherrschen, sind selten, einzelne Zwangssymptome in depressiven Phasen dagegen häufig. Die praemorbide Persönlichkeit, jener als Typus melancholicus von *Tellenbach* beschriebene ordentliche Mensch, hat deutliche zwangsneurotische Züge oder auch leichte Symptome, die in der Depression akzentuiert hervortreten, ja oft einen wesentlichen Teil des Leidens ausmachen. An die Stelle dieser zwangsneurotischen Charakterenthüllung kann auch das Gegenteil treten: Erschöpfung und Apathie, die depressive Antriebsminderung lassen die zwangsneurotischen Strukturelemente für die Dauer der Phase verblassen.

Die einzelnen Phasen solcher anankastischen Depressionen sind zeitlich weniger klar abzugrenzen als bei anderen endogenen Depressionen. Wichtig ist ferner, daß die Zwangssymptome über das Ende der Depression hinaus fortzubestehen pflegen. Die Zwangsgedanken und -vorstellungen sind noch da, so heißt es dann, aber sie sind nicht mehr so quälend. Man hat geschätzt, daß die Phasen der anankastischen Depression um $1/4$ länger dauern, als die der Gesamtgruppe der endogenen Depressionen [11]. Abgesehen von der viel geringeren Suicid-Gefahr hat die Zwangsdepression also eine ungünstigere Prognose [17].

Es gibt sogar ausnahmsweise Fälle, wo durch eine depressive Phase bei einer zwangsneurotischen Persönlichkeit eine schwere, die depressiven Phasen überdauernde Zwangsneurose in Gang gesetzt wird. Dafür das folgende Beispiel:

Erstmals 1968 traten bei einer jetzt 38jährigen Patientin nach dem Tode ihrer Mutter typische Symptome einer endogenen Depression auf: Schlafstörungen, Tagesschwankung, Gewichtsverlust, psychomotorische Hemmung. Thematisch dominierte ganz eine massive Beschmutzungsfurcht, sie wagte nichts Unsauberes im Haushalt mehr anzufassen, ihr Mann mußte die Einkäufe erledigen, weil sie sich auf der Straße vor allem Entgegenkommenden fürchtete, vor Autos, Tieren und Menschen. Auch konnte sie kaum ertragen, wenn ihr kleines Kind sie umarmte und sich an sie drückte. Und *vor* dieser Depression? Gute, ehrgeizige Schülerin, sehr genau und peinlich sauber, wie der Ehemann sagt und spontan hinzufügt, aber nicht übertrieben. Seitdem sechs klinische Behandlungen in der Göttinger Klinik, die Diagnose lautete viermal anankastische Depression, einmal Zwangsneurose und einmal Zwangskrankheit. Hinsichtlich der Anankasmen hat sich auch bei Abklingen der depressiven Symptome niemals wieder der Zustand wie vor 1968 eingestellt. Das Bild ist vielmehr durchgehend vom Waschzwang beherrscht, obwohl es seitdem noch mehrfach zu deutlichen depressiven Phasen gekommen ist.

Hier scheint also durch eine erste depressive Phase bei einer allerdings sehr deutlich zwangsneurotischen Struktur eine Zwangsneurose in Gang gesetzt worden zu sein, die sich während weiterer depressiver Phasen vorübergehend bis zum Bild einer schweren Zwangskrankheit verstärkte, aber niemals wieder ganz verschwunden ist.

Zu 2: *Zwang und Schizophrenie*

Die Häufigkeit des Vorkommens von Zwangssymptomen bei schizophrenen Psychosen hat *Rosen* studiert, der unter 848 schizophrenen Kranken bei 30, also in 3,5 %, anankastische Symptome feststellen konnte. *Huber* und Mitarbeiter fanden bei katamnestischen Untersuchungen Schizophrener in 1,6 % eine deutlich zwangsneurotische Persönlichkeitsstruktur.

Die Zwangserscheinungen gehen entweder den Initialsymptomen der Psychose voraus und finden mit Ausbruch produktiv psychotischer Symptome, aber auch oft erst einige Zeit später, ihr Ende. Man kann in solchen Fällen manchmal beob-

achten, wie Zwangshandlungen sich im Erleben des Kranken dahingehend verändern, daß zunächst das Kennzeichen des Unsinnigen und Übertriebenen ver-
schwindet, daß die einer magischen Abwehr von Unheil dienenden Zwangsrituale
ihren ursprünglichen Sinngehalt verlieren und dann als „sinnlose" katatone
Verhaltensweisen und Manierismen imponieren.

Aus einem solchen zwangsneurotischen Prodrom der Psychose hatte ein chronisch Schizophrener über Jahre die Gewohnheit zurückbehalten, sich beim Durchschreiten einer Tür jeweils
dreimal um sich selbst zu drehen; nach dem Sinn seines Tuns befragt, erklärte er es leichthin
als eine vorübergehende Angewohnheit, a temporary habit.

Neben diesem recht typischen Auftreten des Zwanges als Prodrom der Schizophrenie kommt auch ein gleichzeitiger Beginn anankastischer und psychotischer
Symptome vor, niemals gehen die Zeichen der Psychose voraus (15). Gelegentlich
kommt es bei einer Zwangsneurose erst nach vielen Jahren zu einer schizophrenen Psychose. Hierher gehört der von *Freud* in seiner „Geschichte einer
infantilen Neurose" beschriebene Patient, bei dem *Ruth Mack Brunswick* zwölf
Jahre später aufgrund des Vorliegens hypochondrisch-paranoider Wahngedanken
und einer typischen Persönlichkeitsveränderung nunmehr eine schizophrene Psychose feststellen konnte.* Es ist interessant, was *Freud* seinerzeit bei der Erörterung der Diagnose bemerkt: Der Kranke war jahrelang in deutschen Sana-
torien unter der Diagnose einer manisch-depressiven Erkrankung. Diese Diagnose
traf sicher für den Vater des Patienten zu. „An dem Sohn selbst habe ich bei
mehrjähriger Beobachtung keinen Stimmungswandel beobachten können, der
an Intensität und nach den Bedingungen seines Auftretens über die ersichtliche
psychische Situation hinaus gegangen wäre. Ich habe mir die Vorstellung gebildet, daß dieser Fall sowie viele andere, die von der klinischen Psychiatrie mit
mannigfaltigen und wechselnden Diagnosen belegt werden, als Folgezustand nach
einer spontan abgelaufenen, mit Defekt ausgeheilten Zwangsneurose aufzufassen
ist (8)."
Delkeskamp hat bei einer Nachuntersuchung von 41 zwangsneurotischen Patienten nach durchschnittlich 16 Jahren keinen einzigen Fall von Ausgang in
Schizophrenie feststellen können, während andere Autoren bei Katamnesen
von Zwangsneurotikern zu Zahlen zwischen 1 und 12 % Schizophrenien gelang-
ten (14). Der Spätmanifestation einer Psychose im Verlaufe von Zwangsneurosen
kommt im ganzen gesehen sicher keine erhebliche Bedeutung zu; dagegen wird
man bei Erkrankungsbeginn im Jugendalter in den ersten Monaten nach Auftreten der Zwangserscheinungen sehr genau die Frage einer beginnenden Schizophrenie zu prüfen haben (6), vor allem je weniger stilrein sich die Zwangssymptome darstellen.
Während Anankasmen in depressiven Phasen einen ungünstigen Einfluß auf
die Erkrankung, jedenfalls auf die volle Wiederherstellung nach dem Ende der
Phase haben, wird für schizophrene Psychosen ein günstigerer Verlauf hervor-

---

* Da die paranoide Symptomatik und mit ihr die Persönlichkeitsveränderung wieder verschwand, wird die von *Mack Brunswick* gestellte Diagnose einer Paranoia heute wieder mit
einem Fragezeichen versehen; das jetzt im G. Fischer Verlag erschienene Buch über den
„Wolfsmann" wird demnächst in unserer Zeitschrift besprochen. (Anmerkung der Redaktion).

gehoben. *Stengel* betont, daß solche Schizophrenien fast niemals mit einem deutlichen Persönlichkeitszerfall einhergehen, d. h. in einen Defektzustand einmünden (18). Die Annahme, daß sich der Zwang bei schizophrenen Psychosen in dieser Hinsicht günstig auswirkt und eine Art Schutzfunktion gegen den Persönlichkeitszerfall ausübt, ist jüngst von *Eggers* bei der Beobachtung jugendlich erkrankender Schizophrenien wieder bekräftigt worden (6, 7).

Zu 3: Welche therapeutischen Konsequenzen ergeben sich für den Fall, daß wir es mit einem psychotischen Zwangssyndrom zu tun haben?

Für die Schizophrenie steht die medikamentöse, neuroleptische Behandlung im Vordergrund, verbunden mit den modernen sozio-therapeutischen Maßnahmen. Die Effektivität psychoanalytischer Verfahren bei Schizophrenen ist gegenwärtig wohl erneut ganz kontrovers. Die vor einem Jahrzehnt auch in Europa sehr starke Aktivität im Hinblick auf Psychosen—Psychotherapie ist heute deutlich zurückgegangen. Bei der Behandlung depressiver Zwangssyndrome ist die Situation noch eindeutiger. Es ist nicht zweifelhaft, daß hier die antidepressive, thymoleptische Behandlung das Mittel der Wahl ist, wodurch also die Zwangssymptomatik nicht direkt, sondern mittels der Behandlung der Grundstörung, d. h. der Depression, beeinflußt wird und sich oft erst einige Zeit nach Abklingen der depressiven Phase allmählich zurückbildet. Zuweilen kann man unter der Behandlung beobachten, wie sich aus einem depressiven Wahn, beispielsweise durch Nachlässigkeit den Tod des eigenen Kindes verschuldet zu haben, zunächst ein quälendes, als widerspruchsvoll oder unsinnig erlebtes Grübeln über den unabänderlichen Ablauf der Krankheit des Kindes entwickelt, bis schrittweise ein schmerzliches Akzeptieren und endlich wieder ein geduldiges Hinnehmen dieses vielleicht Jahre zurückliegenden Ereignisses eintritt. Unter psychotherapeutischen Gesichtspunkten ist es besonders interessant zu sehen, wie gegen Ende einer anankastischen Depression die Anankasmen, welche in der depressiven Charakterenthüllung manifest wurden, ihren Leidensdruck verlieren und damit wieder zum Merkmal der Persönlichkeit werden. Der bis zur Erschöpfung exerzierte Ordnungs- und Reinlichkeitszwang schwindet, die Sorge, anderen Böses angetan zu haben oder anzutun, tritt zurück, um einer peniblen Ordentlichkeit und einer kontaktfreudigen, aber auch zur Verausgabung tendierenden sozialen Einstellung zu weichen.

Es ist hier schließlich die Frage zu stellen, worin der gemeinsame Anteil der Persönlichkeitsstruktur von endogen Depressiven und Zwangsneurotikern zu suchen ist. Gemeinsam ist ihnen die Abwehr von Aggression und Haß wie von Unordnung und Schmutz, wobei der Depressive aber in gesunden Tagen zu einem lebhaften, manchmal fast fröhlichen Verfügen über seine Strebsamkeit, Rechtschaffenheit und Hilfsbereitschaft befähigt ist, während der reine Zwangsneurotiker rationaler, ohne echte gemüthafte Verbundenheit mit anderen Menschen erscheint. Er ist der Welt der Dinge und den ethischen Normen in weit stärkerem Maße ausgeliefert. In diesem Zusammenhang ist daran zu erinnern, daß *Bräutigam* seit längerer Zeit psychotherapeutische Behandlungen Depressiver im freien Intervall durchführt, wobei er sich vor allem darum bemüht, ihre Sensibilität für Trennungen anzugehen, die Fähigkeit zum Alleinsein zu stärken und ihr ständiges Bemühen um Wiedergutmachung zu bearbeiten.

Im Alter, im Zusammenwirken von biologischer Alterung und den psychologischen Gegebenheiten von Altern und Alter kann es zu Persönlichkeitsveränderungen kommen, die zwanghafte Züge haben, während — abgesehen von einzelnen phobischen Reaktionen — zwangsneurotische Symptome kaum mehr manifest werden. Die schon seit der ersten Lebenshälfte bestehenden Zwangsneurosen erfahren, vor allem nach den Untersuchungen von *Chr. Müller*, häufig im Alter eine Abschwächung. Ausnahmsweise können auch bei einem diffusen hirnorganischen Prozeß Zwangssymptome auftreten, wobei dann die Beziehungen zur praemorbiden Persönlichkeit nach den wenigen in dieser Hinsicht genauer beschriebenen Fällen nur locker zu sein scheinen (1).

So ergibt sich im ganzen, daß das Zwangssyndrom als solches *nosologisch unspezifisch und ubiquitär anzutreffen* ist. Wo wir es beobachten, beginnen daher erst unsere differentialdiagnostischen Überlegungen. Nicht vorher, nicht ohne nosologische Abklärung können wir therapeutische Pläne machen und prognostisch zu gewissen Aussagen gelangen. Einer von der Prognose geleiteten Ausbildungs- und Berufsberatung kommt bei jungen schizophrenen Patienten große Bedeutung zu, die Behandlung von Zwangsneurosen und Zwangsdepressionen hat bei dem heutigen Stand unseres Wissens fast alternativen Charakter. Beides unterstreicht nochmals die Wichtigkeit der richtigen diagnostischen Zuordnung eines Zwangssyndroms.

Es wird die Differentialdiagnose zwischen Zwangssyndrom bei Neurosen und bei der endogenen Depression bzw. Schizophrenie erörtert. Die besonders schweren chronischen Zwangsneurosen, die man auch Zwangskrankheiten nennt, können wegen der Schwere und Absonderlichkeit ihrer Störung leicht als schizophrene Psychosen verkannt werden. Auf die Charakterenthüllung, bei der während einer depressiven Phase aus einer zwangsneurotischen Persönlichkeitsstruktur manifeste Zwangssymptome hervorgehen können, wird besonders verwiesen; ebenso auf die verwandten Wesensmerkmale von zwangsneurotischen und an endogenen Depressionen erkrankenden Menschen. Die Abgrenzung der Zwangssyndrome vor und bei endogenen Psychosen ist von großer therapeutischer Bedeutung.

Schrifttum

Allert, M. L. und *Meyer, J. E.*: Anankastisches Syndrom als Encephalitis-Folge. Nervenarzt 29, 116–120 (1958). — *Berner, P.*: Das paranoische Syndrom. Springer-Verlag, Berlin–Heidelberg–New York 1965. — *Bräutigam, W.*: Psychotherapie der Depressiven. In: Hippius, H. u. H. Selbach (Ed.): das depressive Syndrom. Urban u. Schwarzenberg, München–Berlin–Wien 1969. — *Brunswick, R. M.*: Nachtrag zu Freud's „Geschichte einer infantilen Neurose". Internat. J. Psychoanal. 9, 439 (1928). — *Delkeskamp, H.*: Langstrecken-Katamnesen von Zwangsneurosen. Acta psychiatr. Scand. 41, 564–581 (1965). — *Eggers, Chr.*: Zwangszustände und Schizophrenie. Fortschr. Neur. Psychiatr. 36, 576–589 (1968). — *Eggers, Chr.*: Zwang und jugendliche Psychosen. Praxis Kinderpsychol. 18, 202–208 (1969). — *Freud, S.*: Aus der Geschichte einer infantilen Neurose. Bd. XII. Imago Publ., London 1947. — *Gross, H., Huber, G.* u. *Schüttler, R.*: Verlaufs- und sozialpsychiatrische Erhebungen. Nervenarzt 42, 292–299 (1971). — *Ingram, I. M.*: Obsessional illness in mental hospital patients. Ment. Sci. 107, 382–402 (1961). — *Lauter, H.*: Die anankastische Depression. Arch. f. Psychiatr. 203, 433–451 (1962). — *Meyer, J. E.*: Studien zur Depersonalisation II. Depersonalisation und Zwang als polare Störungen der Ich-Außenwelt-Beziehung. Psychiatria et Neurologia 133, 63–79 (1957). — *Meyer, J. E.*: Die Entfremdungserlebnisse. Georg Thieme Verlag, Stuttgart 1959. — *Müller, Chr.*: Der Übergang von Zwangsneurose in Schizophrenie im Lichte der Katamnese. Schweiz. Arch.

Neuro. Psychiatr. *72*, 218–225 (1953). – *Rosen, I.:* The clinical significance ob obsessions in schizophrenia. Ment. Sci. *103*, 773–785 (1957). – *Rümke, H. C.:* Clinique et psychopathologie des phémènes compulsifs. Fol. psychiatr. néerl. *55*, 203–232 (1952). – *Schneider, K.:* Klinische Psychopathologie, 3. Aufl. Georg Thieme Verlag, Stuttgart 1950. – *Skoog, G.:* The anancastic syndrome. Acta psychiatr. Scand. Suppl. 134. Elanders, Göteborg 1959. – *Stengel, E.:* A study on some clinical aspects of the relationship between obsessional neurosis and psychotic reaction types. Ment. Sci. *91*, 166–187 (1945). – *Stengel, E.:* Neurosenprobleme vom anglo-amerikanischen Gesichtspunkt. In: Psychiatrie der Gegenwart 1. Aufl. Bd. II. Springer-Verlag, Berlin–Göttingen–Heidelberg 1960. – *Störring, E.:* Zur Psychopathologie und Klinik der Angstzustände. Krager, Berlin 1934. – *Tellenbach, H.:* Melancholie. Springer-Verlag, Berlin–Göttingen–Heidelberg 1961.

Aus der Klinik und Poliklinik für Psychotherapie an der Johannes Gutenberg Universität Mainz
(Direktor: Professor Dr. D. Langen)

Verlauf und Prognose von Zwangssyndromen

Von *D. Langen* und *R. Thümler*

Auf wohl kaum einem anderen Gebiet der Psychiatrie bzw. der Psychotherapie kann man schon von der Benennung her eine so starke Polarisierung bemerken wie in dem Bereich von Patienten, bei denen Zwangsphänomene eine Rolle spielen. Auf der einen Seite stehen die Autoren, die alle derartigen Zustände als „Zwangsneurosen" bezeichnen. Zu ihnen zählen die meisten Kollegen, die einer der tiefenpsychologischen Schulen angehören. Auf der anderen Seite findet man vorwiegend klinisch tätige Psychiater, die nun wieder dazu neigen, die meisten Zwangsphänomene als „Zwangskrankheit" zu bezeichnen. Dabei läßt sich unserer Meinung nach gerade an einem Phänomen wie dem „Zwang" die Richtigkeit einer am Syndrom orientierten, und damit vorwiegend beschreibenden Diagnostik rechtfertigen, wie sie, als Reaktion auf die Ordnung von *E. Kraepelin* in der Psychiatrie, *A. Roche* zu Beginn unseres Jahrhunderts enthusiastisch verfocht und in der Neurologie der russische Neurologe *M. Kroll.* In dem Bereich des Zwanges war es vor allem *H. C. Rümke,* der bei der Diagnostik seelischer Störungen von „Zwangssyndromen" sprach. Von seiner Orientierung ausgehend soll hier der Verlauf und damit die Prognose beleuchtet werden:

Ganz allgemein sprechen wir von einem Zwang, wenn sich der Betroffene von einem „Bewußtseinsinhalt" nicht lösen kann, „obwohl er ihn gleichzeitig inhaltlich unsinnig oder wenigstens als ohne Grund beherrschend und beharrend beurteilt" *(Weltbrecht).* Den meisten Zwangserscheinungen haftet dabei etwas eigenartig Automatisches und Persönlichkeitsfremdes an, das manchmal hirnorganisch anmutet. Es muß hier oft eine „angeborene Strukturanomalie" *(Weitbrecht)* bzw. eine „Störung des Assoziationsapparates" *(E. Kretschmer)* angenommen werden. Somit ist der Zwang letztlich etwas Leibliches, das stark mit der Anlage verbunden ist, weshalb wir gerne die Bezeichnung von „zwanghaft geartet" gebrauchen.

Selbst im Normbereich gibt es derartige Zwangsphänomene, z. B. wenn man bei Ermüdung nicht von einer Melodie, einem Rhythmus oder einer Wortfolge loskommt. Auch für die psychotherapeutische Arbeit mit dem autogenen Training ist es wichtig, das Ausmaß einer zwanghaften Anlage zu kennen. Gerade diese Menschen neigen nämlich nicht selten zu einer „Parzellierungstendenz", d. h. sie können schlecht generalisierte Schwerempfindungen erleben. Ferner erreichen sie nie so tiefe hypnoide Zustände wie z. B. hysterisch Strukturierte.

Aus diesen und manchen anderen Beispielen ließe sich nachweisen, daß zwanghaft Geartetes „bis weit in das Leibliche hineinreicht und manche psychologischen Aspekte erst sekundär sind. Hier aber interessieren nur die Zwangsphänomene, die schließlich Patienten in die ärztliche Sprechstunde führen.

Ganz allgemein sprechen wir von einem „Zwangssyndrom", wenn sich Zwangsphänomen in irgendeiner Form als Leitsymptom einer Störung nachweisen lassen.

Dabei können sechs verschiedene Typen derartiger Zwangssyndrome voneinander unterschieden werden, wobei der Begriff „Typus" den Übergang von einem zum anderen beinhaltet, bzw. besagt, daß es sich um unterschiedliche Zustände ohne scharfe Grenzen handelt. Von diesen sechs Typen aus, sollen nun Verlauf und Prognose von Zwangssyndromen beleuchtet werden.

1. Zwanghafte Reaktionsweisen: Hierbei handelt es sich um Menschen, die nach der Nomenklatur von *H. Binder* als „dyskordant Normale" zu bezeichnen sind. Sie fallen auf durch eine übertriebene Gewissenhaftigkeit und Genauigkeit, Pünktlichkeit und Korrektheit. Es sind aber eigentlich keine „seelischen Störungen" im engeren Sinne. Derartige Menschen kommen nur zu einer psychischen Dekompensation, wenn sie auf der Ebene der erhöhten Vulnerabilität objektiv überfordert werden oder sich selber überfordern. Gelegentlich können dann aber auch Konflikte in derartigen beruflichen Situationen den Anfang für eine neurotische Entwicklung im engeren Sinne darstellen, so daß es nun zu echten Zwangsneurosen kommt. Häufiger allerdings ist die Kombination von derartigen zwanghaften Reaktionsweisen mit psychasthenischen Komponenten in der Persönlichkeit oder auch mit einer Verringerung der intelektuellen Leistungsfähigkeit. Da es sich bei diesen Erscheinungen oft gar nicht um echte Störungen von Krankheitswert handelt, genügen in der Regel psychohygienische Maßnahmen, die aber in allen schweren Fällen u. U. auch mit Ratschlägen zur Veränderung des Arbeitsplatzwechsels liegen können.

2. Psychasthenische Zwangssyndrome: Sie sind als Störungen weit verbreitet und stellen wohl die häufigste Form von behandlungsbedürftigen Zwangssyndromen dar. Neben den Zwangserscheinungen lassen sich erhebliche asthenische Verhaltensweisen nachweisen. Diese zeigen sich dann unter anderem darin, daß das soziale Niveau der Patienten gemessen an den anderen Familienmitgliedern niedriger ist. Ebenso werden evtl. Komplexe und Konflikte häufiger mehr durch die asthenische Komponente bedingt als durch die Zwangsphänomene selbst. Entfremdungserlebnisse oder „Déjà-vu-Erlebnisse" sind ebenso wie ängstliche und skrupulöse Verhaltensweisen bei dieser Gruppe von Patienten besonders ausgeprägt, so daß enge Beziehungen bestehen zu den „charactère scroupouleux inquiet" der Franzosen, bzw. zum „sensitiven Charakter" nach *E. Kretschmer.*

Ebenso wie die Symptomatik hängt auch der Verlauf und damit die Prognose wesentlich mehr von der asthenischen als von der anankastischen Komponente der Persönlichkeit ab.

Selbstverständlich hat das auch therapeutische Konsequenzen: ausgesprochen analytische Behandlungen sind eher zu meiden, da sonst aus den aktiven Resten der Persönlichkeit des Patienten zuviel in die Analyse einfließt. Das muß auch im Falle einer klinischen Behandlung beachtet werden, da sonst die Gefahr besteht, daß sie zu lange währt und so Schwierigkeiten entstehen, den Patienten wieder in die Realität des Lebens hinauszuführen. Kurze biographische Charakteranalysen sowie eine sorgfältige Abstimmung des Lebensraums an die vorhandene Leistungsfähigkeit und eine ermutigende Aktivierung dagegen sollten die zentralen Gesichtspunkte jeder Art von Therapie bei dieser Gruppe von Zwangssyndromen sein. Das gilt in besonderem Maße, wenn ängstliche Befürchtungen dazukommen, so daß Verbindungen entstehen zu den psychasthenisch-phobischen Syndromen.

3. Zwangssyndrome in einer biologischen Krise: Sie stellen eine zahlmäßig wichtige Gruppe von Patienten dar. Unter einer biologischen Krise verstehen wir dabei alle Formen von Umbruchsituationen als deren wichtigste die Pubertät genannt werden muß aber ebenso auch das Klimakterium vor allem bei Frauen. Ferner müssen dazu gerechnet werden das Wochenbett und die Rekonvaleszenz nach schweren körperlichen Krankheiten.

Analysiert man die Fälle genauer nicht nur in bezug auf die Symptomatologie sondern auch hinsichtlich der Lebenssituation, so stößt man doch immer wieder auf das, wie mir scheint, gemeinsame Kennzeichen, daß hier Zwangssymptome und diejenigen einer biologischen Krise zusammenfallen. Aus diesem Grunde habe ich es auch vorgezogen, diese Erscheinungen zu bezeichnen als „Zwangssyndrome in einer biologischen Krise". Die Umbruchsperioden sind nämlich offenbar der wichtigere pathogenetische Anteil, so daß das von *Rümke* hervorgehobene „Kommen und Gehen" der Symptomatologie wohl mit derartigen biologischen Krisen zusammenhängt.

Derartige Erscheinungen kann man während der Zeit der Pubertätsentwicklung, bis weit in das Normale beobachten, da es ja sehr viele Menschen gibt, die speziell im ersten Stadium der Pubertät, dem der zunehmenden psychophysischen Dysharmonisierung, an solchen eingestreuten Zwangserscheinungen leiden. Das gilt ferner für eine nicht geringe Zahl von psychosomatisch Kranken im engeren Sinne, bei denen man ebenfalls gerade während der Pubertätsentwicklung Zwangsphänomene beobachten kann. Diese klingen zwar dann meist wieder ab.

Für den Verlauf und damit auch gleichzeitig für die Prognose ist die Kenntnis dieser Gruppe von Patienten wichtig, da nach der Umbruchsperiode auch die Zwangserscheinungen wieder nachlassen, wenn nicht sogar verschwinden.

Ebenso gilt für die Therapie, daß man sich hier vorwiegend um die Überwindung der biologischen Krisensituation einsetzen muß, während man auf die Zwangserscheinungen selber gar nicht so stark einzugehen braucht.

4. Zwangssyndrome bei neurotischer Entwicklung oder Zwangsneurosen im engeren Sinne: Hier soll zunächst einmal *Rümke* zitiert werden: „Eine echte Zwangsneurose findet man nur selten. Das will sagen: Eine Zwangsneurose, die den Kriterien entspricht, die für eine Neurose im engeren Sinne gelten, wie gestörte Triebentwicklung, die sich in einer Fixation an das analerotisch-sadistische Stadium äußert, und in Störungen der Ich-Entwicklung. Deutliche Anzeichen dafür, daß die Zwangserscheinungen als Ausdruck verdrängter Triebregungen in verhüllter oder symbolischer Form oder auch als Abwehrerscheinungen zu betrachten sind. Bei diesen Kranken ist ja die Abwehr erheblich größer als bei den Psychasthenikern. Die erwähnten psychasthenischen Züge können ganz fehlen. Die Persönlichkeit ist von härterer Konsistenz. Der Charakter ist vorwiegend analerotisch-sadistisch geformt. Die geistige Beweglichkeit ist stärker eingeschränkt. Doch leben diese im engeren Sinne neurotischen Patienten in der Hauptsache in der gleichen Welt wie der normale Mensch" (*Rümke*).

Zum Unterschied zu den psychasthenischen Zwangssyndromen fehlt hier die psychasthenische Komponente der Persönlichkeit fast ganz, dagegen ist das Abwehrzeremoniell gegen die Zwangsphänomene stark entwickelt und geht manchmal bis ins Bizarre hinein. Auch das Asthenisch-skrupulöse fehlt bei dem Typ von Patienten ebenso wie die sensitiven Züge. Vorherrschend ist dagegen der „zwangsneurotische Charakter" nach *Freud*, d. h. die starre, geistig wenig bewegliche Persönlichkeit, die aber doch eine gewisse Aktivität zeigt und somit in ihrer biographischen Entwicklung als ausgesprochen tüchtige Menschen in Erscheinung treten. Es fehlt diesen Menschen aber häufig die Warmherzigkeit im Umgang mit anderen, weil die Neigung zur Introversion vorherrscht. Fühlt man bei diesen Patienten eine biographische Längsschnittuntersuchung durch, so läßt sich in der Regel ein relativ deutlich markierter Zeitpunkt eruieren, an dem die Zwangssymptomatik als Abwehrzeremoniell meist gegen schuldhafte erlebte Ereignisse in Erscheinung tritt. Dieses Abwehrzeremoniell kann manchmal so stark sein, daß es bizarr wird. Ferner sind die durch die Umwelt bedingten Einflüsse von Kindheit an stärker nachweisbar, ebenso wie die „Schicksalssituation" hier gravierender ist als bei den früher beschriebenen Zwangssyndromen. In der Symptomatologie herrscht ferner die Aktivität insofern vor, als man häufig Patienten mit Zwangserscheinungen vorfindet, bei denen motorische Faktoren eine Rolle spielen, wie z. B. ein Waschzwang. Das ist wohl dadurch bedingt, daß gegenüber den bisher beschriebenen Zwangssyndromen schon die Grundstruktur der Persönlichkeit anders geartet ist. Sie ist aktiv im Gegensatz z. B. zu den Menschen mit psychasthenischen Zwangssyndromen. Gerade durch diese seelisch aktive Komponente der Persönlichkeit ist das Abwehrzeremoniell gegen das zwanghafte stark entwickelt.

Der Verlauf derartiger Zwangssyndrome im engeren Sinne ist im Vergleich zu den anderen Typen günstiger, vor allem dann, wenn die Möglichkeit zur Therapie besteht, da diese gerade an dem aktiven Anteil der Persönlichkeit besser ansetzen kann. Bei der Behandlung liegt der Schwerpunkt auf analytisch-orientierten Therapieformen, wogegen die autohypnoiden Verfahren eine sekundäre Rolle spielen.

5. Bei den anankastischen Persönlichkeitsstörungen hängen Verlauf und Prognose ganz entscheidend von dem Ausmaß der durch die Anlage verursachten anankastischen Komponente ab. Je stärker diese ausgeprägt ist, desto mehr beeinflußt die entsprechende Persönlichkeitsstörung den Lebenslauf der Patienten. Es fehlt diesen Störungen aber meist die Progredienz. Diese wird nur vorgetäuscht durch gewisse Schwankungen, die mit der Lebensentwicklung zusammenhängen, wobei auch hier wieder die biologischen Belastungssituationen mit hineinspielen.

Die Menschen mit anankastischen Persönlichkeitsstörungen als Dauerverfassung lassen sich daran erkennen, daß sie sehr gewissenhaft, pedantisch, innerlich unsicher und ängstlich sind. Ihrer Umgebung gegenüber sind sie oft streng, hart, lieblos und neigen dazu, sich selbst zu quälen und die Umgebung zu tyrannisieren. Dysphorische Verstimmung und leichte Irritierbarkeit sind bei ihnen häufig. Die oft zu hörende Charakterisierung als „emotionelle Analphabeten" trifft wohl gerade für diese Gruppe von Patienten zu. Zwangsphänomene sind da und dort in den Lebensgang eingestreut, beherrschen aber nicht immer die Szene ganz.

Dafür aber findet man in der Familie vermehrt Persönlichkeitsstörungen ähnlicher Art.

Sollten derartige Menschen eine Behandlung aufsuchen, was aber eher selten als häufig ist, so sind betont analysierende Behandlung eher kontraindiziert. Vielmehr bieten sich hier psychagogische Maßnahmen an, verbunden mit aktiv-autohynoiden Methoden. Trotzdem ist der Behandlungserfolg begreiflicherweise oft nicht überzeugend, zumal das Weltbild derartiger Menschen eher verschoben und ihnen die Abnormität oft gar nicht bewußt ist. Das wird vor allem deutlich, wenn Angehörige unter der Abnormität eines Menschen mit anankastischen Persönlichkeitsstörungen leiden. Hierfür besitzen wir einige recht prägnante Beispiele.

6. *Die malignen Zwangssyndrome:* Sie haben die ernsteste prognostische Beurteilung innerhalb dieser gesamten Gruppe von Patienten mit Zwangsphänomenen. Gerade dieser Patienten wegen mit malignen Zwangssyndromen erscheint uns die differenzierte diagnostische Aufschlüsselung so besonders wichtig. (Die englische Bezeichnung „obsessional illness" dürfte wohl für diese Patientengruppe am ehesten zutreffen.)

Patienten mit derartigen malignen Zwangssyndromen sind gar nicht so selten, wie vermutet wird. Seit dem über 5jährigen Bestehen unserer Klinik für Psychotherapie in Mainz haben wir jedenfalls eine ganze Zahl derartiger Patienten klinisch beobachten und behandeln können. Fast übereinstimmend mußten wir dabei feststellen, daß diese Patienten in der Regel schon eine längere Zeit verschiedene Therapieformen durchgemacht haben, wobei begreiflicherweise auch sehr differenzierte und aufwendige psychotherapeutische Bemühungen angewandt wurden. So gut wie übereinstimmend mußten wir dabei feststellen, daß alle betont tiefenpsychologisch fundierten Behandlungsmaßnahmen, die bei dieser Patientengruppe angewandt wurden, wenig oder gar keinen Erfolg hatten.

Auch aus diesem Grunde ist es uns ein zentrales Anliegen, diese Patientengruppe diagnostisch möglichst klar zu erfassen und sie von den übrigen Typen von Patienten mit Zwangssyndromen zu differenzieren, was wir z. Z. durch eine bessere *Querschnittsdiagnostik* versuchen. Auch andere Autoren haben sich darum bemüht, wie z. B. *v. Gebsattel, Göppert, Petrilowitsch, Skoog* und auch hier wieder *Rümke:*

a) Gerade bei dieser Gruppe von Patienten wird ein Phänomen deutlich, das sonst bei den anderen Patienten in dem Maße sich oft nicht finden läßt und zwar die Beziehung von Zwang und Wahn. Wahn- und Zwangskranke leben in einer Welt ohne „Harmlosigkeit"; überall werden Bedeutungen und Ereignisse gesehen, die ihnen nicht zukommen. Der Zwangskranke aber weiß um das Unsinnige der ihm auffallenden Bedeutungen, dem Wahnkranken aber ist die Bedeutsamkeit der Erscheinungen eins mit ihrer Wirklichkeit.

Dem Zwangskranken schimmert die ursprüngliche Wirklichkeit, wenn auch unerreichbar durch den „Hexenwahn magischer Bedeutungen" hindurch (*v. Gebsattel,* zit. nach *Rümke*).

Trotz der Ähnlichkeit aber sind Wahn und Zwang voneinander auch gleichzeitig wieder weit unterschieden. Die Wahnthematik ist im allgemeinen umfangreicher und großartig angelegt, die Zwangsthematik dagegen einförmiger und enger. In ihr kommen nur die negativen Seiten des menschlichen Lebens zum Vorschein, wobei alles schmutzig, gefährlich und drohend ist. Das Destruktive herrscht vor.

Bei den leichten Formen des malignen Zwangssyndroms finden wir Menschen, deren Einstellungen und Haltungen den Dingen des Lebens gegenüber von Zwangsphänomenen milde durchzogen sind. Für sich allein könnten derartige Menschen u. U. leidlich gut existieren, geraten aber gerade dann in Spannungen mit der Umwelt sowohl im Beruf als auch in der Familie, weil eben ihre Auffassung von den Dingen des Lebens anders ist, als bei den Mitmenschen, so daß gerade sie unter derartigen Kranken leiden, weil bei ihnen die Auffassungen von den Grundempfindungen dem Leben gegenüber nicht so stark abweichen.

So ist die Persönlichkeit meist starr, geistig und emotionell nicht beweglich. Der Gefühlskontakt zu den Mitmenschen ist eher gering. Introversion überwiegt gegenüber der Extraversion.

Bei den schweren Zustandsbildern beherrscht der Zwang den ganzen Menschen, auch wenn er ihm nicht nachgibt. Inhaltlich herrscht das Schmutzige, Verdorbene, mit den Exkrementen sich Beschäftigende vor. Das „Abwehrzeremoniell" gegen den Zwang nimmt exzessive Formen an und ist manchmal derartig barock, daß schon deswegen an eine Schizophrenie gedacht werden muß" wie *Rümke* schreibt, wobei er sonst auch dazu tendiert, derartige Zustandsbilder einer Sonderform der Schizophrenie zuzuordnen. Mit Recht spricht *Benedetti* von „intrapsychischen Halluzinationen". Für den Patienten mit einem malignen Zwangssyndrom ist die Welt stärker mit Angst erfüllt als bei anderen Menschen, so daß gerade auch bei dieser Gruppe immer wieder die Verbindung zwischen Angst und Zwang sichtbar wird. Weil die Zwangsphänomene so durchdringend sind und gleichzeitig die Angstspannung sehr hoch ist, kann oft das subjektive Leiden der Kranken besonders stark sein. Gerade wenn derartige Kranke eine Verbindung zur Umwelt haben, z. B. innerhalb einer Ehe, geht zwar die Verbindung zur gemeinsamen Welt nicht so stark verloren, wird aber gleichzeitig der Leidenszustand u. U. erhöht. Es entsteht dann ein dauernder Zwiespalt für die Kranken, unter dem sie stark leiden, auch wenn sie es nicht zeigen. Ja, sie können ihren Leidenszustand oft gar nicht ausdrücken, schon weil die Persönlichkeit so stark introvertiert, hart und selbstbezogen ist.

b) Beurteilt man bei einer derartigen Querschnittsdiagnostik auch das Familienbild, sieht man auf der einen Seite gehäuft Menschen mit leicht zyklothymen Stimmungsschwankungen, auf der anderen Seite Blutsverwandte in der Ascendenz, die im Vergleich zum Patienten mildere Zwangssymptome aufweisen, die vor allen Dingen später auftreten. Schon immer sprach man hier von einer „Anteposition" der Zwangsphänomene.

c) Das dritte Charakteristikum schließlich bei einer solchen Querschnittsdiagnostik entsteht bei der Beurteilung des Verlaufs: Die meisten früheren Autoren haben den gleichmäßig progredienten Verlauf beschrieben, während sich in unserem Krankengut eher der wellenförmige Verlauf nachweisen läßt. Beide Verlaufsformen haben häufig einen fast schicksalhaften Charakter trotz teilweise intensiver Bemühungen, so daß sich die Vorstellung der „Endogenität" aufdrängt.

Das ist wohl auch der Grund, weshalb manche deutschsprachigen Autoren, wie z. B. *Göppert* in Verbindung mit Zwangserscheinungen fast regelmäßig von „Zwangskrankheit" sprechen. Das erscheint uns bei dieser Gruppe von Patienten auch durchaus gerechtfertigt, nicht dagegen bei den anderen Typen.

Gerade in neuerer Zeit wird von einzelnen Autoren so z. B. von *J. E. Meyer*, die engere Verbindung von malignen Zwangssyndromen und der Zyklothymie hervorgehoben. Manche Falldarstellungen aus der erst kürzlich erschienenen Monographie von *H. Quint* scheinen mir auch für einen derartigen wellenförmigen Verlauf zu sprechen. Das gilt nach meinen ganz persönlichen Auffassungen, auch für den ersten Fall, den *Quint* so ausführlich in seiner Monographie beschrieben hat.

Verlauf und Prognose dieses wohl ungünstigsten Krankheitsbildes, das wir z. Z. in der Psychotherapie und Psychiatrie kennen, ist wohl indirekt schon so deutlich geworden, daß hierüber nicht mehr viel gesagt zu werden braucht.

Wenn in diesen Ausführungen auch nichts über Behandlung gesagt wird, so sollen aber doch gerade bei diesen Zustandsbildern einige Gedanken zur Therapie hervorgehoben werden: Bei sehr vielen Patienten mit malignen Zwangssyndromen sind vordergründig psychotherapeutische Maßnahmen unserer Meinung nach eher kontraindiziert. Wir haben in unserem Krankengut einige Beispiele, bei denen sich nachweisen läßt, wie im Verlauf längerer analytischer oder tiefenpsychologisch fundierter Behandlungen das Zwangsgeschehen sich in Richtung eines „Analysezwangs" verschiebt. Das gleiche gilt für die aktiv-autohypnoiden Methoden, voran dem autogenen Training. Abgesehen davon, daß Patienten es u. U. gar nicht lernen, so neigen einzelne dazu, auch dieses Verfahren im Sinne eines Zwangsrituals so stark auszubauen, daß es eher kontraindiziert ist.

Dafür aber hat sich bei uns eine auf den Einzelfall abgestimmte Kombination einer thymoleptisch-neuroleptischen Medikation als günstig erwiesen. Psychotherapeutische Maßnahmen haben dagegen häufig nur einen begleitenden Stellenwert, wobei neben allgemein gehaltenen psychagogischen Mitteln eine ausschließlich am Symptom ansetzende „Behandlung zur Verhaltensänderung" (sog. Verhaltenstherapie) am erfolgversprechendsten zu sein scheint. Manche Patienten mit malignen Zwangssyndromen sind eigenartigerweise verstärkt beeinflußbar. Bei diesen benutzen wir die gesteigerte Suggestibilität, um über eine Narkohypnose, die in Verbindung mit einer initialen möglichst tief geführten neuroleptischen Sedierung begonnen und dann in einer Variation eines autogenen Trainings fortgeführt wird.

Zusammenfassung: Anhand von 6 Typen werden Verlauf und Prognose von Zwangssyndromen beleuchtet:

1. Die zwanghaften Reaktionen sind die prognostisch günstigsten Formen, in denen Zwänge bis weit ins Normale in Erscheinung treten können.

2. Bei den psychasthenischen Zwangssyndromen ist das Ausmaß der psychasthenischen Komponente für die Prognose oft entscheidender als die eigentliche Zwangssymptomatik, die ebenfalls durch die asthenische Komponente der Persönlichkeit gefärbt wird.

3. Bei den Zwangssyndromen in biologischen Krisen, wie wir die Kombination von Zwangserscheinungen und Pubertät, Wochenbett, Klimakterium oder Rekonvaleszenz gerne nennen, steht das Ausmaß der biologischen Krise soweit im Vordergrund, daß es für die Beurteilung von Verlauf und Prognose wichtiger ist als die Zwangssymptomatik selbst.

4. Das ist dagegen bei den Zwangssyndromen bei neurotischen Entwicklungen oder den Zwangsneurosen im engeren Sinne anders. Hier werden Verlauf und Prognose entscheidend bestimmt durch psychoreaktive Faktoren. Damit sind diese Typen von Zwangssyndromen auch tiefenpsychologisch fundierten oder analytischen Behandlungen zugänglich.

5. Wieder ganz anders ist die prognostische Beurteilung bei den anankastischen Persönlichkeitsstörungen, sie hängt ganz wesentlich von dem Ausmaß der Zwangskomponente ab.

6. Die ernsteste prognostische Beurteilung aber müssen die klinisch relativ häufigen Formen von malignen Zwangssyndromen erfahren, die manche Autoren auch mit Recht als „Zwangskrankheit" bezeichnen. Die wesentlichen Komponenten einer Querschnittsdiagnostik werden hier geschildert.

Schrifttum

Benedetti, D.: Zwangserscheinungen bei neurotischen Entwicklungen — Dynamik und Struktur der Zwangsphänomene. Prax. Psychother. 17, I, 192 (1972). — *Binder, H.:* die psychopathischen Dauerzustände und die abnormen seelischen Reaktionen und Entwicklungen. In: Psychiatrie Gegenwart; Bd. II, Springer-Verlag, Berlin 1960. — *Gebsattel, V. v.:* Die anankastischen Fehlhaltungen. In: Handbuch der Neurosenlehre und Psychotherapie, Bd. II, Urban & Schwarzenberg, Verlag, München 1959. — *Hoche, O.:* Die leichteren Formen des periodischen Irreseins. Marhold, Halle 1897. — *Kraeplin, E.:* Psychiatrie; 9. Aufl., J. A. Barth, Leipzig 1926. — *Kroll, O.:* Die neuropathologischen Syndrome; zugleich Differentialdiagnostik der Nervenkrankheiten. J. Springer, Berlin 1929. — *Quint, H.:* Über die Zwangsneurose. van den Hoeck und Ruprecht, Göttingen 1971. — *Langen, D.:* Psychotherapie; 2. Aufl. Georg Thieme, Stuttgart 1971. — *Petrilowitsch, N.:* Abnorme Persönlichkeiten; 2. Aufl. S. Karger, Basel 1960. — *Rühmke, H. C.:* Eine blühende Psychiatrie in Gefahr. Springer-Verlag, Berlin 1967.

Aus dem Psychologischen Institut der Universität München, Abteilung für Klinische Psychologie

Genese und Therapie von „Zwangsverhalten" in der Sicht der experimentellen Lernpsychologie

Von *N. Birbaumer*

A. *Lerntheoretische Überlegungen zur Entstehung und Aufrechterhaltung „zwanghaften" Verhaltens*

Das Wort „Zwang" oder „zwanghaft" soll im Folgenden stets zwischen Anführungszeichen gesetzt werden. Mit dieser Charakterisierung wird verschiedenen Verhaltensweisen eine Eigenheit zugeschrieben, deren operationale Definition und empirische Validierung noch aussteht. Wir werden die Bezeichnung aber aus Verständigungsgründen beibehalten und versuchen, sie durch Hypothesen, Experimente und theoretische Überlegungen mit konkretem Inhalt zu füllen.

Wir wollen vorerst die Frage nach der Entstehung „zwanghaften" Verhaltens als Arbeitshypothese formulieren: ein großer Teil des als „zwanghaft" bezeichneten stereotypen Verhaltens wird durch wiederholtes Vermeiden einer aversiven Situation oder Vorstellung gelernt. Die Vermeidungsreaktion besteht nicht immer aus motorischen Reaktionen, sondern kann auch im kognitiven Bereich in Form von Vorstellungen ablaufen. Im ersten Fall sprechen wir in unserem Zusammenhang von „Zwangshandlungen", im zweiten von „Zwangsgedanken" oder „Zwangsvorstellungen". Über die Korrelation zwischen beiden Bereichen herrscht bisher keine Übereinstimmung.

Das Ausbilden von Vermeidungsreaktionen spielt im Verhaltensrepertoir jedes Menschen eine dominante Rolle. Ob ein Vermeidungsverhalten als „zwanghaft" oder „phobisch" bezeichnet wird, hängt von einer Reihe kultureller und sozialpsychologischer Faktoren ab, die wir hier nicht untersuchen können. Lernpsychologisch unterscheidet sich die Entstehung einer als „normal" bezeichneten Vermeidungsreaktion nicht von einem als „unangepaßt" und „unerwünscht" klassifizierten Vermeidungsverhalten. Wir wollen uns daher im Folgenden allgemein mit Vermeidungslernen beschäftigen, immer aber im Kontext sogenannt pathologischen Verhaltens bleiben.

Zwei Möglichkeiten bestehen für ein Lebewesen, aversive Reize zu vermeiden. Es kann ein unangenehmer Reiz unmittelbar auf ein Verhalten folgen oder gleichzeitig mit anderen, ursprünglich neutralen Reizen dargeboten werden. Nach einmaliger oder häufiger Paarung dieser Sequenz wird die Versuchsperson solche Situationen in Zukunft vermeiden oder das bestrafte Verhalten unterlassen. Wir nennen dieses Paradigma passives Vermeiden: der Person wird in der passiven Vermeidungssituation gleichsam die Warnung gegeben „tu das nicht, sonst . . .". Eine Reihe von Experimenten und kontrollierte Studien sprechen dafür, daß die meisten, der als „phobisch" bezeichneten Störungen über passives Vermeiden gelernt werden. Der Agoraphobiker unterläßt sozialen Kontakt, weil er in diesen Situationen starke Unannehmlichkeiten erwartet. Es genügen häufig einige folgenlose Konfrontationen unter bestimmten Bedingungen mit dem aversiven Reiz, um diese Verbindung zu löschen.

Anders beim sogenannten „aktiven Vermeiden". Das Individuum lernt dabei, *aktiv* eine bestimmte Reaktion, um eine aversive Situation zu vermeiden. Es erhält gleichsam die Aufforderung, „tu das, sonst ...". Wir nehmen nun an, daß „Zwangsverhalten" auf diesem Wege gelernt werden kann. Die Person mit Waschzwängen führt nach jeder Kontamination ihr Ritual aktiv aus, um die antizipierte Infektion zu vermeiden. Sie wird für diese Handlung stets negativ verstärkt, da die erwartete aversive Situation wirklich ausbleibt. Dies führt zur Stabilisierung des Verhaltens. Die außerordentliche Therapieresistenz sogenannter „Zwangsneurotiker" ist wahrscheinlich auf diese Tatsache der kontinuierlichen negativen Verstärkung zurückzuführen: jede einzelne Vermeidung (zum Beispiel zwischen den einzelnen Therapiesitzungen) bringt den Lernprozeß wieder in Gang. Tabelle 1 faßt die potentiell möglichen Lernparadigmen abschließend zusammen.

	Darbietung	Beseitigung
positiver Verstärker (belohnender Reiz)	positive Verstärkung Zunahme von Reaktionen	Bestrafung Abnahme Extinktion
negativer Verstärker (aversiver Reiz)	Bestrafung Abnahme passives Vermeiden	negative Verstärkung Zunahme aktives Vermeiden

Tabelle 1

B. *Experimentelle Befunde*

Es besteht heute kein Zweifel mehr daran, daß aktives Vermeidungslernen zu sehr stabilen und auch komplexen Reaktionsketten führt. Eine Vielzahl von Tierexperimenten analysieren die einzelnen wirksamen Parameter in Vermeidungssituationen. Im Tierversuch konnten auch stereotyp wiederholte und unangepaßt wirkende Verhaltensweisen ausgelöst werden, die menschlichem Zwangsverhalten ähnlich waren (Maier, 1949). Analogschlüsse von der Tierstudie auf das menschliche Verhalten erlauben aber keine kausalen Aussagen über die determinierenden Variablen, obwohl natürlich eine Reihe wertvoller Hinweise für den Humanversuch resultieren können.

Erst wenn am Menschen die Entstehung und Beibehaltung von Vermeidungsreaktion, vor allem aber die Löschung, die Extinktion eines solchen Verhaltens unter kontrollierten Laboratoriumsbedingungen nachvollzogen werden kann, sind Aussagen über wirksame Prozesse möglich. Im Anschluß daran muß an klinischen Populationen im therapeutischen Experiment die Gültigkeit der im Laboratorium erarbeiteten Gesetzmäßigkeiten validiert werden. Erst danach können wir unsere Ausgangshypothesen als gestützt betrachten.

Nun existieren heute eine Reihe von mehr oder weniger kontrollierten verhaltenstherapeutischen Arbeiten über die Behandlung von „Zwängen", deren Erfolge für die hier geäußerten Annahmen sprechen (siehe Abschnitt D). Dagegen stehen aber eine verschwindend kleine Zahl von Laboratoriumsversuchen, wo die wirksamen Variablen isoliert und systematisch studiert werden können. Dies vor allem aufgrund methodischer Schwierigkeiten:

Vermeidungsverhalten läuft wie jedes andere menschliche Verhalten auf drei meßbaren Ebenen ab: auf der organisch-physiologischen (als Maße bieten sich periphere und zentrale Größen an; PGR, EKG, EMG versus EEG, evozierte Potentiale; biochemische Änderungen), auf der motorisch-verhaltensmäßigen Ebene und auf der subjektiv-verbalen Ebene. Die Kovariation und gegenseitige Beeinflussung dieser drei Verhaltensdimensionen repräsentieren das Gesamtverhalten eines Menschen. Erst nach genauem Studium der Interaktion der drei Ebenen sind Aussagen über die determinierenden Prozesse möglich.

Neben diesen methodischen Problemen verbietet es sich natürlich, an der menschlichen Versuchsperson Vermeidungsreaktionen experimentell auszubilden, die im täglichen Verhaltensrepertoir der Person eine Rolle spielen oder spielen könnten. Der experimentelle Aufbau einer phobischen Reaktion oder einer zwangsähnlichen Reaktion im Laboratorium ist nur dann durchführbar, wenn über die Methoden des Abbaues Klarheit bestehen. Da aber gerade bei Vermeidungsverhalten extreme Löschungsresistenz besteht, müssen artifizielle und einfache Reaktionen als Versuchsbedingungen eingeführt werden. Dies bietet zusätzlich den Vorteil, daß bei solchen elementaren Verhaltensweisen die Isolation von abhängigen und unabhängigen Variablen eher gelingt.

Im Rahmen unseres Forschungsvorhabens (gemeinsam mit W. Tunner) besteht die Vermeidungsreaktion in einem einfachen Knopfdruck oder einer Sequenz von solchen Druckreaktionen. In einem Vorversuch, der in unserem Zusammenhang von Bedeutung ist, lernten die Versuchspersonen, einen aversiven Reiz (unangenehmer elektrischer Schlag), der durch ein länger dauerndes ($2^1/_2{}'$) Signal (leiser Ton) angekündigt wird, beim Aufleuchten eines Lämpchens zu vermeiden. Wenn die Versuchsperson beim Aufleuchten des Lämpchens drückt, wird das Warnsignal beendet und sie erhält keinen aversiven Reiz. Registriert werden kontinuierlich physiologische Größen (PGR, Puls, EEG), subjektive Maße (kontinuierliche Einstufung des Unbehagens mit der von uns adaptierten Fingerspannenmethode) und die motorischen Tastendruckreaktionen (und groben Körperbewegungen). Abbildung 1 zeigt die Versuchssituation.

Abbildung 2 stellt einen Ausschnitt aus der Registrierung dar.

Es ist hier nicht möglich, die genauen Versuchsbedingungen zu erläutern. Ich möchte nur einige vorläufige Ergebnisse erwähnen, die zum Verständnis des Vermeidungslernens im Rahmen unserer Fragestellung des „Zwanges" wichtig sein könnten.

Einige Versuchspersonen entwickeln stereotype Druckreaktionen, die auch dann nicht aufgegeben werden, wenn die zielführende Reaktion (Knopfdruck bei

Lichtaufleuchten) beherrscht wird. Zum Beispiel drückt eine Versuchsperson stets bei Beginn des „Warnsignals" (konditionaler Reiz, CS; Ton) und kurz vor dem erwarteten aversiven Reiz; eine andere Versuchsperson führt bis zu fünfzig völlig sinnlose Druckreaktionen nach Einsetzen des Tones durch u. ä.

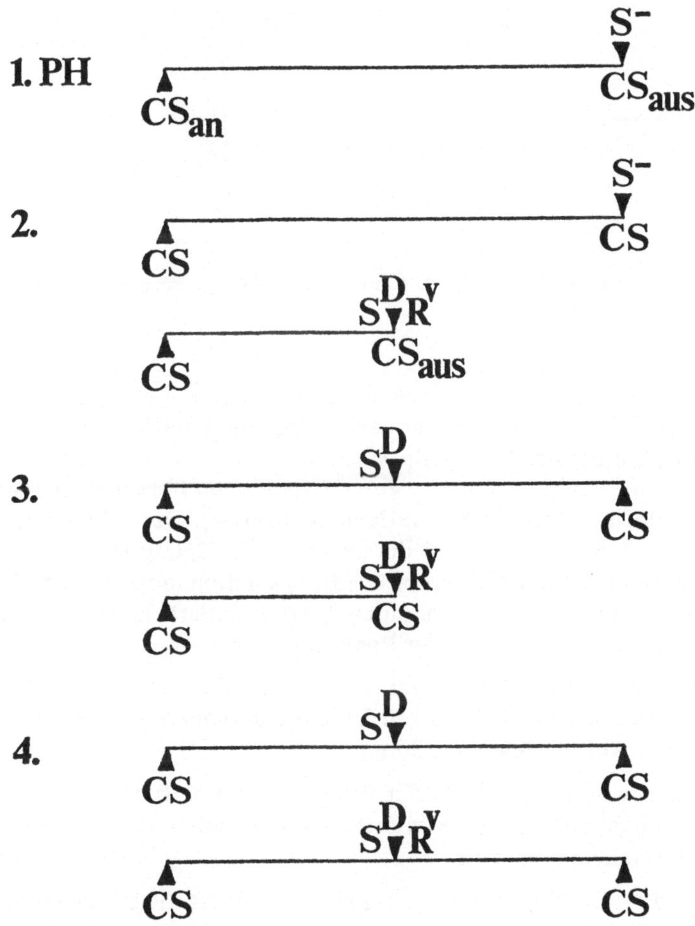

Abb. 1

Versuchsphasen des Vermeidungsversuchs. 1. Zeile, 1. Phase, aversive Konditionierung: auf einen Ton (CS, 2,5 Min. Dauer) folgt ein elektrischer Schlag (4 Durchgänge). 2.+3. Zeile, Aneignungsphase: bei 7 von 10 Durchgängen (a 2,5 Min.) leuchtet während des Tones zu unterschiedlichen Zeiten ein Licht auf (S^D, 1,5 Sek.). Drückt die Vp. während des Lichtes eine Fußtaste, so geht der Ton aus und es folgt kein Schock (S$^-$). 4.+5. Zeile, Extinktionsphase: wie Aneignungsphase, es folgt keine S$^-$. 6.+7. Zeile, Forcierte Extinktion: der Ton bleibt stets an, unabhängig davon, ob die Vp. drückt; sonst wie Extinktion.

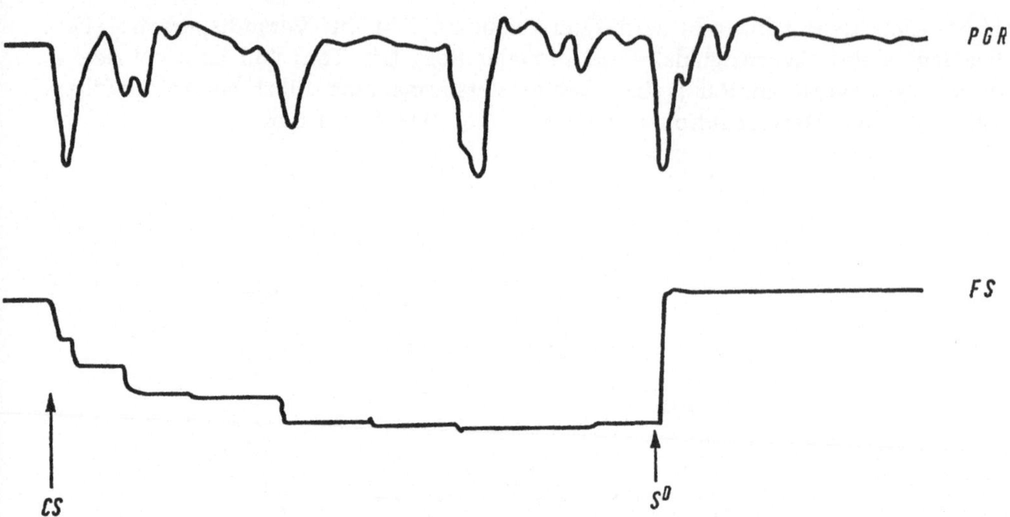

Abb. 2 Ausschnitt aus Registrierung. 1. Kanal PGR, 2. Kanal Fingerspanne. Bei S^D hat Vp. vermieden.

Wichtiger als diese episodischen Beobachtungen sind einige quantitative Resultate: auch wenn die Versuchspersonen Gelegenheit haben, in den Löschungsdurchgängen zu erkennen, daß kein aversiver Reiz mehr auftritt, halten sie die Vermeidungsreaktion bei (von acht Versuchspersonen hört nur eine auf zu drükken; bis zu fünfundzwanzig Extinktionsdurchgänge). Der Abbau der gelernten Vermeidungsreaktion war also in der uns zur Verfügung stehenden Zeit praktisch unmöglich; erst unter forcierten Löschungsbedingungen, in denen die Druckreaktion absolut nichts an der Versuchssituation ändert, kommt es bei manchen Versuchspersonen zum Abbruch der Reaktion.

Die erfolgreiche Vermeidungsreaktion führt zu sofortigem Absinken des subjektiven Unbehagens und bei einigen Versuchspersonen auch zu Reduktion der physiologischen Aktivierung (Abbildung 3).

Wir gehen wohl nicht fehl in der Interpretation, daß das Absinken der subjektiven und physiologischen Aktiviertheit als negative Verstärkung das Beibehalten der Vermeidung bewirkt.

Besonders für Überlegungen zum Kriterium eines Therapieerfolges ist ein Ergebnis von Bedeutung: auch wenn eine Versuchsperson die Reaktion nicht mehr durchführt, kein Unbehagen mehr empfindet, bleibt die physiologische Aktivierung erhalten. Ebenso wahrscheinlich ist der umgekehrte Fall, daß die Versuchsperson nicht mehr reagiert, physiologisch desaktiviert, aber subjektiv höchst gespannt ist.

Abbildung 4 stellt ein Beispiel dar, eine Art „Rückfall". Die Versuchsperson hörte bereits zu drücken auf, ihre physiologische Aktivierung bleibt aber weiter bestehen, sie zeigt aber kein Unbehagen oder Angst an. Plötzlich beginnt

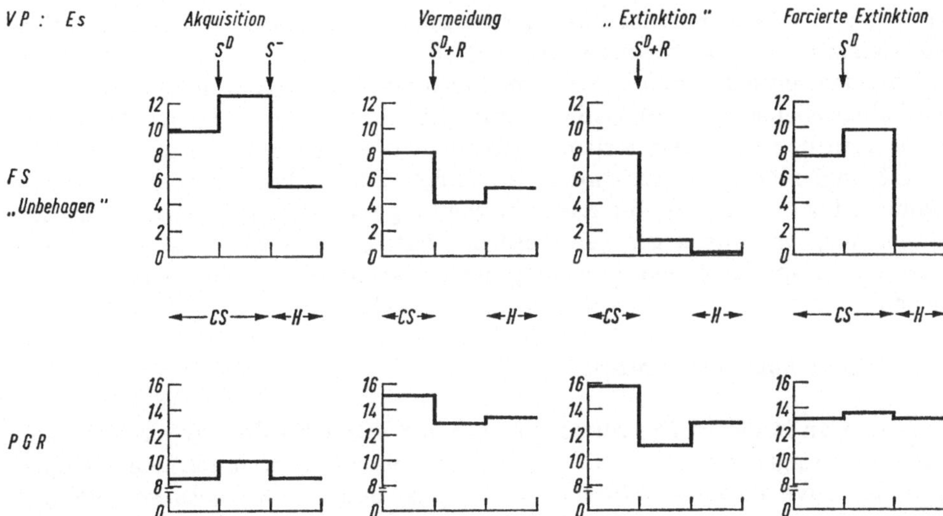

Abb. 3 Mittelwerte von Fingerspanne (FS) und PGR in den 4 Versuchsphasen, eine Vp. S^D ... Licht, (1,5 Sek.), S- ... Schock, CS .. Ton (2,5 Min.), H ... Habituation (kein Ton, 2,5 Min.), R ... Druckreaktion.

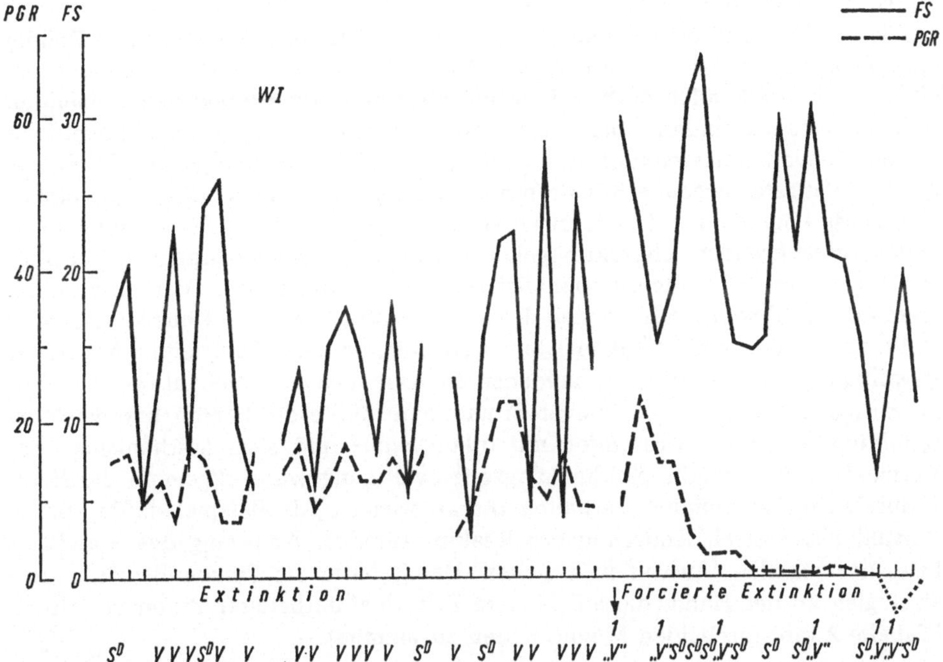

Abb. 4 Verlauf der Höhe des PGR-Ausschlags und der gleichzeitigen Fingerspannenänderung (FS) bei CS-Beginn während Extinktion und forcierter Extinktion. Vp. WI. S^D ... Licht, Vp. hat nicht gedrückt; V ... S^D+Druckreaktion, Vp. hat vermieden (V). 1 ... Druckreaktion bei S^D in forcierter Extinktion (Vp. drückt, obwohl dadurch keine Änderung der Versuchssituation eintritt, Ton bleibt weiter bestehen, es erfolgt kein S- („V").

sie spontan wieder mit der motorischen „Vermeidungsreaktion", die natürlich vollkommen „sinnlos" geworden ist.

Von einer echten Löschung kann man also erst sprechen, wenn auf allen drei Verhaltensebenen (physiologische, motorische und subjektive) keine Aktivierung mehr auftritt. Aus diesen vorläufigen Befunden können trotz der außerordentlichen Komplexität der Interaktion zwischen den drei möglichen Meßebenen einige Schlüsse für den Aufbau, die Aufrechterhaltung und die Löschung menschlichen Vermeidungsverhaltens gezogen werden. Weitere Experimente werden besonders die therapierelevanten Fragen optimaler Beseitigung solcher Reaktionen behandeln.

C. Die Rolle kognitiver Prozesse

Es werden in diesen Experimenten zwar das Ausmaß subjektiv erlebter Erregung oder Angst registriert, wir erhalten aber wenig Information über komplexere kognitive Prozesse während des Lernens und des Abbaues von Vermeidungsreaktionen. Es besteht aber kein Zweifel, daß kognitive Vorgänge beim Vermeidungslernen wie beim gesamten menschlichen Verhalten eine entscheidende Rolle spielen. Ich möchte mich daher hier darauf beschränken, kurz einige Hypothesen zu formulieren, wobei ich mich besonders auf die Wirkung von Konflikten und kognitiver Dissonanz beziehe.

Wir glauben, daß eine Person mit gestörtem Verhalten (zum Beispiel Phobie oder Zwangsneurose) inadäquate kognitive Vermeidungsreaktionen gemeinsam mit den entsprechenden motorischen und physiologischen Reaktionen ausbildet. In den angstauslösenden Situationen entwickeln gestörte Personen im kognitiven Bereich Bewältigungsreaktionen, die aber nur eine *kurzzeitige* Reduktion der durch die angstauslösende Situation entstandenen kognitiven Dissonanz bewirken. Diese kognitiven Vermeidungsreaktionen sind allgemein durch ihren *Information abwehrenden* Charakter gekennzeichnet. Gedankenstoppen („Verdrängen"), Leugnen, Entstellen, Rationalisieren, Bagatellisieren u. ä. Verhalten dominieren diese Abwehrmechanismen. Es wird dadurch kurzzeitig Konsistenz hergestellt, aber immer wieder Inkonsistenz auftreten, da keine Langzeitmethoden zur Bewältigung von dauernd vorhandenen Inkonsistenzen aufgebaut werden. Zur Bewältigung zukünftiger aversiver Situationen müßte die Person Inkonsistenzreduktion für die *Konfrontation mit Inkonsistenz* und nicht Mechanismen der Vermeidung entwickeln. Solche Langzeitbewältigung wäre allgemein durch *Information aufnehmendes* Verhalten charakterisiert. Als Beispiel dafür könnte Einstellungswechsel, Änderung des Reaktionsmodus, Änderung des Standards bzw. der sozialen Umwelt u. ä. gelten. Damit hätte die Person Bewältigungsstrategien an der Hand, die auf längere Zeit Unsicherheitsreduktion vermitteln (Tabelle 2 faßt die beiden Möglichkeiten zusammen).

D. Modifikation von „Zwangsverhalten"

Die praktischen Methoden der Verhaltensmodifikation bauen mehr oder weniger explizit, alle aber implicite auf den eben formulierten Hypothesen und ex-

<table>
<tr><td rowspan="9">R E S U L -
T A T</td><td colspan="2" align="center">P R O Z E S S</td></tr>
<tr><td align="center">VERMEIDUNG VON
INKONSISTENZ</td><td align="center">KONFRONTATION MIT
INKONSISTENZ</td></tr>
</table>

		PROZESS	
R E S U L - T A T	**INKONSIS- TENZRE- DUKTION**	**VERMEIDUNG VON INKONSISTENZ**	**KONFRONTATION MIT INKONSISTENZ**
		Gedankenstoppen („Verdrängen")	Einstellungswechsel
		Leugnen	Änderung des Reaktionsmodus
		Rationalisieren	Änderung der Standards
		Entstellen	Einfluß auf, bezw. Änderung der (sozialen) Situation
		„Bagatellisieren"	
		INFORMATION ABWEHREND	**INFORMATION AUFNEHMEND**

Tabelle 2

perimentellen Ansätzen. Ich möchte hier nicht auf die einzelnen Arbeiten, in
denen statistisch nachweisbare Abbauquoten erzielt werden könnten, eingehen.
Wie wir eben dargestellt haben, extingiert Vermeidungsverhalten nur dann,
wenn die Versuchsperson mehrmals mit der aversiven Situation konfrontiert
wird und keine Vermeidung mehr möglich und zielführend ist. Weiter postulie-
ren wir, daß sowohl auf physiologischer als auch motorischer und subjektiver
Ebene Extinktion stattfinden muß, bevor man von Beseitigung des Zwangsverhaltens sprechen kann. Es gibt einige wenige Arbeiten, in denen alle diese Maßnahmen durchgeführt wurden und längere Nachuntersuchungen vorliegen.

Aus den Arbeiten von Rachman et al. (1971) und von Meyer (1966) u. a. geht
jedenfalls hervor, daß die folgenlose Konfrontation mit den angstauslösenden
Situationen etwa im Rahmen einer systematischen Desensibilisierung mit Zu-
satzmaßnahmen gekoppelt werden müssen: nach Möglichkeit sollte zwischen den
einzelnen Sitzungen (Extinktionsdurchgängen) das Auftreten des Zwanges verhindert werden (Reaktionsbehinderung allein führt nicht zur Löschung, sondern
es entsteht häufig neue aversive Konditionierung). Günstig erwies sich der Ein-
satz des Therapeuten und der übrigen engeren sozialen Umwelt als Modell für
das erfolgreiche und folgenlose Unterlassen der Vermeidungsreaktionen. Jedes
Unterlassen oder Hemmen und jedes darauf folgende Alternativverhalten soll
positiv verstärkt werden. Wenig Klarheit besteht darüber, ob man sich den aversiven Situationen langsam annähern (Desensibilisierung) oder ob man sofort mit
den stärksten angstauslösenden Reizen beginnen soll (Reizüberflutung). Einigkeit besteht aber darüber, daß ein systematischer Therapieplan erst nach genauer
lernpsychologischer und sozialpsychologischer Analyse der Lerngeschichte und
der Umweltkontingenzen der Person erstellt werden kann. Einigkeit besteht auch
darüber, daß der Behandlungsverlauf quantitativ festgehalten und statistisch
überprüft und abgesichert werden muß. Und schließlich besteht Einigkeit darüber,
daß von einem Erfolg erst nach Erfüllung all dieser eben genannten Kriterien

und nach völliger Extinktion auf den relevanten Maßen der drei Verhaltensebenen gesprochen werden kann.

Es spricht nach den bisherigen Untersuchungen vieles dafür, daß die beeindruckenden Erfolgsraten experimentalpsychologisch fundierter verhaltensthe-
rapeutischer Techniken bei Phobien (bisher etwa fünfhundert Arbeiten) auch auf
Zwangsverhalten (bisher etwa zwanzig Arbeiten) ausgedehnt werden können.

Schrifttum

Birbaumer, N., Tunner, W., Hölzl, R. und *Mittelstaedt, L.*: Fingerspannenskalierung: Eine
einfache Methode zur Kontinuierlichen Angstmessung. Vortrag auf der 14. Tagung für Experimentelle Psychologie, Regensburg, 1972. — *Maier, N. R. F.*: Frustration. McGraw-Hill, New
York, 1949. — *Meyer, V.*: Modification of expectations in cases with obsessional rituals. Behavior, Research and Therapy 4, 273—280 (1966). — *Rachman, S., Hodgson, R.* and *Marks, I. M.*:
The Treatment of Chronic Obsessive-Compulsive Neurosis. Behavior, Research and Therapy
9, 237—248 (1971).

Einige Probleme der Zwangssyndrome und des Zwangscharakters in der Sicht der Psychoanalyse

Von *H. Quint*

I

Bei meinen Ausführungen über Zwangssyndrome und Zwangscharakter geht es nicht um eine klinische Beschreibung verschiedener Typen von Zwangskranken, ebenso nicht um eine differentialdiagnostische Erwägung etwa im Hinblick auf die Abgrenzung oder die mögliche Beziehung zur Depression, Schizophrenie oder Phobie, vielmehr um die Erörterung einiger Probleme der Dynamik, Struktur, Psychogenese und Ökonomie dieses Krankheitsbildes. Ich kann dabei nicht die Vielzahl der Fragestellungen, welche die Psychoanalyse bei der Untersuchung der Zwangsneurose gelöst oder in Angriff genommen hat, ansprechen, sondern will mich nur mit der zentralen Problemstellung des subjektiven Zwangserlebens, durch welches sich der Zwangsneurotiker von allen anderen Neuroseträgern unterscheidet, beschäftigen. Durch das subjektive Zwangserleben hat der Begriff Zwang bzw. Zwangsvorstellung bzw. Zwangssymptom eine spezielle psychopathologische Bedeutung: Es geht um einen psychischen Vorgang, der sich penetrant durchsetzt, obwohl sich das Ich, das den Vorgang zwar zur eigenen Person gehörend, aber als absurd, lästig und angstvoll erlebt, mit aller Macht und mit allen ihm zur Verfügung stehenden Mitteln dagegen wehrt. Entscheidend ist dabei, daß der Patient sich dem Zwangsvorgang gegenüber, mit dem er grundsätzlich frei umgehen könnte, ohnmächtig und unfrei fühlt.

Die Geschichte der wissenschaftlichen Erkenntnis der Zwangskrankheit zeigt, daß die Frage nach der Entstehung des subjektiven Zwangserlebens sehr früh im Mittelpunkt der Diskussion gestanden hat. Viele Autoren sahen den Ausgangspunkt der ganzen Zwangskrankheit in einer primären Störung des üblicherweise frei steuerbaren Vorstellungsvorganges, wobei sie freilich die Meinung vertraten, daß es sich um eine angeborene Störung handele. Andere Untersucher maßen jedoch diese Bedeutung dem Affekt zu und sprachen von einer primären Affektstörung, die sekundär zu einer Beeinträchtigung des Vorstellungsablaufes führe. Durch die psychoanalytische Untersuchung wurde die Alternativfrage, ob es sich bei den Zwangskrankheiten um eine primäre Denk- oder Affektstörung handelt, durch den Nachweis des dynamischen Zusammenhanges zwischen der Störung im affektiven und Vorstellungsbereich überwunden. Die neue These lautete: Die Zwangssymptomatik stellt die Lösungsform eines neurotischen Konfliktes dar, wobei in ihr, wie in jedem neurotischen Symptom, unbewußte Wünsche in bestimmten Abwehrformationen eingefangen worden sind. Die Unterschiede gegenüber anderen Neuroseformen wurden in den verschiedenen Wunschinhalten, in den unterschiedlichen triebabwehrenden Ichleistungen und in den speziell gearteten Geboten und Verboten des Ich-Ideals und des Über-Ichs gesehen. Bei all diesen Bemühungen fand jedoch die Frage der Entstehung und Struktur des subjektiven Zwangserlebens weniger Berücksichtigung.

II

Zunächst will ich einige Bemerkungen zum Aufbau des Zwangssymptoms machen. Die Psychoanalyse hat darauf hingewiesen, daß die Zwangssymptome entweder mehr von den Triebinhalten oder mehr von den sie abwehrenden Ichleistungen gekennzeichnet sind. Versucht man die verschiedenen Zwangssymptome danach zu systematisieren, so lassen sich unschwer auf der einen Seite Zwangsvorstellungen und -gedanken, die manchmal mit Impulscharakter einhergehen und auf die der Patient fast immer mit einer Befürchtung reagiert, als direkte Triebabkömmlinge erkennen, auf der anderen Seite Kontroll-, Abwehr-, Buß- oder Strafhandlungen, die in Reaktion auf Triebansprüche eingesetzt werden; die in den Handlungen liegende Abwehrleistung des Ichs kann auch vom Denken, das eine verinnerlichte Form des Handelns darstellt, erbracht werden. Gewinnt man durch längere Beschäftigung mit den Zwangsneurosen einen vertieften Einblick in den Symptomaufbau, so gelingt es fast regelmäßig auch bei jenen Fällen, bei denen nicht Zwangsvorstellungen, sondern Zwangshandlungen oder -denken das Bild beherrschen, eine Zwangsvorstellung nachzuweisen. Nicht selten kann man schon bei entsprechender Befragung während eines ersten Gespräches die hinter einer Zwangshandlung stehende Zwangsvorstellung erfahren. In vielen Fällen ist dem Patienten diese Vorstellung bewußt, aber er hat große Schwierigkeiten, sie mitzuteilen, weil er sie selbst als absurd ansieht und sie vor anderen glaubt verstecken zu müssen. Jeder, der Zwangsneurosen psychoanalytisch behandelt hat, weiß, daß oft erst nach langer therapeutischer Zusammenarbeit zum erstenmal solche — niemals unbewußt gewesene, aber äußerst peinvoll erlebte — Zwangsvorstellungen preisgegeben werden. Eine von mir behandelte Patientin konnte mir erst nach 140 Behandlungsstunden die Zwangsvorstellung mitteilen, Männer würden mit der Nase ihren After berühren, eine Vorstellung, durch die sie gezwungen wurde, jedesmal unmittelbar bevor sie zu mir zur Analyse kam, ein Sitzbad zu nehmen und eine äußerst sorgfältige Sauberkeitsprozedur durchzuführen, die durch mehrfache Überprüfung abgesichert werden mußte.

Damit soll gesagt werden, daß der dynamisch-strukturelle Aufbau des Zwangssymptoms von einer Zwangsvorstellung ausgeht. Nach meinen Erfahrungen kann hinzugefügt werden, daß hinter der Vorstellung letztlich ein aktiver Impuls steht. Nicht selten geben Patienten zwar an, daß sie Angst haben, von anderen berührt oder beschmutzt zu werden, aber auch hier entpuppt sich, soweit ich es überblicke, diese Angst als eine Reaktion auf die primäre, angsterzeugende Vorstellung, selbst den anderen beschmutzen bzw. beschädigen zu können.

Daß der Aufbau des zwangsneurotischen Symptoms von einer Zwangsvorstellung ausgeht, seinen Anfang also im kognitiven Bereich hat, wurde kürzlich auch von *Kuiper* herausgestellt. Die so gesehen primäre Zwangsvorstellung bzw. der so gesehen primäre Zwangsgedanke ist jedoch nicht als angeboren aufzufassen, wie es früher von einem Teil der Untersucher, worauf ich eingangs hinwies, angenommen wurde, sondern stellt einen Triebimpuls dar, dem bereits eine Abwehrarbeit und zwar in Form von Isolierung widerfahren ist. Diese Isolierung ist zweifacher Art. Sie besteht einmal darin, daß die Zwangsvorstellung aus einem logischen erlebnismäßigen Zusammenhang herausgerissen worden ist und damit isoliert dasteht, und zum anderen darin, daß der Impuls von seinem Affekt entkleidet wurde und damit als isolierte Vorstellung in Erscheinung tritt.

Zur Illustration sei auf einen Patienten hingewiesen, der unter der Zwangsvorstellung litt, er könne ein Auto in den Straßengraben befördert und dadurch beschädigt haben, und in Reaktion darauf komplizierte Kontrollen beim Überqueren der Straßen zwanghaft durchführen mußte. Auch dieser Patient hatte übrigens lange gezögert, mir die Zwangsvorstellung mitzuteilen, sondern zunächst lediglich von den kontrollierenden Zwangshandlungen gesprochen. Ihm erschien, wie den meisten Patienten, die Zwangsvorstellung als völlig absurd. Sie paßte nicht zu seinem Gesamterleben. Was sich im Verlauf der Analyse als Zusammenhang herausstellte, läßt sich vom Erleben des Patienten her etwa so beschreiben: Ich bin von jeher zu kurz gekommen; andere sind dagegen reich; ich beneide sie; Anzeichen des Reichtums ist für mich besonders der Besitz eines Kraftfahrzeuges; ich möchte selbst ein Kraftfahrzeug besitzen; aber ich habe lernen müssen, bescheiden zu sein; daß ich aber leer ausgehe, macht mich rasend; wenn ich schon selbst nichts besitze, soll der andere auch nichts haben; gleiches Recht für alle; ich habe eine solche Wut über die Autobesitzer, daß ich bei der nächsten besten Gelegenheit das nächste beste Auto zusammenschlagen könnte. So etwa lautete der — zum größten Teil unbewußte — Zusammenhang. Worauf es hier ankommt ist folgendes: aus einem sinnvollen Erlebniszusammenhang wurde die Vorstellung, ein Auto in den Straßengraben befördert zu haben, herausgerissen, und damit zur unverständlichen Vorstellung gemacht. Daß diese Vorstellung, die nach dem aufgezeigten Zusammenhang zu urteilen, eindeutig zerstörerischer Natur war, bedarf keines Kommentars. Als außerdem vom Affekt entkleidete und auch so isolierte Vorstellung war sie für den Patienten nicht als destruktiver Impuls erkennbar, sondern als unverständlicher Gedanke.

Insgesamt gesehen berichten zwangsneurotische Patienten häufiger über Zwangshandlungen, die eine Kontroll-, Buß- oder Wiedergutmachungsfunktion enthalten, die — wie schon erwähnt — zur zusätzlichen Abwehr von Triebansprüchen eingesetzt werden, da die Abwehrleistung der Isolierung nicht ausreicht. Die Tendenz der Patienten, die hinter den Zwangshandlungen stehenden Zwangsvorstellungen nicht zu erwähnen, ist nicht nur dadurch bedingt, daß diese Vorstellungen und Gedanken als absurd empfunden werden, sie zeigt auch, daß die Patienten eine Ahnung von dem Inhalt des abgewehrten Triebanspruches haben — was eine andere Beschreibung der Tatsache ist, daß die Abwehr nicht ausreichend geglückt ist —, und sie weist darüber hinaus auf ein magisches Moment hin: Das Gefährliche darf man nicht beim Namen nennen. In schweren Fällen kann das Gebäude der Zwangshandlungen aber so ausgeprägt sein, daß eine angstmachende Zwangsvorstellung im bewußten Erleben nicht mehr vorhanden ist.

III

Die Psychoanalyse hat sich in der ersten Zeit ihres Bestehens, mit großem Eifer und sehr erfolgreich der Analyse von Einzelsymptomen gewidmet. Ursprünglich herrschte die Meinung vor, das Neurosesymptom entstamme einem Konflikt, der gleichsam wie eine Insel innerhalb einer sonst gesunden Persönlichkeit existiere.

Diese Meinung findet bei *Freud* in einer seiner ersten Schriften über die psychoanalytische Behandlung noch ihren Niederschlag. Dort äußert er, daß eine Voraussetzung zur Behandlung einer Neurose ein einigermaßen verläßlicher Charakter sei. Im weiteren Verlauf der Psychoanalyse vollzog sich aber eine Entwicklung, die immer mehr von einer Symptomanalyse weg und zur Analyse des Charakters hinführte. *Freud* hat selbst sehr bald mit der Erkenntnis, daß der Patient sich mit allerlei Widerständen dem therapeutischen Versuch, verdrängte Triebwünsche ins Bewußtsein zu heben, widersetzt, diese Entwicklung eingeleitet. Außerdem waren es, um nur einige Namen zu nennen, vor allem *Abraham, Fenichel, Reich* und *Schultz-Hencke*, die sich mit der Frage des neurotischen Charakters beschäftigt haben. *Reich* wies darauf hin, daß die Grundlage der Symptomneurose immer von einem neurotischen Charakter gebildet wird. *Fenichel* schrieb dazu: „Charakterstörungen sind nicht nur eine schwer faßbare Neurosenform, die ein letztes Kapitel einer ‚speziellen Neurosenlehre' verdient, sondern alle Neurosen wachsen auf einer charakterlichen Basis, auf einer besonderen Art des Ichs, sich mit der Außenwelt und den Trieben auseinanderzusetzen." Ebenso sah auch *Schultz-Hencke* den neurotischen Charakter als Grundlage der Entstehung eines Neurosensymptoms an. Die einstimmige Meinung war, daß die Disposition zur Bildung von Zwangssymptomen im zwangsneurotischen Charakter liegt.

Bevor ich einzelne Fragen des zwangsneurotischen Charakters zur Sprache bringe, muß ich noch einige Bemerkungen über den Charakter und seine Entstehung aus psychoanalytischer Sicht vorausschicken. Ganz allgemein ist unter Charakter die habituelle Art, sich mit Außen- und Innenreizen auseinanderzusetzen, zu verstehen. Es geht dabei strukturell ausgedrückt, um die konstante Organisation jener Funktionsgruppe, die in der Psychoanalyse das Ich genannt wird. Überprüft man die Charakterzüge auf die Art und Weise ihrer Auseinandersetzung mit den Innenreizen, d. h. mit den Triebansprüchen, dann kann man folgende grundsätzliche Beziehung feststellen:

1. In den Charakterzügen können sich Triebregungen in unterschiedlicher Gestaltung durchsetzen. Dazu wären z. B. sublimierte Triebrealisierungen zu rechnen und jene Formen triebhafter Verhaltensweise, die *Schultz-Hencke* als Haltung bezeichnet hat.

2. Die Charakterzüge können habituelle Abwehreinstellungen oder Reaktionsbildungen gegen Triebregungen darstellen. Die von *Freud* beschriebene Überordentlichkeit würde eine solche Reaktionsbildung gegen anale Tendenzen bedeuten. Auch die Friedfertigkeitseinstellung, deren Funktion es ist, sadistische Triebregungen abzuwehren, gehört hierher.

3. Der Charakter kann von Hemmungserscheinungen, d. h. von Ich-Funktionsschwächen oder -ausfällen im emotionalen, kognitiven und motorischen Bereich gekennzeichnet sein.

Die Psychoanalyse betrachtet die Charakterzüge nicht nur isoliert in ihrer Beziehung zu den Triebregungen, sondern sie versteht sie auch als habituelle, etablierte, individuelle Lösungsmöglichkeiten für Konflikterlebnisse, die in früher Kindheit durch das Zusammenwirken der heranreifenden Triebe, des Ichs und der Umwelt auftraten. Am Aufbau der Charakterzüge im Sinne dieser habituellen Konfliktlösungsmöglichkeiten ist nicht nur die von der Umwelt geforderte Triebunterdrückung beteiligt. Prozesse der Identifikation und der Ich-Idealbildung spielen dabei eine ebenso wichtige Rolle. Das heißt, daß die vom Über-Ich und vom Ich-Ideal ausgehende Gebots- und Verbotseinstellungen die Gestaltung des Charakters wesentlich mitbestimmen.

Zur Konkretisierung dieser allgemeinen Aussagen könnte ich zahlreiche Mitteilungen aus der wissenschaftlichen Literatur über den zwangsneurotischen Charakter anführen. Vor allem die sich aus der Verarbeitung analer Erlebnisse ergebenden Eigenarten, etwa der in Reaktion auf eine Substanzverlustangst entstandene Geiz, der sich ebenso auf das Materielle, wie das Emotionelle, wie auch auf den Umgang mit der Zeit erstrecken kann, oder die Überordentlichkeit, die Übersauberkeit und der Perfektionismus, die als Reaktionsbildungen auf entgegengesetzte Tendenzen entstanden sind, oder der Trotz und vieles andere mehr. Ich kann mich hier nicht auf die Diskussion dieser verschiedenen einzelnen Charakterzüge einlassen, sondern muß mich auf die Herausarbeitung des eingangs angedeuteten Problemkreises beschränken.

IV

Seit *Freuds* erster Mitteilung über die Bildung des zwangsneurotischen Charakters ist durch vielfache Untersuchungen bestätigt worden, daß wesentliche dispositionelle Momente im Verlauf des 2.–3. Lebensjahres im Vollzug der Organisation der anal-sadistischen Triebregungen geschaffen werden. In dieser Zeit reifen aber auch, worauf *Schultz-Hencke* im einzelnen hingewiesen hat, die motorisch-aggressiven Bedürfnisse heran, die entwickelt und integriert werden müssen. Darüber hinaus keimt in dieser Zeit der eigene Wille auf. Es kommt zur Ausgestaltung wichtiger Ich-Funktionen, von denen hier vor allem die Fähigkeit, sich der Umwelt gegenüber zu widersetzen, und die Fähigkeit, frei nach eigenem Willen sich bewegen und handeln zu können, genannt werden müssen.

Das Problem der Entwicklung der Fähigkeit, nach eigenem Willen selbstbestimmend handeln zu können, hatten bereits *Freud* und vor allem *Abraham* angesprochen. *Abraham* führte aus, daß Kinder unter dem von den Erziehern ausgehenden Zwang, die Exkretionsleistung in einer zeitlich festgelegten Reihenfolge zu vollbringen, entweder gefügig und folgsam werden oder trotzig im Verborgenen am primitiven Selbstbestimmungsrecht festhalten. In der Tat ist die zwangsneurotische Charakterstruktur regelmäßig von den Auswirkungen dieses Machtkampfes gekennzeichnet, wobei die Szene einmal mehr von der Gefügigkeit ein anderes Mal mehr von der Trotzhaltung bestimmt ist, obwohl bei genauerem Zusehen stets ein Zusammenspiel von Unterwerfung und trotzigem Opponieren nachgewiesen werden kann.

Mit der Verfolgung des Schicksals, das die motorisch-aggressiven Bedürfnisse erleiden, sind wir in der Lage, die hier zur Debatte stehenden Ich-Leistungen bzw. ihre Störung und deren Auswirkung im Rahmen der zwangsneurotischen Charakterstruktur noch weiter zu studieren.

Mit dem Auftauchen des motorischen Betätigungsdranges entdeckt das Kind die Möglichkeit, sich selbst und die Dinge um sich herum zu bewegen. Die Fähigkeit, nach eigenem Willen etwas zu bewirken, wird am Vollzug motorisch-aggres-

siver Regungen erfahren. Das Kind ist dabei von dem Machtgefühl „Ich kann
allein" zeitweise sehr beherrscht, ein Gefühl, das gleichzeitig Stolz und Selbstbe-
wußtsein vermittelt. Für die innerseelische Situation ist es von größter Wichtigkeit, daß es dem Kind in dieser Phase gelingt, den Ablauf motorisch-aggressiver
Regungen mit dem eigenen Wollen zu verbinden bzw. am Ablauf der motorisch-
aggressiven Regungen sich als frei und eigenwillig Handelnden zu erfahren. Die
Fähigkeit, frei und nach eigenem Willen handeln zu können, wird durch die Erfahrung vermittelt, daß das Gewollte durch den motorisch-aggressiven Vollzug
auch tatsächlich zu erreichen ist. Der Erfolg dieser Erfahrung ist ein zweifacher:
Einmal wird eigenes Wollen und motorisch-aggressiver Vollzug als zusammen-
gehörend erfahren, womit sich gleichzeitig die Sicherheit einstellt, auftauchende
motorische Impulse willentlich steuern zu können. Zum anderen ist das Erleben,
motorisch-aggressive Vollzüge erfolgreich abgeschlossen zu haben, ebenfalls von
größter Bedeutung. Was jetzt an Impulsen — gleich welchen Inhalts — auftaucht,
kann durch eine erfolgreiche Handlung realisiert, kann aber auch im Dienste eines
Gegenimpulses durch eine ebenso erfolgreiche Handlung beseitigt werden. Hat
sich die eigene freie Willensführung an der motorischen Betätigung bewährt,
sind Handlungen als erfolgreiche Vollstrecker eigenen Wollens erfahren worden,
hat sich so eine stabile Ich-Funktionsweise etabliert, so stellt sich das Selbstgefühl ein: „Ich kann mich in meinem Handeln auf mich selbst verlassen", ein
Selbstgefühl bzw. eine selbstbewertende Einstellung, die der Zwangsneurotiker
nicht ausreichend entwickeln konnte. Hinzu kommt, daß die zunächst nicht de-
struktiv gemeinten motorisch-aggressiven Intentionen im Umgang mit der Umwelt — also auf dem Weg des feed-back — als störend und zerstörend erfahren
werden, woraus letztlich die Einstellung resultiert, jegliches Handeln sei gefährlich, eine Einstellung, in der sich ihr Träger durch die Folgeerscheinungen gele-
gentlicher Wut und Jähzornsausbrüche bestätigt sieht. So kommt es, daß der
Zwangsneurotiker handlungsunsicher ist. Schon bei der Einleitung, aber auch
während der ganzen Durchführung und beim Handlungsabschluß bleibt er unsicher, ob das, was er intendierte, mit dem Handlungsvollzug auch erreicht wurde.

Unter psychogenetischen Gesichtspunkten können wir sagen, daß die Zwangskranken wie alle Neurotiker einen bestimmten Entwicklungsstand nicht erreicht
haben. In Anlehnung an Überlegungen, welche *Spitz* mit dem Begriff des Organi-
sators der psychischen Entwicklung eingebracht hat, ist darauf hinzuweisen, daß
je nach Störungsausmaß einer Ich-Funktion, also hier der Handlungsfähigkeit,
die weitere Entwicklung der Charakterstruktur beeinträchtigt wird. So wirkt z. B.
eine Handlungsstörung sich unmittelbar auf den Vorstellungs- und Denkbereich
aus. Die Zeit, in der sich die motorisch-aggressiven Bedürfnisse entfalten, ist
auch die Zeit, in der das Kind magisch denkt. Das Auftauchen der Gedankenab-
läufe kann dabei nicht von den äußeren Geschehnissen getrennt werden. Es besteht noch keine Erfahrung darüber, was innen und außen ist, und die Kenntnis
über Ursache und Wirkung ist noch nicht erworben. So werden Gedanken und
äußere Geschehnisse in einer Verbindung erlebt, die real nicht besteht. Es herrscht
der Zustand der „Allmacht der Gedanken" vor, wie er von einem Patienten
Freuds einmal bezeichnet wurde. Die Überwindung dieser magischen Einstellung
vollzieht sich normalerweise durch die handelnde Realitätsüberprüfung, also mit

Hilfe der motorisch-aggressiven Handlungsvollzüge, die bei den zwangsneurotischen Patienten gerade behindert wurden. *Freud* hat auf den strukturellen Zusammenhang zwischen Denken und Handeln aufmerksam gemacht, als er davon sprach, daß das Denken als eine Art Probehandlung verstanden werden kann. Hier sei hinzugefügt, daß der entwicklungsgeschichtliche Zusammenhang darin besteht, daß die Erfahrungen im motorischen Handeln die Modelle für die denkerische Tätigkeit abgeben. Das zeigt sich z. B. an der Übernahme von Begriffen aus dem motorischen ins denkerische Handeln wie begreifen, erfassen, verknüpfen, verbinden etc. *Dührssen* hat darauf hingewiesen, daß beim Zwangsneurotiker kein Primat der frei gesteuerten Erlebnisvollzüge vorhanden ist, daß er seinen Vorstellungs- und Gedankenstrom nicht mit dem Gefühl subjektiver Freiheit aktiv zu steuern vermag, daß er zu keiner eigenwilligen Gedankenführung kommt. Das Gefühl subjektiver Freiheit wird gerade in den motorisch-aggressiven Vollzügen erfahren. Das Probieren, Versuchen, Erfassen, Begreifen, Hinausschieben, Heranziehen usw. läßt das Kind sich selbst als freien Akteur erleben und entwickelt die Fähigkeit freiheitlichen eigenwilligen Tätigseins. Was sich beim Kind erstmals handelnd abspielt, findet im Denk- und Vorstellungsbereich seinen Niederschlag.

Wie weit sich das Kind als freien Akteur, der mit Erfolg intendierte Handlungen abschließen kann, erlebt, akzeptiert und sich damit identifiziert, hängt auch davon ab, wie weit es in seinen ersten Handlungsversuchen, die für die Umwelt den Charakter großer Willkürlichkeit haben können, akzeptiert wurde. Duldung, Bejahung und realitätsorientierte Lenkung des Kindes in seinen zunächst ungesteuerten, lustvollen, spontanen motorischen Vollzügen durch die Erzieher werden sich später auch im Über-Ich wiederfinden und Versuche des Ichs, probierend und spontan zu handeln, positiv beurteilen. Beim Zwangsneurotiker fehlt eine ausreichend positive Beurteilung des ausprobierenden Handelns.

Ich habe damit eine für den Zwangsneurotiker zentrale Ich-Funktionsstörung beschrieben. Die Unfähigkeit zur freien eigenwilligen Handlungsführung macht es für ihn höchst gefährlich, Triebansprüche — vor allem aus dem anal-sadistischen Bereich (um solche handelt es sich ja im wesentlichen) — zuzulassen bzw. in eine Handlung umzusetzen. Diese Unfähigkeit des Ichs macht das Handeln aber auch zu einem höchst unzuverlässigen Instrument für das Über-Ich. Dessen Auftrag an das Ich, kontrollierende Handlungen durchzuführen, kann damit nicht erfolgreich ausgeführt werden.

In den Symptombildungen zeigt sich die oft verheerende Auswirkung dieser Störung. Der Kampf, den der Zwangsneurotiker führt, ist ein Kampf gegen einen durch keine — motorische wie denkerische — Handlungsweisen strukturierten Zerstörungsimpuls, einen Zerstörungsimpuls, dem aus genetischen Gründen Allmächtigkeit zugetraut wird, weil er während der Lebensgeschichte des Patienten nicht durch handelnde Erfahrung in seiner realen Wirkmöglichkeit überprüft wurde. Ist aber erfolgreiches Handeln im Prinzip nicht möglich, gibt es, wie bereits erwähnt, letztlich keine Sicherheit im Kontroll- und Abwehrkampf. Die ausbleibende Wirkung wird durch immer neue Bemühungen doch noch zu erzielen versucht, wodurch nicht selten groteske Bilder von Zwangsneurosen entstehen, wie z. B. im Fall eines von mir untersuchten Patienten, dessen Leben buchstäblich nur noch aus Kontrollieren und Saubermachen bestand, selbst die Nacht über, bis er in den Morgenstunden vor Erschöpfung einschlief, um dann nach wenigen Stunden Schlaf seine Zwangshandlungen fortzusetzen. Oder im Fall einer Patientin, deren Tagesablauf ebenso nur noch von Zwangshandlungen ausgefüllt war, und die sich abends die Hände an den Bettpfosten anbinden ließ, damit sie sich am nächsten Morgen sagen konnte, sie habe mit ihren Händen nichts Unkontrolliertes getan.

Die skizzierten Zusammenhänge spielen aber nicht nur bei der Symptombildung, sondern auch beim Aufbau der zwangsneurotischen Charakterstrukturen eine wichtige Rolle. Der Zwangsneurotiker ist der Konservative, der Mensch des Stillstandes, der Unbeweglichkeit, der nichts verändern möchte, der auf der Stelle tritt, der keine Spontaneität zeigt, der niemals improvisiert, der auch in der Ordnung das Verharren sucht, der mit der Reglementierung aller Lebensmöglichkeiten jede unberechenbare Bewegtheit verhindert, der sich nicht entscheiden kann, der zögert und zaudert. Der Zwangsneurotiker ist weiterhin derjenige, der nicht zum Abschluß kommen kann, der übergenau ist und zum Perfektionismus tendiert, der sich daher in seinem Tun immer wieder überprüfen und kontrollieren muß und damit niemals zum Ende kommt. So ist auch in der charakterlichen Einstellung der Kampf zwischen verpönten Triebansprüchen und kontrollierenden Handlungsversuchen, die aber wegen ihrer Funktionsuntüchtigkeit — der Zwangsneurotiker kann sich auf seine Handlungsvollzüge nicht verlassen — keine Sicherheit geben, zu erkennen. Der Stillstand des Zwangsneurotikers ist kein passiver, sondern ein äußerst spannungsgeladener, der zunächst durch Abwehrhandlungen, welche Triebhandlungen in Schach halten sollen, entstanden ist, dann aber durch immer neue einander kontrollierende und überprüfende, aber niemals Sicherheit gebende Handlungen weiter verstärkt wird. Wird der zwangsneurotische Charakter auf der einen Seite durch den Versuch, jegliche Triebrealisierung sadistischer Art zu unterlassen, gekennzeichnet, so kann er auf der anderen Seite durch ihm selbst nicht bewußte Abkömmlinge der unterdrückten Triebregungen bestimmt sein. Sein oft beschriebener Trotz, seine nicht selten zu beobachtende sture Rechthaberei oder seine lieblose Korrektheit machen das z. B. deutlich. Auch die Art und Weise, wie er manchmal seine Handlungsbehinderung „an den Mann bringt", läßt die vermiedene Aggression wieder in Erscheinung treten. Psychotherapeuten wissen davon zu berichten, daß sich sein Zögern und Zaudern nach Beendigung einer Therapiestunde desto mehr ausdehnt, um so größer die Ungeduld des Therapeuten wird.

V

Meine Darstellung des zwangsneurotischen Charakters hat sich auf einen bestimmten Komplex zentriert, der in der Verarbeitung der sadistischen und motorisch-aggressiven Impulse gelegen ist. Ich weise noch einmal darauf hin, daß es eine Vielzahl zwangsneurotischer Charakterzüge gibt, auf die ich aber hier im einzelnen nicht eingehen kann. Ich möchte mich statt dessen noch kurz mit zwei anderen Fragen beschäftigen. Die erste betrifft das Verhältnis zwischen den zwangsneurotischen Charakterstrukturen und den Zwangssymptomen. *Freud* hat den grundsätzlichen Unterschied zwischen Charakter und Symptom darin gesehen, „daß beim Charakter wegfällt, was dem Neurosenmechanismus eigentümlich ist, das Mißglücken der Verdrängung und die Wiederkehr des Verdrängten". Reich hat zwei spezielle Kriterien diskutiert: die Krankheitseinsicht und die Rationalisierung. Dem Symptom gegenüber habe der Mensch Krankheitseinsicht, seiner neurotischen Charakterstruktur gegenüber jedoch nicht. Das Symptom werde niemals so vollständig und glaubwürdig rationalisiert wie der neurotische Charakter. Andere Autoren haben darauf hingewiesen, daß die Symptome ich-fremd, die Charakterzüge ich-synton seien, womit sie das von Reich erwähnte Problem der Krankheitseinsicht wieder aufgriffen. Darüber hinaus ist die Rolle der narzißtischen Besetzung als differenzierendes Kriterium von Bedeutung.

Wenn man davon ausgeht, daß der Charakter, auch der neurotische, in früher Kindheit erworbene habituell gewordene Lösungsmöglichkeiten enthält für Konflikte, die sich ergeben aus dem Zusammenwirken von Triebregungen, von Ich-Möglichkeiten, welche durch Reifung zur Verfügung gestellt werden, und von Außeneinflüssen, so ist damit gesagt, daß in der Charakterstruktur zwischen den genannten, konfliktebewirkenden Kräften eine psychische Homöostase aufrecht erhalten wird, für die auch triebdefensive Leistungen eine Rolle spielen. Bei Veränderung eines dieser Kräfte: der Triebe, der Ich-Leistungen (vor allem der triebdefensiven) oder der Umwelt kann es zu einer Verschiebung des Kräfteverhältnisses kommen und damit eine Symptombildung notwendig werden, durch die ein neues Gleichgewicht hergestellt wird.

Um das an einem Beispiel zu verdeutlichen: Ein junger Mann, der keine Symptome, aber eine ausgeprägte zwangsneurotische Charakterstruktur aufwies, zu der ein ausgeprägtes Friedfertigkeitsideal gehörte, mit dem er jede aggressive Regung abwehrte, wurde in einer Auseinandersetzung mit einem Bekannten, der den Kommunismus als verkappten Kapitalismus beschimpfte, systematisch so gereizt, daß er sich zu heftigen aggressiven Äußerungen hinreißen ließ. Als der Bekannte ihm darauf sagte, er hätte gar nicht gewußt, wieviel Haß in ihm stecke, man müsse sich ja direkt vor ihm in acht nehmen, geriet der Patient in einen Unruhezustand, ging in eine Kirche, was er lange nicht mehr getan hatte, wollte beten, was ihm aber nicht gelang, weil ihm dauernd in der Vorstellung das entsetzte Gesicht des Bekannten vor Augen stand. Während er sich noch intensiv bemühte, ein Gebet zustande zu bringen, schoß plötzlich die Vorstellung ein: er würde mit einer langen Nadel durch das rechte Auge des Bekannten bis ins Gehirn hineinstoßen. Er bekam entsetzliche Angst und begann seine Hände und Taschen zu überprüfen, ob er im Besitz einer Nadel sei. Seit dieser Zeit bestand die Zwangsvorstellung, anderen mit einer Nadel ins Auge zu stechen und in Reaktion darauf ein Überprüf- und Kontrollzwang. Entscheidend schien dabei gewesen zu sein, daß dem Patienten in der Auseinandersetzung mit einer Beziehungsperson Triebregungen bewußt wurden, die er bisher mit seiner charakterlichen Abwehreinstellung abgewehrt hatte, die ihm nicht bewußt waren. Er konnte sich selbst nun nicht mehr als „so friedfertig" wie vorher ansehen. Er hatte in sich gegenteilige Regungen entdeckt und zwar über die Erfahrung mit einem anderen Menschen, der ihn auf Handlungsvollzüge aufmerksam gemacht hatte, die nach seinem Selbstverständnis in seiner Charakterstruktur nicht existierten.

Mit diesen Hinweisen ist aber die Frage nach der Beziehung von neurotischer Charakterstruktur und Symptom nicht zufriedenstellend beantwortet, zumal das Symptom einmal als unmittelbare Verstärkung neurotischer Charakterzüge anzusehen ist — aus betonter Sauberkeit wird ein Waschzwang, aus betonter Ordnungsliebe ein Ordnungszwang usw. — zum anderen als Einbruch eines, wenn auch isolierten Impulses in die Vorstellungswelt. Bei ausgeprägten zwangsneurotischen Charakterstrukturen gewinnt man den Eindruck, daß der ursprüngliche Triebkonflikt von einem mehrschichtigen Gebäude von gedanklichen und im Verhalten wirksamen Zwangsmechanismen abgeschirmt wird, daß damit eine Aktualisierung des zugrunde liegenden Triebkonfliktes nicht mehr möglich ist und damit eine Symptombildung nicht zustande kommt.

Das zweite Problem, das ich zum Schluß noch kurz erwähnen möchte, betrifft die Frage, ob jede Zwangsneurose auf dem Weg der Regression entstanden ist. Nach meiner Erfahrung kann eine zwangsneurotische Charakterbildung so geartet sein, daß die psychische Organisation, welche die weiteren Entwicklungsschritte und die dazugehörenden Konflikterlebnisse ermöglicht, nicht ausreichend vollzogen wird, so daß auftauchende Konflikte primär anal-sadistischer Art sind. In anderen Fällen ist die zwangsneurotische Charakterstruktur weniger ausgeprägt und ermöglicht eine Weiterentwicklung. Hier kommt es primär zu ödipalen, sekundär über den Weg der Regression zu anal-sadistischen Konflikten. In solchen Fällen gehen der Entstehung der Zwangsneurose in der Regel hysterische und phobische Symptombildungen voraus. Beide Formen stellen der Therapie unterschiedliche Aufgaben.

Literatur:

Abraham, K.: Psychoanalytische Studien zur Charakterbildung. Int. Psa. Verlag Wien 1925. — *Dührssen, A.:* Die Problematik der Zwangsneurose an Hand von Kinderfällen. Prax. Kinderpsych. 3, 1 (1954). — *Fenichel, O.:* Hysterien und Zwangsneurosen. Int. Psa. Verlag Wien 1931. — *Fenichel, O.:* Perversionen, Psychosen, Charakterstörungen. Int. Psa. Verlag Wien 1931. — *Freud, S.:* Über Psychotherapie. Ges. Werke V. — *Freud, S.:* Charakter und Analerotik. Ges. Werke VII. — *Freud, S.:* Die Disposition zur Zwangsneurose. Ges. Werke VIII. — *Kuiper, P. C.:* Die seelischen Krankheiten des Menschen. Huber, Bern 1969. — *Quint, H.:* Über die Zwangsneurose. Vandenhoeck & Ruprecht, Göttingen 1971. — *Reich, W.:* Charakteranalyse. Selbstverlag, Wien 1933. — *Schultz-Hencke, H.:* Lehrbuch der analytischen Psychotherapie. Thieme, Stuttgart 1951. — *Spitz, R.:* Vom Säugling zum Kleinkind. Klett, Stuttgart 1969.

Anschr. d. Verf.: Prof. Dr. *H. Quint*, 53 Bonn, Keltenweg 9

Der Zwang in schicksalsanalytischer Sicht

Von *Werner Huth*

Wer sich näher mit dem Zwang beschäftigt, ohne bereit zu sein, seinen Blick von vorneherein durch die Scheuklappen einer bestimmten Schulmeinung einengen zu lassen, wird alsbald mit einer Fülle von unterschiedlichen, ja oftmals sogar von einander scheinbar widersprechenden Phänomenen konfrontiert. Wie bei einer psychoanalytischen Behandlung wird er gut daran tun, diesen unterschiedlichen Tatsachen zunächst einmal mit gleichbleibender Aufmerksamkeit zu begegnen.

Daß sich durch eine derartige Haltung ein differenziertes Bild ergeben kann, wurde mir klar, unmittelbar nachdem mir in Lindau gesagt wurde, daß ich nächstes Jahr über den Zwang in schicksalsanalytischer Sicht reden solle. Noch hatte ich jene beeindruckenden Kasuistiken im Kopf, aus denen zu ersehen ist, daß es — meist innerhalb von 250—400 Behandlungsstunden — durchaus möglich sein kann, auch schwerkranken Zwangspatienten mittels analytischer Psychotherapie so weit zu helfen, daß es praktisch zu einer Heilung kommt (1), als mich ein bekannter Analytiker ansprach: „Was — über Zwang wollen Sie reden? Ja, behandeln Sie denn solche Fälle? Da kommt doch nichts dabei heraus!" Im gleichen Sinne äußerte sich ein Kollege, der besonders viel Erfahrung mit der Psychotherapie von Schizophrenen hat. Abschließend sagte er: Nein! Zwangskranke nehme er nicht in Behandlung. Die seien ihm zu schwierig und zu aggressiv. Mit Schizophrenen sei die Arbeit vergleichsweise viel einfacher; eine Aussage, die meiner Meinung nach nicht generell, wohl aber bei vielen Fällen gilt.

Die Analytiker stehen mit ihren insgesamt recht unbefriedigenden Behandlungserfolgen bei vielen Zwangskranken, vor allem solchen mit chronischem Verlauf (2), keineswegs allein da. Die Chancen, mittels Psychopharmaka, Elektroschock oder Leukotomie zu helfen, sind gleichfalls nicht besonders gut (3).

Wir haben es aber beim Zwang noch mit einer weiteren Schwierigkeit zu tun, nämlich, daß er zugleich eine psychodynamische und eine genetische Seite hat. Das erkannte bereits Freud. Er stellte die Hypothese von der konstitutionellen Schwäche der Genitalorganisation beim Zwangskranken auf (4), legte im übrigen aber den Schwerpunkt seiner Arbeit auf die Erforschung der Psychodynamik des Zwangs. Dabei sah er, daß der Zwang ein Sekundärphänomen ist, das sich über verschiedene Schritte entwickelt, deren Auftreten er insbesondere in „Hemmung, Symptom und Angst" systematisch schilderte (5).

Seit Freud haben sich, wie mir scheint, unsere Kenntnisse von den *psychodynamischen* Seiten des Zwangs nicht mehr entscheidend erweitert, sondern die meisten Arbeiten bedeuten im Wesentlichen eine Explikation des bereits von ihm Gesehenen[1].

---

[1] Mit dieser Feststellung soll keineswegs ein Urteil über den Wert vieler Veröffentlichungen nach *Freud* ausgesprochen werden. Verschied. Publikationen, auch von Seiten der Neoanalyse (9) oder der Daseinsanalyse, (10) sind für die Erklärung bestimmter Zwangsphänomene von großer Wichtigkeit. Es wäre jedoch übertrieben, wollte man behaupten, daß damit entscheidend jene Erkenntnisdimensionen überschritten worden wären, die *S. Freud* eröffnet hat. Im Gegenteil: *Freuds* Integrationsversuch einer auf die Entwicklung des Zwangs gerichteten Betrachtungsweise mit einer subtilen, vielschichtigen Phänomenanalyse blieb unerreicht.

Anders steht es mit den *genetischen* Aspekten des Zwangs. Sie wurden besonders prägnant von *Edith Zerbin-Rüdin* zusammengestellt. Ich möchte aus ihrer 1953 erschienenen Arbeit (6) folgende Gesichtspunkte aufgreifen und — soweit als nötig — durch andere Tatsachen ergänzen:

1. Unter den Verwandten von Zwangskranken kommen sowohl Schizophrene und Manisch-Depressive als auch Zwangskranke selber vermehrt vor.

2. Seit *Jaspers* (7) und *K. Schneider* (8) können wir zwar das Zwangsphänomen klar definieren. Diese Begriffsklarheit hilft aber leider bei der praktischen Arbeit recht wenig, denn

3. „stilreine" Zwangsneurosen sind recht selten, worauf ein so erfahrener Kliniker wie Rümke (11) mit Recht hinwies. Nicht nur, daß bei der konkreten Diagnosestellung die Abgrenzung des Zwangs von anderen klinischen Krankheitsbildern außerordentlich schwierig sein kann. Dazu kommt, daß fast alle psychiatrischen Erkrankungen Zwangszüge annehmen können, und zwar sowohl simultan als auch sukzessiv. „Simultan" heißt, daß z. B. eine Schizophrenie oder eine Depression Zwangszüge aufweist; das sukzessive Auftreten von Zwang und anderen klinischen Bildern zeigte z. B. *Matussek* am Antagonismus von Zwang und Sucht (12). Ein besonders bekanntgewordener Fall ist in diesem Zusammenhand *Freuds* „Wolfsmann" (13), der später paranoid wurde (14), bis er schließlich trotz des Fortbestehens seiner Symptomatik ein leidlich erträgliches Leben führen konnte (15). Viele derartige Erfahrungen führten dazu, daß aus psychiatrischen Statistiken Fälle mit Zwangszügen um der „Reinheit" des klinischen Bildes willen eliminiert wurden, wodurch leicht ein gegenüber der Wirklichkeit verzerrter Eindruck entstand.

4. Schließlich gibt es auch bis in den Bereich des sog. Normalen hinein Zwangssymptome. Sie bevorzugen bestimmte Altersstufen (16) und sind in ihrer Austragsform stark kulturabhängig (17). Wir kennen allerdings keine Kultur, in der sie sich nicht nachweisen ließen; doch fehlen überall noch auslesefreie Feldstudien, die darüber genauere Aussagen möglich machen würden.

5. Die geschilderten Tatsachen legen nach Frau *Zerbin-Rüdin* den Schluß nahe, daß die Fähigkeit, mit Zwang zu reagieren, ein Merkmal ist, das, wie andere psychische Eigenschaften auch, unter der menschlichen Bevölkerung in kontinuierlicher Variation verteilt vorkommt. Sie vermutet, daß diese Fähigkeit polygen vererbt wird, wobei es zu ihrer Realisierung außer den genetischen Grundlagen noch weiterer Faktoren bedarf.

Die bisherigen Ausführungen sollten zu der Einsicht hinführen, daß wir gute Gründe haben, *sowohl* den psychodynamischen *wie auch* den genetischen Gesichtspunkt bei der Entstehung des Zwangs gleichermaßen als berechtigt anzusehen, wie lückenhaft im übrigen auch die Kenntnisse auf beiden Sektoren noch sein mögen. Offenbar ist die Bereitschaft zum Zwang ein ubiquitäres menschliches Phänomen. Die Psychoanalyse zeigt bestimmte Bedingungen der Möglichkeit des Manifestwerdens dieses Symptoms und kann u. U. mit Hilfe der von ihr entwickelten Therapie die Voraussetzungen dafür schaffen, daß der Zwang wieder zum Verschwinden kommt. Damit ist jedoch der Zwang in seiner Totalität noch nicht erfaßt.

Uns allen fällt es aufgrund der heute üblichen Denkmodelle in unserem Fach meist schwer, das Sowohl-als-Auch der Ursachen des Zwangs zu akzeptieren, wodurch wir leicht zu einem reduktionistischen Entweder-oder-Denken verführt werden, das sich gerne mit der Vokabel „eigentlich" tarnt. Es heißt dann:

eigentlich ist jede Zwangsneurose analytisch heilbar; daß es in vielen Fällen nicht dazu kommt, liegt an prinzipiell überwindbaren äußeren Umständen, z. B. am Widerstand. Oder aber:

eigentlich ist jede Zwangsneurose unheilbar; wenn Psychoanalytiker das Gegenteil behaupten, dann nur, weil sie auf den unbestreitbaren episodischen bzw. phasenhaften Verlauf vieler Zwangsneurosen hereingefallen sind (18). Oder man sagt:

eigentlich läßt sich jede Zwangsneurose psychodynamisch verstehen; die genetischen Befunde sind nur Epiphänomene; bzw. man vertritt die gegenteilige Ansicht, daß der Zwang

eigentlich in der Anlage des Betreffenden vorgegeben liege, während die Aussagen der psychodynamisch eingestellten Psychotherapeuten sich lediglich auf Epiphänomene beziehen.

Ähnlich unbefriedigend wie die genannten Beispiele eines reduktionistischen Entweder-oder-Denkens sind aber auch zweidimensionale Bezugssysteme, wie sie z. B. dem vielzitierten Satz von *Just* zugrunde liegen: „Das Erbgut prädestiniert, die Umwelt realisiert" (19), oder auch *Freuds* Begriff der „Ergänzungsreihe" (20). Das Unbefriedigende liegt darin, daß es sich hier um Schlagworte ohne theoretische oder therapeutische Konsequenzen handelt.

Theoretisch und therapeutisch weiterführend scheint dagegen die Schicksalsanalyse *Lipot Szondis* zu sein (21). Sie geht von einem dreidimensionalen Ansatz aus (22), d. h. sie betrachtet speziell die Einwirkung des Ich auf das Erbe und auf das Trauma etwa entsprechend dem Satz von *A. Huxley:* „Was Du bist, hängt von drei Faktoren ab: was Du geerbt hast, was Deine Umgebung aus Dir machte und was Du in freier Wahl aus Deiner Umgebung und aus Deinem Erbe gemacht hast." (23)

Entscheidend dabei ist aber, daß man hier nicht bei einem schönklingenden Satz stehenbleibt, sondern ihn mit Inhalt erfüllt. Dafür steht ein ganzes Repertoir von Methoden zur Verfügung, die auf den einzelnen Fall angewandt werden, so daß man zum Abwägen der drei Instanzen Ich, Erbe und Umwelt in bezug auf ein einzelnes Schicksal kommen kann. Konkret heißt das, daß sich die Schicksalsanalyse bemüht, die Erforschung der Umweltfaktoren, speziell auch der frühkindlichen, durch eine sorgfältige Erbanalyse zu ergänzen. Die dabei gewonnenen Befunde werden mit der Analyse des Ich in Beziehung gesetzt. Diese Ichanalyse erfolgt einerseits — wie bei der Psychoanalyse — durch die Beobachtung der Abwehrmechanismen während der analytischen Therapie. Dazu tritt aber noch die experimentelle Ichanalyse durch den Szondi-Test.

Ein anderer Fortschritt des sch.a. Ansatzes besteht darin, daß ihm ein dynamisches Konzept zugrunde liegt. Das Gewicht wird hier also stark auf das Kommen und Gehen psychischer Entwicklungen und Erkrankungen gelegt. Auch dieser Gedanke ist an sich nicht neu, sondern wurde z. B. auch von *Karl Menninger* (24) betont. Aber wiederum glauben wir, über den bisherigen Stand der Einsicht hinaus

mit ganz realen Aussagen in bezug auf den je einzelnen Fall aufwarten zu können, was u. U. entscheidende praktische Konsequenzen hat. Es kann nicht Ziel
dieser einführenden Arbeit sein, eine vollständige Übersicht über die sch.a.
Theorie des Zwangs zu bringen[2]. Statt dessen sollen anhand einer gedrängten
Darstellung zweier Fälle einige sch.a. Befunde und Überlegungen zum Zwangsproblem veranschaulicht werden.

Beim ersten Fall handelt es sich um einen 35jährigen Diplompsychologen. Die
Ehe der Eltern wurde geschieden, als der Patient 7 Jahre alt war. Der Vater hei-
ratete kurz nach der Scheidung wieder, verlor aber seine zweite Frau bereits
nach 2 Jahren durch Tod, worauf er eine dritte Ehe mit der Schwester seiner verstorbenen Frau einging. Der leibliche Bruder des Patienten wurde Psychiater.
Ein Halbbruder aus zweiter Ehe kam wegen einer Hebephrenie 3 Jahre lang
in eine psychiatrische Klinik und lebt jetzt als verschrobener, antriebsarmer
Sonderling in primitiven Stellungen. Eine Schwester der Mutter litt an angebo-
renem Schwachsinn, einige ihrer Onkels waren schwere Alkoholiker. Seine ersten
Jahre verlebte der Patient in einer extrem zwanghaften Atmosphäre, die sowohl
vom Vater wie von der Mutter ausging. Eine überwertige Rolle bei der Erziehung
spielte das Thema „Reinlichkeit". Die Tatsache, daß der Patient nachts bis zum
4. Jahr häufig einkotete, führte mitunter zu drakonischen Strafen. Dieses Ein-
koten war oftmals mit lustvollen Träumen verbunden. Hinterher dagegen träumte
er meist von einem schrecklich strafenden anonymen Buhmann.

Nach der Scheidung der Eltern kam der Patient zu seinem Vater, der seinerseits
gleichzeitig zu seinen Eltern zog. Den Bruder steckte man zur Mutter. Die Er-
ziehungsaufgabe beim Patienten übernahmen weitgehend die Großeltern. Nach
dem Tod der Großmutter im Alter von 10 Jahren des Patienten, mußte dieser,
entgegen seinem Willen, wieder zurück zu seiner Mutter.

Erstaunlicherweise entwickelte er sich bis zur Pubertät trotz dieser und anderer
schwerer Belastungen äußerlich leidlich unauffällig. Er war zwar scheu, grüble-
risch und sensibel und litt unter seiner Umgebung. Dennoch fühlte er sich aufs
Ganze gesehen nicht unwohl, hatte Freunde und war ein guter Schüler.

Mit Beginn der verspätet einsetzenden Pubertät, etwa ab dem 17. Lebensjahr,
wandelte er sich im Wesen außerordentlich. Er bekam in zunehmendem Maße
Grübelzwänge und begann, unter Depressionen und Kontaktarmut zu leiden.
Oft verließ er nachmittagelang nicht mehr das Bett, teils wegen seiner Zwänge,
teils aus Depressionen, teils um zu onanieren. Die Schulleistungen verschlechter-
ten sich zusehends, dennoch bestand er mit Mühe und Not das Abitur. Das sich
daran anschließende Psychologiestudium wurde zum Zwecke der Autotherapie
gewählt, trotz quälender Symptome durchgehalten und mit schlechten Noten
abgeschlossen. Nach dem Examen kam für ihn aufgrund seiner Kontaktschwierig-
keiten nur eine Tätigkeit als Graphologe in Frage. Da er davon nicht leben konnte,
arbeitete er nebenher als Bürohilfskraft. Sobald es seine finanziellen Verhältnisse zuließen, ging er zum Psychotherapeuten. Die Behandlung — sie erfolgte bei
einem anthropologisch orientierten Kollegen — scheiterte nach 60 Stunden an der

---

[2] Näher auf die theoretische Auffassung der Sch. A. zum Zwangsproblem geht die Publikation
des Verfassers „Die Zwangsneurose im Lichte der Sch. A." ein (25).

Übertragungsproblematik. Daraufhin unterzog sich der Patient 4½ Jahre lang einer Freudschen Analyse. Ziemlich am Schluß der insgesamt 408 Stunden dauernden Behandlung lernte er ein Mädchen kennen, das vorher mit einem Sadisten liiert war und ihn teilweise in die dabei erlernten Praktiken einführte. Er fühlte sich dadurch sexuell sehr befriedigt, litt aber unter quälenden Eifersuchtsvorstellungen.

Mit der Freundin zusammen unternahm er eine Türkeireise. Auf Drängen eines Händlers rauchten beide dort eine Haschischzigarette. Die Wirkungen bei der Freundin waren nur kurzfristig und schwach, bei ihm traten jedoch stundenlang andauernde heftige Verfolgungsideen auf. Zugleich aber spürte er einen ihm bis dahin unbekannten Ozean von Empfindungen in sich, erlebte sein bisheriges Leben als eine einzige Kette tiefer Symbole und verspürte auf einmal, wieviel Energie er früher verbraucht hatte, um all das zu unterdrücken, was jetzt mit elementarer Wucht nach oben drängte. Er erkannte, daß in seinen Analysen nur ein Bruchteil dessen besprochen worden war, was eigentlich hätte durchgearbeitet werden müssen. Nach dem Haschischgenuß nahmen zunächst seine Zwänge und Depressionen ab, worauf er sich von seiner psychisch schwer gestörten Freundin und auch von seinem Analytiker trennte. Er suchte sich per Zeitungsannonce ein neues Mädchen und meldete sich bei einem Vertreter der Jungschen Schule zur Fortsetzung der Analyse an.

Diese erlebte er zunächst als tiefe Befreiung, weil sie durch das intensive Eingehen auf seine Symbole, die Maltherapie und die größere Aktivität des Therapeuten in einer gewissen Kontinuität mit seiner Haschischaktivität stand. Eine Wandlung trat nach etwa einem halben Jahr Behandlung auf, als er anläßlich eines besonders befriedigenden Beischlafs mit seiner Freundin sadistische Regungen in sich verspürte. Er geriet dadurch in Panik und lief zu seinem Analytiker, der ihn mit der Bemerkung beruhigte, das hänge mit seiner Auseinandersetzung mit der großen Mutter zusammen und mache nichts aus. Diese Einsicht half nur wenige Stunden, dann setzten schlagartig Halluzinationen ein, wobei der Patient die große Mutter aus einem Dreieck auf seiner Brust heraus zu sich reden hörte. Sein Analytiker fand auch dies erfreulich und veranlaßte ihn, diese Erfahrungen zu Hause aufzumalen. Jeder Bleistiftstrich starrte ihn dabei wie etwas Schwarzes aus dem eigenen Inneren an. Als er plötzlich fürchtete, in seinem Ich auseinandergerissen zu werden, suchte er einen Psychiater auf, der ihn in eine Nervenklinik einwies. Dort diagnostizierte man eine paranoide Schizophrenie und gab ihm Psychopharmaka. Nach 2 Monaten waren die Symptome abgeklungen. Im Anschluß an die Entlassung wurde mir der Patient mit der Frage überwiesen, ob weitere Psychotherapie möglich sei.

Produktive schizophrene Symptome bestanden zur Zeit seines ersten Besuchs bei mir nicht mehr. Der Patient grimassierte jedoch heftig, litt unter Gedankenabreißen und wirkte wie in Trance. Der Szonditest wies aus Gründen, auf die noch einzugehen sein wird, auf eine extrem hohe Rückfallgefahr im Falle einer Wiederaufnahme der Analyse hin. Ich erklärte mich daraufhin zu einer lockeren psychotherapeutischen Führung bereit unter der Voraussetzung, daß der Patient weiterhin Medikamente nähme.

Im Verlauf des nächsten Dreivierteljahres war es auf diese Weise möglich, ihn wieder zum Arbeiten und zur Aufnahme gewisser mitmenschlicher Kontakte zu bringen. Aufgrund seines schweren Leidensdrucks stellte er mich schließlich vor die Alternative: intensive Analyse oder Abbruch. Da ich mich zu einer Intensivierung der Behandlung nicht entschließen konnte, ging er zu einer Freudianerin, brach jedoch auch diese Therapie nach einem halben Jahr ab, weil sie keinen Erfolg brachte.

Die nächste Station seines Leidenswegs wurde von einem Diplompsychologen mit abgebrochener Jungscher Ausbildung in Gang gesetzt. Dieser, der im gleichen Amt wie der Patient arbeitete, überzeugte hin, wie gut es für ihn wäre, bei ihm die Analyse fortzuführen. Nach 6 Behandlungsstunden brach der nächste schizophrene Schub aus, der in einer Nervenklinik mit Hilfe von Randolectil abgefangen werden konnte. Seither wird der Patient von einem Nervenarzt mit hohen Dosen von Psychopharmaka behandelt, ist wieder arbeitsfähig, aber immer noch sehr gequält.

Als ich ihn zur Vorbereitung des Lindauer Vortrags zu einer Besprechung zu mir bat, sagte er mir, daß er sich wegen der Rückfallgefahr zu keiner weiteren Psychotherapie mehr entschließen könne. Seine bisherigen Behandlungen sieht der Patient trotzdem als sehr fruchtbar an. Sie hätten zwar keinen Erfolg hinsichtlich der Beseitigung der Symptome gebracht. Er sei aber dadurch lebens- und arbeitsfähiger geworden. Er glaubt, daß sich ohne das Eingreifen der beiden an Jung orientierten Psychotherapeuten die schizophrenen Schübe hätten möglicherweise verhindern lassen. Die seither bei ihm eingetretene schizophrene Wesensänderung schildert er geradezu lehrbuchreif. Wichtig für seine psychische Stabilisierung ist seiner Ansicht nach, daß er sich nicht zu intensiv an Frauen bindet und daß er einen Teil seiner Zeit mit unselbständiger mechanischer Arbeit verbringt. Das würde ihn gleichsam „erden".

Zum Vergleich soll kurz ein zweiter Fall geschildert werden, der scheinbar zahlreiche Parallelen zum ersten zeigt:
Es handelt sich um einen seinerzeit etwa 50jährigen Stenographielehrer, den ich vor mehreren Jahren wegen einer Zwangsneurose in Psychotherapie nahm. Damals mußte er sich täglich mehrere Stunden lang zwanghaft mit der Rekonstruktion seiner Vergangenheit beschäftigen. Außerdem verspürte er den Zwang, jeden Augenblick seines Lebens schriftlich zu fixieren. Auf diese Weise stapelten sich in seiner Wohnung Zehntausende von Blättern persönlicher Aufzeichnungen. Dazu kamen zahlreiche andere Zwänge.

Auch dieser Patient stammt aus einer broken-home-Situation mit vielen Parallelen zum ersten Fall. Allerdings wies hier der Szonditest auf gute Voraussetzungen für eine Analyse hin. Tatsächlich konnte durch 195 Sitzungen innerhalb von $2^{1}/_{2}$ Jahren auf analytischem Weg eine bis heute andauernde Besserung erzielt werden, die einer Heilung gleichkommt.

Besonders gut zum Vergleich geeignet scheint der Fall deswegen, weil der Patient während der Behandlung insgesamt 3mal psycholytisch mit LSD bis 150 Gamma behandelt wurde (26). Warum, so muß man also fragen, wirkte sich bei diesem Mann eine psychotrope Substanz so günstig auf die Heilung aus, während beim anderen Fall eine viel ineffektivere psychotrope Substanz am Anfang der

Katastrophe stand? Vor dem Versuch einer Antwort auf diese Frage bedarf es einiger Vorbemerkungen:

Die beiden Fälle wurden zur Veranschaulichung sch.a. Denkens gebracht, nicht jedoch, um einen weiteren Beitrag zur endlosen Diskussion um die Brauchbarkeit des Szonditests zu liefern. Noch weniger sollte dem namentlich im deutschen Sprachraum verbreiteten Mißverständnis Vorschub geleistet werden, die sch.a. Theorie sei eine von Szondi ad hoc geschaffene, extrem komplizierte Begründung für seinen Test. In Wirklichkeit ist es umgekehrt so, daß der Test lediglich einen Teilbereich des sch.a. Systems darstellt, — an dem sich allerdings die Brauchbarkeit des Szondischen Ansatzes besonders deutlich zeigt —, natürlich vorausgesetzt, daß man damit umgehen kann. Die eigentliche Aufgabe des Szonditests liegt auch nicht darin, Diagnosen zu stellen, zu denen man auch auf dem Weg einer psychiatrischen bzw. tiefenpsychologischen Befunderhebung gelangen kann. Vielmehr will man damit einen Einblick in bestimmte intrapsychische Konstellationen und Kontrollprozesse gewinnen, die der klinischen Beobachtung nicht ohne weiteres zugänglich sind (27). Diese Einsichten sollen alsdann mit den klinischen Befunden in Beziehung gesetzt werden.

Die Erfassung der intrapsychischen Dynamik setzt voraus, daß man sich folgende Fragen stellt:

1. In welchen Bereichen liegen die größten Gefahren des Patienten? In den Bereichen der Sexualität, der Affektivität und des Gewissens, des Ich oder des Kontakts?

2. Welche Schutzmechanismen stehen gegen diese Gefahren bereit, d. h. welche Rolle spielen Sublimierung, Schuld, Zwang und Sozialisierung? Diese lassen sich natürlich nicht mit den Abwehrmechanismen gleichsetzen, sind aber den vier genannten großen Bereichen menschlicher Existenz am spezifischsten zugeornet[3].

3. Sind die Schutzmechanismen den Gefahren adäquat? Nicht jeder Schutzmechanismus schützt nämlich alle Bereiche, — eine Tatsache, die oftmals vergessen wird! Zwang schützt nach sch.a. Ansicht vor allem das Ich, wobei speziell auch die Verschränkung von Verdrängung und Introjektion eine wichtige Rolle spielt. Die anderen symptombildenden Abwehrformen bei der Zwangsneurose hängen meist mit der Introjektion zusammen.

4. Sind die Schutzmechanismen quantitativ ausreichend? Zur Klärung dieser Frage stellt man für jeden der genannten vier Bereiche einen Gefahrenindex auf, der jeweils das Verhältnis von Gefahr- und Schutzvalenzen ausdrückt. Dieses Verhältnis wird sowohl für die beim Betreffenden aktuell ins Spiel gebrachten Kräfte als auch für seine abgespaltenen Möglichkeiten, den sog. Hintergänger, bestimmt.

---

[3] In der Diskussion des Vortrags in Lindau wurde eingewandt, die Sch. A. berücksichtige zu wenig die Tatsache, daß der Zwang in erheblichem Maße der Angstabwehr diene. Hier wird jedoch nach meiner Meinung das Angstphänomen nicht genügend weit hinterfragt. Seit Freud wissen wir, daß „das Ich die eigentliche Angststätte ist" (28), wobei sich das Ich „durch Angstentwicklung vor dem schützt, was es als übermächtige Gefahr wertet." (29) Die Sch. A. teilt diese Ansicht und negiert somit also nicht die Bedeutung der Angst für das Zustandekommen von Zwang, richtet aber ihr Augenmerk auf jene Gefahren, die das Ich dazu veranlassen, mit Zwang zu reagieren.

Betrachtet man mit Hilfe der genannten Methoden die Testprofile der beiden Patienten, dann zeigt sich folgendes:

1. Beide waren insbesondere im Affekt- und im Ichbereich gefährdet. Diese Gefahren wurden jedoch beim Stenographen gut, beim Psychologen schlecht geschützt.

Bei der Bestimmung der Proportionen von Gefahr- und Schutzexistenzen im Szonditest ergaben sich folgende Werte:

Psychologe:

S	P	Sch	C		
4,5	11,0	4,5	1,5		
Subl.	Schuld	Zwang	Sozialisierung	; Gefahrenindex:	2,6
0,5	3,5	4,0	0,5		

Stenographielehrer:

S	P	Sch	C		
3,0	6,5	5,5	2,0		
Subl.	Schuld	Zwang	Sozialisierung	; Gefahrenindex:	1,3
1,0	2,5	9,0	0,5		

Für die Überprüfung dieser Werte bin ich Herrn Dr. Dr. h. c. *Lipot Szondi* sehr dankbar.

2. Im Unterschied zum Stenographen verfügte der Psychologe im Sexualbereich nur über minimale Abwehrmechanismen. Charakteristischerweise kam es gerade von dort her bei ihm zur Auslösung seines ersten schizophrenen Schubs. Außerdem sehen wir, wie richtig seine Beobachtung war, daß er durch eine zu enge Bindung an Frauen extrem gefährdet ist.

3. Die Freudsche Analyse konnte dem Psychologen bei der vorgegebenen Situation zwar nicht entscheidend helfen, war aber insofern durchaus berechtigt, als sie gerade auch den schwächsten Punkt des Systems, die Sexualität, bearbeitete. Die auf Imagination und Individuation abzielende Jungsche Analyse hingegen durchbrach seine schwachen autoprotektiven Möglichkeiten und löste, wie zu erwarten, zweimal einen paranoid-schizophrenen Schub aus[4].

4. Die medikamentöse Therapie und die vom Patienten selber gewählte Lebensform eines zwanghaften Arbeitens schützt diesen tatsächlich. Es fällt auf, daß beide Patienten in ihren Berufen Möglichkeiten wählten, Zwänge gleichsam

---

[4] In der Diskussion des Vortrags wies Herr Dr. *Eschenbach* darauf hin, daß die Jungsche Analyse nicht ausschließlich mit den Methoden der Imagination und Individuation arbeite. Dies ist hier auch nicht das Problem, wohl aber, daß diese — beim konkreten Fall möglicherweise nicht rite angewandten — Methoden entscheidend, aufgrund vorhersagbarer Faktoren, an der Auslösung von zwei schizophrenen Schüben mitwirkten. Insofern ist sein Schicksal ein Beitrag zu der noch weitgehend unbeantworteten Frage nach der strukturabhängigen Wirkung analytischer Technik. (30, 31)

legitim auszuleben, ein Vorgang, den die Sch.A. „Ergotropismus" nennt und bei den verschiedensten Krankheiten gelegentlich intensiv fördert. Bei vielen Zwangsneurosen kommt dem Ergotropismus eine besondere Bedeutung vor allem angesichts der Paradoxie zu, daß häufig nicht die Befreiung vom Zwang, sondern dessen Kanalisierung das erträglichste Schicksal ist.

Der vorgegebene Rahmen läßt es nicht zu, mehr zu geben als einen gedrängten, unvollständigen Einblick in das sch.a. Verständnis des Zwangs. Vor allem mußten die speziellen sch.a. Therapieansätze ausgeklammert werden. Das liegt in der Natur der Sache; denn ein so kompliziertes und auf Integration der verschiedensten Richtungen angelegtes System wie die Sch.A. läßt sich auf engem Raum nicht ausreichend vermitteln. Statt dessen sollen zum Schluß stichpunktartig einige Konsequenzen aus den obigen Ausführungen gezogen werden:

1. Das Phänomen des Zwangs ist so vielgestalt und so vielfach determiniert, daß ihm nur eine genügend umfassende Theorie gerecht zu werden vermag, die die Einsichten sowohl der verschiedenen tiefenpsychologischen Schulen wie auch der klinischen Psychiatrie, einschließlich der Genetik, in sich schließt.

2. Wir kennen heute zwar die verschiedensten Behandlungsarten des Zwangs, wenden dies aber noch zu willkürlich an. Eine Auswahl der jeweils adäquaten Methode sollte aber weder dem Zufall noch ausschließlich den Vorlieben des Therapeuten noch gar seinen ideologischen Voreingenommenheiten überlassen bleiben. Ein derartiges Vorgehen kann, wie der erste Fall zeigte, u. U. beträchtlichen Schaden stiften.

3. Bei der Behandlung von Zwangskranken sollten stärker als heute üblich zwei Fragen auseinandergehalten werden:
einerseits: was muß ich *hier und jetzt* tun, um dem Patienten zu helfen,
andererseits: wird sich die von mir geplante Therapie *auf die Dauer* gesehen günstig oder ungünstig auf ihn auswirken? Kann nicht sogar die für ihn angestrebte neue Existenzform schwerer zu ertragen sein als der Zwang selber, so daß ich diesen dulden muß, wenngleich ich versuchen will, ihn erträglicher zu gestalten? (32)

4. Gerade im Zusammenhang mit dem Zwang sollte man sich an *Freuds* großartiges wissenschaftliches Testament „Die endliche und die unendliche Analyse" (33) erinnern. *Freud* schrieb dort, nur im Falle einer traumatischen Neurose könne man von einer endgültig beendeten Analyse sprechen. In den meisten Fällen hingegen stünden die konstitutionelle Triebstärke und die im Abwehrkampf erworbenen ungünstigen Veränderungen des Ich der Wirkung einer Analyse im Weg. Die Analytiker müßten sich deswegen besonders intensiv mit den konstitutionellen, d. h. hereditären Faktoren in der Ätiologie der Trieb- und Ichstörungen beschäftigen, um Wege zu finden, wie man die Störwirkungen wenigstens vermindern oder umleiten könne (34). Die Psychotherapeuten haben dieses von *Freud* aufgestellte Zukunftsprogramm zu wenig beachtet. Diese Haltung ist weder theoretisch noch therapeutisch vertretbar. Auf die Dauer wird man kaum um *Freuds* Arbeitsvorschlag für die Zukunft herumkommen, so mühevoll er auch ist. Der Zwang, dem ja *Freuds* spezielles Interesse gegolten hat (35), bietet sich dabei als besonders geeignetes Studienobjekt an.

Schrifttum

1 *Quint, H.:* Über die Zwangsneurose, Beiheft zur Zeitschrift f. Psychosomat. Medizin u. Psychoanalyse, Verlag für Med. Psychologie im Verlag Vandenhoek u. Ruprecht, Göttingen 1971. — 2 *Fenichel, O.:* The Psychoanalytic Theory of Neurosis, W. W. Norton Co. Inc., New York 1945. — 3 *Grinshaw, L.:* Erit J. Psychiatr. 111, 1051–1056 (1956), Zit. nach *M. Gerlinghoff* und *D. Schwarz:* Verhaltenstherap. Ansätze zur Behandlung zwangskranker Patienten in der Klinik. Nervenarzt 43, 124–129 (1972). — 4 *Freud, S.:* Hemmung, Symptom und Angst, Ges. Werke XIV S. 143. — 5 *Freud, S.:* Hemmung, Symptom und Angst, Ges. Werke XIV S. 141 ff. — 6 *Zerbin-Rüdin, E.:* Ein Beitrag zur Frage der Zwangskrankheit insbes. ihrer hereditären Beziehungen. Arch. Psychiatr. Z. Neurol. 191, 14–54 (1953). — 7 *Jaspers, K.:* Allg. Psychopathologie, 6. Auflage, S. 111 ff., Springer-Verlag, Berlin–Heidelberg 1953. — 8 *Schneider, K.:* Klinische Psychopathologie, 7. Auflage, Georg Thieme Verlag, Stuttgart. — 9 *Schultz-Hencke, H.:* Der gehemmte Mensch, Entwurf eines Lehrbuchs d. Neo-Psychoanalyse, 2. Auflage, 2. unveränderter Nachdruck, Georg Thieme Verlag, Stuttgart 1967. — 10 *v. Gebsattel, V. E.:* Die Welt der Zwangskranken, Mschr. Psychiatr. 99, 10 (1938). — 11 *Rühmke, H. C.:* Über die Klinik und Psychopathologie der Zwangserscheinungen in: Eine blühende Psychiatrie in Gefahr. Ausgewählte Vorträge und Aufsätze, S. 76–100. Springer-Verlag, Berlin–Heidelberg–New York 1967. — 12 *Matussek, P.:* Zwang und Sucht, Nervenarzt 29, 452–456 (1958). — 13 *Freud, S.:* Aus der Geschichte einer infantilen Neurose. XII, S. 27–157. — 14 *Mack-Brunswick, R.:* Ein Nachtrag zu Freuds „Geschichte einer infantilen Neurose", Inter. Z. Psychoanalyse XV, 1–43 (1929). — 15 The Wolf-Man by the Wolf-Man. Edited, with Notes, An Introduction, and Chapters by Muriel Gardiner. Basic Books, Inc., Publishers, New York 1971. — 16 Nähere Literaturhinweise bei *Eggers, C.:* Zwangszustände u. Schizophrenie, Fchr. Neurol. Bd. 36, 577–589. — 17 *Pfeiffer, W. M.:* Transkulturelle Psychiatrie, Georg Thieme Verlag, Stuttgart. — 18 Literatur bei *K. Ernst, D. H. Kind* u. *M. Rotach-Fuchs,* Ergebnisse d. Verlaufsforschung bei Neurosen, Monographien aus dem Gesamtgebiet d. Neurologie u. Psychiatrie, S. 38–39. Springer-Verlag, Berlin–Heidelberg–New York 1968. — 19 *Just, G.:* Vererbung und Erziehung. S. 16–17. Springer-Verlag, Berlin 1930. — 20 *Freud, S.:* Drei Abhandlungen zur Sexualtheorie, V, S. 141 ff. — 21 *Szondi, L.:* Schicksalsanalyse, 3. Auflage, B. Schwabe u. Co., Basel 1965. — *Szondi, L.:* Lehrbuch d. experimentellen Triebdiagnostik, 3 Bände, 2. Auflage, Hans Huber, Bern 1960. — *Szondi, L.:* Triebpathologie, Hans Huber, Bern 1952. — *Szondi, L.:* Ich-Analyse, Hans Huber, Bern 1956. — *Szondi, L.:* Schicksalsanalytische Therapie, Hans Huber, Bern, 195. 1963. — 22 *Szondi, L.:* Die Dialektik Erbe-Trauma. In Szondiana VII, Beiheft zur Schweiz. Z. Psychol. 51, 16 ff. (1966). — 23 Zitiert nach *Remplein, H.:* Die seel. Entwicklung des Menschen im Kindes- und Jugendalter. VI, S. 128. E. Reinhardt, München–Basel 1958. — 24 *Menninger, K.:* Das Leben als Balance, Piper und Co., München 1968. — 25 demnächst in Szondiana IX, Bericht über das VI. Kolloquium d. Internat. Forsch.-gemeinschaft f. Schicksalspsychologie, Zürich, 28.–30. 8. 1972. — 26 Zur Begründung. *Leuner, H.:* Halluzinogene in der Psychotherapie, Pharmakopsychiatrie, Neuro-Psycho-Pharmakologie. Vol. 4, 333–351 (1971). — 27 *Moser, U.:* Die Projektionstests in der Psychiatrie, Schweiz. Z. Psychol. XXIV, 114–122 (1965). — 28 *Freud, S.:* Hemmung, Symptom und Angst XIV, S. 120. — 29 *Freud, S.:* Aus der Geschichte einer infantilen Neurose. XII, 147. — 30 *Riemann, F.:* Über neurosenspezif. Anwendung d. psychoanalyt. Technik. Psyche VI, 335–350 (1952). — 31 *Whitehorn, J. C.* and *Betz, B. J.:* A Study of Psychotherapeutic, Relationship between Physicians and Schizophrenic Patients Amer. J. Psychiatr. 11, 321–331 (1954). — 32 S. dazu *Eggers, C.* (op. cit.): Zur Frage der Zusammenhänge zw. Zwangsneurose und Schizophrenie sowie *Steiner, U.:* Beitrag zur Diff.diagnose zw. Zwangsneurose und Schizophrenie, Psychiatric, Neurologie u. Med. Psychologie. Z. Forsch. Praxis 8, 1–11 (1956). — 33 *Freud, S.:* Die endliche und die unendliche Analyse XVI, 57–99. — 34 *Freud, S.:* Die endliche und die unendliche Analyse XVI, 64 u. 65. — 35 *Freud, S.:* Hemmung, Symptom und Angst XIV, 142.

Anschr. d. Verf.: Dr. *W. Huth,* 8 München 19, Nördliche Auffahrtsallee 18

Aus der Psychiatrischen Universitätsklinik Basel
(Direktor: Prof. Dr. *P. Kielholz*)

Der allgemeine Umgang mit Zwangskranken in Praxis und Klinik

Von *Felix Labhardt*

Zwangskranken, durch Zwänge gestörten Menschen und Zwangsphänomenen begegnet man häufiger als angenommen, wenn auch meist in maskierter Form. Nicht selten offenbart sich im Zwang ein Bedürfnis — auch des heutigen Menschen — nach magischer Regelung seiner Probleme und Konflikte. Unter diesem Gesichtswinkel ist mitunter auch die Rolle des Arztes zu verstehen, der dem Medizinmann „primitiver" Völker ähnlich den Kranken in magischer Weise zu beschwören, behandeln und heilen versucht. Magische Handlungen und Verhaltensweisen in der täglichen Praxis sind so selbstverständlich, daß sie kaum wahrgenommen werden. Psychologische Teste — etwa der Szenotest — können aber bisweilen die magische Rolle des Arztes in eindrücklicher Weise zur Darstellung bringen (Abb. 1).

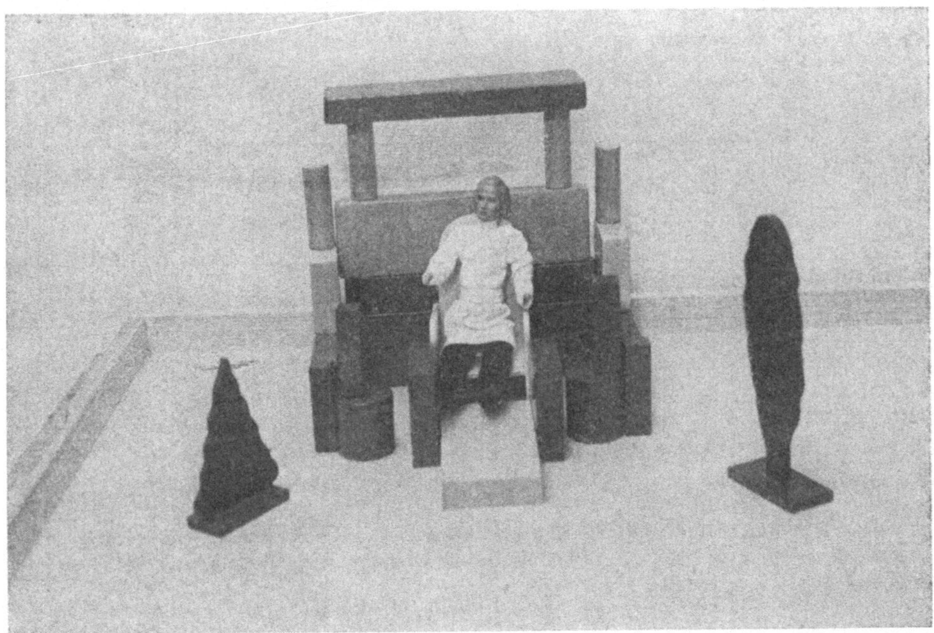

Abb. 1: Magische Arztfigur im Szenotest eines jugendlichen Zwangsneurotikers. Der junge Patient, derzeitig Gymnasiast, aus schwerst belasteten Familien stammend, versucht Insuffizienzgefühle und Kontaktlosigkeit durch äußere Leistung zu ersetzen. In allen Handlungen ist er peinlich genau, unbeschäftigt leidet er unter schwersten Zwängen (Waschzwang, Angst, nach Kot oder Sperma zu riechen, Angst, Mitschüler umbringen zu müssen). Die im Szenotest vorhandene Arztfigur wird mit einer allmächtigen, überintelligenten, aber kontaktlosen, eingemauerten Gottheit identifiziert. Der Patient ermangelt innerer Freiheit. Sein Leben ist, unter magischer Beherrschung stehend, durch Zwang und Angst gekennzeichnet.

Dem Arzt begegnet der Zwangskranke[1] in verschiedenen Erscheinungsformen. Offensichtlich gestörte, „maligne" Zwangskranke oder schwere Zwangsneurotiker sind leidende Menschen. Ihre Grundstimmung ist traurig-depressiv, alles wird unter negativem Vorzeichen gesehen, überall werden Vorbehalte angebracht und ängstliche Befürchtungen geäußert. Mitmenschen und Umwelt gegenüber besteht eine Mißtrauenshaltung, die warmen Kontakt verunmöglicht. Die Motorik ist steif und linkisch. Der unökonomische, durch aufreibende Zwänge beeinträchtigte Lebenslauf führt nicht selten zu seelischer und körperlicher Erschöpfung. Es fehlt jegliche Dynamik und schöpferische Produktivität. Der Zwangskranke tritt an Ort und Stelle.

Viel häufiger sind aber jene Patienten, deren zwangshafte Züge nicht manifest sind und deshalb vom behandelnden Arzt meist auch nicht wahrgenommen werden. Diese verdeckten Zwangsphänomene stellen kaum je ein direktes Behandlungsziel dar, wohl aber beeinflussen sie maßgeblich den Behandlungsvorgang. So wird etwa eine alltägliche vom Allgemeinarzt eingeleitete Behandlung in das zwangshafte Verhalten des Patienten eingebaut. Sie wird zu einem Ritual, peinlich genau durchgeführt und minutiös registriert (Abb. 2). Ebenso können zwangsbedingte Ängste, Vorstellungen und Befürchtungen hemmend auf den Therapieverlauf einwirken.

a	4-5	5-4	5-6	4/5/4	3	2	3	2	2-3	2	1-2	2
b	3/1	1	1	1-2	1	1-2	1-2	2	2	4/2	3/1-2	3
c	1	1	1	1	1	1-2	3	3	3-4	3	2-3	
d	2-3	1-2	1-2	1	1	1	1	1	1	1	1	
e	2-3	1-2	1	1	1	1	1	1	1	1	1	
f	1-2	1	1	1	1	1	1	1	1	1	1	

Die Noten 1-5 drücken das Befinden aus, 1 - beste, 5 - schlechteste.

a = Depression   b = Zittern   c = Schlaf   d = Schwindel   e = Hitze   f = Übelkeit

Abb. 2: Selbstregistrierung eines Krankheitsverlaufes und dessen Therapie durch einen zwanghaften Patienten. Tägliche notenmäßige Beurteilung von Symptomen und Therapieeffekten.

Das Erkennen derartiger zwangshafter Vorgänge ist für den Arzt von grundsätzlicher Bedeutung, da dadurch in der Arzt-Patientenbeziehung entstehende, eine Behandlung störende, Spannungen vermieden werden können. Der Thera-

---

[1] In dieser Arbeit wird der Begriff „Zwangskranke" und „Zwangsgestörte" verwendet, ohne im allgemeinen damit eine Klassifizierung im psychopathologischen Sinne vorzunehmen. Es sind sowohl Träger von zwanghaften Charaktererscheinungen als von eigentlichen Zwangssymptomen (Zwangsideen, Zwangshandlungen) gemeint.

peut lernt die zwangshaften Verhaltensweisen seiner Patienten, denen er üblicherweise mit Unwillen, Gereiztheit oder Aggression begegnet, verstehen und in den Rahmen des gesamten Leidens einordnen. Als Beispiele seien erwähnt: Umständliche Berichte des Patienten über scheinbar unwichtige Krankheitssymptome, für den Arzt unbegründetes Weglassen verschriebener Medikamente aus ängstlichen Vorstellungen heraus, Telefonate zur Kontrolle schon besprochener ärztlicher Therapieanordnungen.

Vielfach verbirgt sich also eine Zwangssymptomatik — zwangshaftes Verhalten, eigentliche Zwangserscheinungen — hinter anderen, für den Arzt augenfälligeren Krankheitserscheinungen, die auch beim Patienten selbst im Vordergrund stehen. Dementsprechend wird auch die Diagnose sich kaum mit den Zwangserscheinungen an sich befassen, sondern mit den folgenden Äußerungen des Patienten:

1. Körperliche Symptome

— Kreislaufsymptome (funktionelle Störungen, Hypertonie, Angina pectoris) Kopfschmerz (Spannungskopfschmerz, Migräne)
— Magen-Darmsymptome (zwanghafte Ehrgeizhaltung von Ulcusträgern, Obstipation mit „analem", d. h. zwanghaft retentivem Charakter)
— Atmungssymptome (Hyperventilationskrisen bei zwanghaften Persönlichkeiten)
— rheumatische Symptome

Die Verflechtungen zwischen körperlichen Erscheinungen und Zwangsphänomenen sind kompliziert und charakterisiert durch spezielle motorische Verhaltensweisen (Steife und Starre der Motorik) einerseits und vegetative Organsymptomatik (sog. „zwangsneurotisches Organsyndrom") andererseits.

Schwidder hat bei den Patienten mit zwangsneurotischer Struktur auf das Vorliegen von Obstipation, Schlafstörungen, funktionellen Herzbeschwerden und Kopfschmerzen hingewiesen, *Zauner* erwähnt das häufige Vorkommen von Atmungs- und Appetitstörungen. *Beck* betont ferner, daß im Falle körperlicher Symptomatik eigentliche Zwangssymptome meist fehlen, daß aber um so deutlicher zwangshafte Charakterzüge festzustellen seien.

2. Depressive und psychotisch-schizophrene Symptome

Depression und Zwang weisen gemeinsame Züge auf, Einengung des Denkens, „Grübelsucht" und düstertraurige, selbstquälerische Verstimmung. Dementsprechend finden sich sowohl bei psychogenen wie endogenen Depressionen häufig Zwangserscheinungen. *Zauner* weist bei Zwangspatienten auf Symptome wie Niedergeschlagenheit, Neigung zu Weinen, Lustlosigkeit und Selbstvorwürfen hin. Periodisch auftretende Zwangserscheinungen sind zuweilen Äquivalente endogener Depressionen.

Eine psychotisch-schizophrene Symptomatik kann in allen Schattierungen von Zwangsphänomenen durchsetzt sein. Die „maligne" Zwangskrankheit muß als „borderline"-case, wenn nicht gar als eigentliche „pseudo-neurotische" Schizophrenie (*Hoch, Kalinowsky, Polantin*) angesehen werden. Bei offensichtlichen Schizophrenien können Zwangsideen, Wahnideen und Halluzinationen nebeneinander bestehen oder laufend ineinander übergehen.

3. Störungen in der Hingabefähigkeit

Die meisten zwangsgestörten Menschen sind zumindest in Teilbereichen ihres Erlebens in der Hingabe gegenüber naturgebundenen triebhaften und affektiven Vorgängen gehemmt. Affektive Starre und Beziehungslosigkeit im zwischenmenschlichen Kontakt, bestenfalls ersetzt durch einen solchen gegenüber einem Ordnungssystem — „Pflichtmensch" — kennzeichnen viele Zwangskranke. Das Vorliegen von Schlaf-, Eß- und Exkretionsstörungen sowie von sexuellen Hemmungen und Abartigkeiten ist deshalb nicht verwunderlich. So fürchten Zwangspatienten, im Schlaf ihre Selbstkontrolle zu verlieren; viel häufiger als angenommen, sind auch bei „normal" erscheinenden Individuen geheim vollzogene Rituale bei den Exkretionsvorgängen.

Ein hochintelligenter, schwer gestörter Zwangskranker kennzeichnete diese Situation treffend mit der Bemerkung: „Es ist schrecklich zu denken, daß hochstehende Wesen, wie Goethe oder Schiller, auch urinieren, stuhlen oder sexuell verkehren mußten."

Derartig maskierte zwangshafte Verhaltensweisen müssen vom Arzt vorsichtig entschleiert werden:

— durch Beobachtung des Patienten.

Verdächtig sind motorische Steifigkeit, Umständlichkeit im Benehmen, ängstlich gefärbte Kontrollen und Selbstbeobachtung, Befürchtungen über ärztliche Weisungen und Anordnungen.

— durch direkte Befragung des Patienten nach Ordnungssinn und Gewissenhaftigkeit, ohne aber auf intime Einzelheiten einzutreten. („Müssen Sie Briefe mehrmals durchlesen", „können Sie Ihren Schreibtisch in Unordnung lassen", „kontrollieren Sie Lichtschalter und Türen", „lieben Sie eine übertriebene Ordnung".) Fragen dieser Art werden im allgemeinen eher beantwortet als solche nach eigentlichen Zwangsideen oder gar Ritualen, die oft streng gehütete Geheimnisse darstellen und deren Offenbarung man nicht erzwingen darf. Zuweilen werden sie bei einer länger dauernden Behandlung auf der Basis gegenseitigen Vertrauens preisgegeben.

— Ein älterer, etwas starrsinniger Patient möchte genaueste Angaben über Dosierung, Nebenerscheinungen und allfällige Gefährlichkeit von Medikamenten. Er berichtet in uferlosen Darstellungen über beobachtete Therapieeffekte und Nebenerscheinungen und Schlafdauer. Telephoniert unzählige Male wegen belangloser Feststellungen und erwartet entsprechende ärztliche Reaktionen. Stereotyp stellt er die Frage, ob dem Arzt keine negativen Auswirkungen der verabreichten Pharmaka bekannt seien.

— Ein muttergebundener, intelligenter junger Mann, der nach mehrmaligem Verschieben endlich das Abitur in einer Privatschule bestanden hat, möchte „alles studieren", Medizin, Sprachen, aber auch Wirtschaftswissenschaft, die in der heutigen Zeit so große Bedeutung besäße. Wohl besucht er verschiedenartige Vorlesungen, erreicht aber kein Ziel und verschiebt dauernd Prüfungen und Examina, da ihn jeweils das nicht zur Diskussion stehende Gebiet besonders interessiert. Bei diesem Patienten wird die Tendenz vieler Zwangsneurotiker sichtbar, eher zu verhandeln als zu handeln.

— Eine noch jüngere perfektionistische Pfarrersfrau gerät in einen Gewissenskonflikt, da sie Mutter von „nur" zwei Kindern ist, ihrer Stellung entsprechend eine „große" Familie für angemessen empfindet. Die sensitive, körperlich zarte Frau leidet seit langem unter zahlreichen psychosomatischen Symptomen und einer Überbeanspruchung als Mutter, Haus- und Pfarrfrau, welche zahlreiche Anlässe in der Gemeinde zu organisieren hat. Trotz verschiedenartiger Bemühungen, auch von gynäkologischer Seite, stellt sich keine weitere Schwangerschaft ein. Die Patientin leidet unter Schuldgefühlen und Zwangsvorstellungen von Säuglingen und Kinderwagen.

– Eine jüngere, selbstunsichere, übergewissenhafte Studentin verlobt sich kurz vor ihrem Abschlußexamen gegen den Willen ihrer sittenstrengen Eltern. Sie befindet sich in einer Konfliktsituation zwischen den Eltern und ihrem Verlobten, der sexuelle Beziehungen mit ihr wünscht. Ihre Schwangerschaftsängste bekämpft sie mittels eines zwangshaften Kontrollsystems über die Einnahme von Antibabypillen. Die Zeiten werden buchstäblich auf die Sekunde genau jeweils in ein Heft eingetragen. Trotzdem bestehen Ängste, die aber schließlich durch psychotherapeutische Betreuung und die Heirat abgebaut werden konnten.

– Ein schon älterer Mann mit einer schweren Zwangskrankheit steht seit langem in einer latenten ehelichen Spannungssituation. Seine Aggressionen entladen sich indirekt in Form eines Rituals, das er selbst oder an seiner Stelle die Ehefrau jeden Abend während etwa 2–3 Stunden durchzuführen haben. Wie in einer Fabrik müssen mit einem Kontrollheft zahllose Gegenstände geprüft werden. In der schriftlich niedergelegten Vorschrift heißt es: „Sollte der Schlüssel stecken, so ist dieser abzuziehen und auf dem Bücherschrank hinter dem Kristall vor dem Sockel der Büste zu deponieren. Die Schreibmaschine auf dem Pult muß mit dem Deckel zugedeckt sein. Der Heizkörper unter dem Pult muß ausgeschaltet und der Stecker muß ausgezogen sein. Zurück in den Gang und durch die nächste Türe in das Badezimmer. Hier müssen alle Wasserhahnen zugedreht sein. Der Kühlschrank soll so belassen werden, wie er angetroffen wird (ein- oder ausgeschaltet). Hingegen muß der Stecker vom elektrischen Rechaud ausgezogen sein und alle Schalter müssen auf Null stehen."

– Ein schizoid-anankastischer Mann im mittleren Alter, verheiratet, Vater von zwei Kindern, sammelt seit Jahren eine Unmenge verschiedenster Gegenstände, die er noch zu gebrauchen gedenkt, insbesondere möchte er für Fahrräder und Gartenartikel einen Schuppen erstellen.

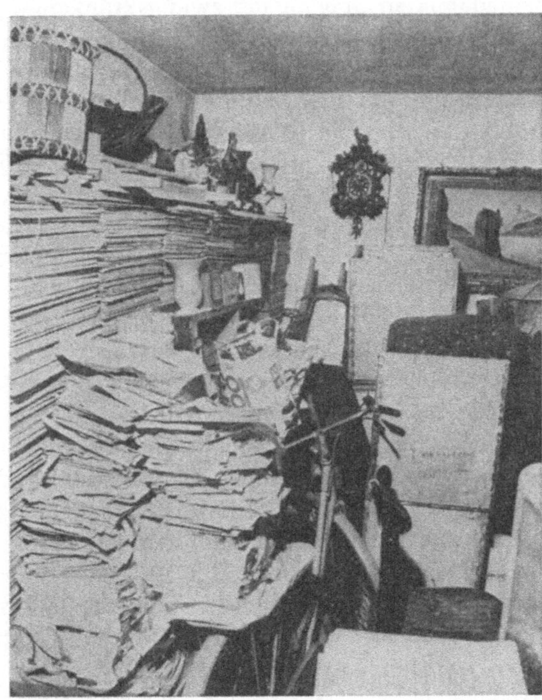

Abb. 3: „Geordnete Unordnung" im Wohnzimmer einer zwangsgestörten Persönlichkeit. Sammeln von Gegenständen, mit denen ein perfektionistisches Ziel angestrebt, aber nie erreicht wird.

Das nötige Material und der dafür bestimmte Inhalt werden gespeichert, aber nie verwendet. Es soll ein perfekter Schuppen entstehen, die zur Erstellung nötige Zeit kann aber nicht aufgebracht werden. Infolgedessen sammeln sich die verschiedenen Materialien (Abb. 3) wohlgeordnet im Wohnzimmer des Patienten. Neben den Brettern finden sich dort Fahrräder, Pneus, Nagelkisten und Gartenwerkzeug; Räumungsversuche der Familienmitglieder werden mit Verstimmung und dunklen Drohungen zurückgewiesen. Das leidige Thema wird zum Tabu. Erst nach klinischer Behandlung und einer sanitätsbehördlichen Verfügung läßt der Patient die Räumung widerwillig über sich ergehen.

Die angeführten Krankheitsschilderungen weisen auf das breite Spektrum zwanghafter Erscheinungen hin, sowohl was deren Schweregrad als auch Auswirkungen anbetrifft. Solche können in Form von Angst, Aggressionen, depressiven, psychotischen oder psychosomatischen Erscheinungen oder als Verhaltensstörungen entäußert werden.

Dabei zeigt sich beim zuletzt zitierten Patienten ein Zerfall der Schutz- und Ordnungsfunktion des Zwangs gegenüber der schon primär innerlich ungeordneten Persönlichkeit. Es kommt zur zwangsbedingten Verwahrlosung, die durch eine „geordnete Unordnung" charakterisiert ist. Das Zwangssystem ist dekompensiert und weder zeit- noch kräftemäßig kann der angestrebte Perfektionismus — im zitierten Fall die makellose Erstellung eines Schuppens — durchgehalten werden. Der Ordnungsfanatiker wird zur Unordnung verdammt.

Die Kenntnis der geschilderten Zwangsphänomene, ihrer Vorder- und Hintergründe ist für einen adäquaten Umgang mit zwangskranken Menschen nötig. Um einen konkreten Begriff von der Bedeutung allfälliger Zwangserscheinungen oder äquivalenter Äußerungen zu erhalten, ist die Einordnung eines bestimmten Symptoms in die Gesamtpersönlichkeit anzustreben.

Grundsätzlich sollten emotionelle Störungen frühzeitig erkannt werden, was leider in der täglichen Praxis durch zu einseitige Avisierung organischer Befunde nicht immer der Fall ist. Eine primäre positive „emotionelle Diagnostik" *(Labhardt)* ist bei entsprechender Ausbildung und Erfahrung des Arztes leicht möglich. Sie bietet bei aller Vorsicht gegenüber allfällig organischen Veränderungen die einzige Gewähr, seelische Krankheitszustände nicht über Jahre hin zu verschleppen und eine rechtzeitige sinnvolle Behandlung der emotionalen Störungen einzuleiten. Zahllose Patienten, bei denen ein solches Vorgehen unterlassen wird, wandern im Verlaufe von Jahren unter verschiedensten Diagnosen von Arzt zu Arzt, ohne daß sich an ihren Leiden Wesentliches ändern würde.

Bei der Diagnostik emotionaler Störungen werden die geäußerten psychischen und somatischen Symptome (Zwang, Angst, Depression, psychosomatische Erscheinungen) einerseits, die Situation der betroffenen Persönlichkeit und ihrer Umwelt (Anlage, Entwicklung, Konfliktsituationen, familiäre und gesellschaftliche Störungen) andererseits verwendet (Abb. 4). Dabei werden freilich nicht immer alle Hintergründe klar gesehen werden können, da sich möglicherweise die erkrankte Person bewußt oder unbewußt hinter ihren Symptomen verschanzt.

— Eine noch jüngere (35jährige) Patientin meldet sich wegen plötzlich auftretender „Herzanfälle" bei ihrem Hausarzt. Sie klagt über Tachykardie, Beklemmungsgefühle und unbestimmte Angst während der Krisen. Auch außerhalb derselben ist sie eher ängstlich. Bei der Anamneseerhebung lassen sich weitere Symptome eruieren: Migräneartige Kopfschmerzen, häufige Magenbeschwerden, gelegentlich auftretende depressive Verstimmungen, pedantische

Ordnungsliebe und während mehrerer Monate nach der Geburt ihres bisher einzigen Kindes eigenartige Zwangsideen und Handlungen (Zählzwänge, Vermeidungszwang auf Grenzstreifen von Bodenbelägen zu treten). Aus der schrittweise erhobenen Lebensgeschichte ergibt sich, daß die Patientin als Kind unter pavor nocturnus litt und daß sie sich vor ihrem Vater ängstigte, von dem sie glaubte, daß er ihre Geschwister bevorzuge. Ihre Mutter, selbst ängstlich und scheu, habe sie frühzeitig verloren. Gegenwärtig ist die Kranke mit einem um 15 Jahre älteren Mann verheiratet, der sie auch vor Augen des Arztes als kleines Kind behandelt und kaum zu Wort kommen läßt. Ohne auf eine Interpretation der geschilderten Verhältnisse einzugehen, müssen sowohl die geäußerten Symptome und das Verhalten der Patientin als auch ihre Lebensumstände in einem Gesamtzusammenhang gesehen werden, in den auch die verschiedenen Einzelerscheinungen (pedantisches Verhalten, Ordnungsliebe, Zwangsideen und Handlungen) zu stellen sind.

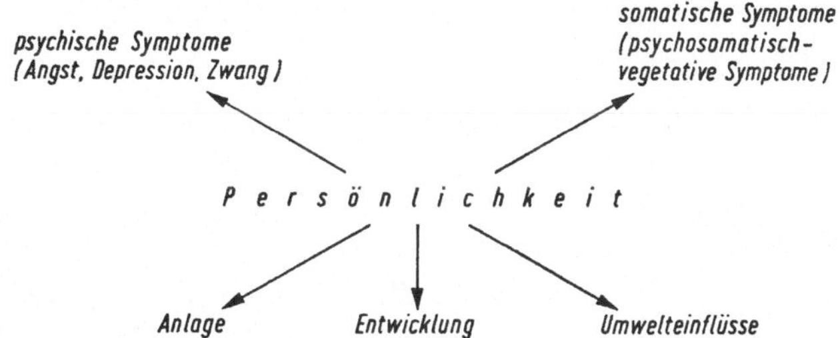

Abb. 4: Primäre, positive emotionale Diagnostik. Die vom Patienten geäußerten psychischen und körperlichen Symptome sind in einen gegenseitigen Zusammenhang zu stellen und mit der Gesamtpersönlichkeit, ihrem Erleben und den auf sie wirkenden Umwelteinflüssen in Zusammenhang zu bringen.

In vielen Fällen bleibt die Beziehung von Zwangserscheinungen wie auch anderer emotionaler Symptome zum Erleben des Kranken undurchsichtig. Sie muß in der Arzt–Patientenbeziehung langsam erarbeitet werden („was bedeutet Ihre übermäßige Ordnungsliebe", „Was passiert, wenn Sie Ihren Kontrollzwängen nicht mehr nachgehen können", „Sehen Sie einen Zusammenhang zwischen diesen Erscheinungen und gewissen Spannungssituationen in Ihrem Leben"). Das vom Arzt erkannte Zwangsphänomen muß „lokalisiert" werden in bezug auf Schweregrad, Art des vorliegenden Leidens sowie seine Beziehung zum Erleben des Kranken.

Insbesondere müssen beurteilt werden:
— Liegen Zwangscharakter oder Zwangssymptom vor?
— Ist die Störung transitorisch oder permanent?
— Unter welchen Umständen und in welcher Form ist sie aufgetreten? Zuweilen können Zwangserscheinungen akut einsetzen, wenn auch meist auf vorbereitetem Terrain.

— Eine junge und von jeher übergewissenhafte Frau in konfliktreicher Ehe verabreicht ihrem kürzlich geborenen Kind die Schoppenflasche. Plötzlich befällt sie die Zwangsidee, daß giftige Chemikalien, die sich von ihrer früheren Tätigkeit als Laborantin noch an ihren Händen befänden, die Schoppenmilch verunreinigen und ihr Kind in Lebensgefahr bringen würden. Durch schwerste Waschzwänge kann die Angst beseitigt werden. Während mehrerer Wochen wird die Patientin fast minütlich von diesen plötzlich in Erscheinung getretenen Zwangsgedanken und Handlungen gequält. Der Hintergrund der Symptome ist an dieser Stelle lediglich angedeutet und liegt in der zwanghaften Charakterstruktur der Kranken einerseits, in einer akuten Konfliktsituation andererseits.

- Ist das Symptom kompensiert oder zeigen sich Dekompensationserscheinungen (medizinischer Art: psychosomatische, depressive, psychotische Störungen; sozialer Art: zwangsbedingte Dekompensation mit Verwahrlosung, Unordnung und Abkapselung)?
- Ist eine das Symptom motivierende Krankheit zu erkennen (psychosomatischer, psychotischer oder hirnorganischer Art)?
- Ist das Symptom aus der emotionalen Situation des Trägers zu erklären (erzieherische, eheliche, familiäre oder berufliche Konfliktsituation, Arbeitsverhältnisse, sozialbedingte Einflüsse)?

Die *allgemeine Therapie* zwangsgestörter Patienten, die zumindest teilweise auch in die Domäne des praktischen Arztes gehört, kann durch folgende Richtlinien charakterisiert werden:

1. *Psychologisches Krankheitsverständnis gegenüber dem zwangsgestörten Patienten*

- Der Zwangsgestörte soll ernst genommen und nicht mit bagatellisierenden Ratschlägen abgefertigt werden. („Sich mehr gehen lassen", „weniger tragisch nehmen"). Nicht selten liegt der Behandlungsgrund in der Unfähigkeit des Patienten, auf Forderungen seiner Umwelt einzugehen.

Ein häufig zu beobachtendes Beispiel ist eine nozive Ehesituation zwischen einem unproblematischen, draufgängerischen Ehemann, dem alles selbstverständlich erscheint, und einer gehemmten, sensitiven, zwangshaften Frau, die überall Probleme und Schwierigkeiten sieht. Oft resultiert aus einer solchen Situation eine gegenseitige Tyrannis: Befehle und Vorschriften von seiten des Mannes, Nörgelei, hypochondrisches Jammern und zwanghafte Übergewißheit der Frau.

- Der Zwangsgestörte darf nicht überfordert werden. Sowohl autoritäre Befehle wie therapeutisch gemeinte Aufforderungen, auf Zwänge zu verzichten, bringen den Patienten in schwere Gewissensnot. Der Therapeut sollte sich viel mehr die Frage stellen, warum der Kranke nicht in der Lage ist, seinen Zwang abzulegen.
- Die Befürchtungen des Zwangskranken sollten verständnisvoll angehört und nicht minimisiert werden („das ist doch alles nicht so schlimm", „das bilden Sie sich nur ein"). Durch die Möglichkeit einer Aussprache können Phantasien, die zuweilen hinter Zwangsphänomenen verborgen sind, bewußt gemacht werden.

- Ein zwangshaft-hypochondrischer Arzt fürchtet ständig, an einem Herzinfarkt erkrankt zu sein. Scheinbar entsprechende Symptome bestärken seine Auffassung. Infolgedessen kontrolliert er nicht nur Puls und Herzaktion, sondern fertigt fast täglich Elektrokardiogramme von sich selbst an, die keinen organischen Befund ergeben. Hier wäre es wichtig, die den objektiven Feststellungen widersprechenden Krankheitsphantasien und Motivationen kennenzulernen.

- Das Zwangsverhalten des Patienten wird zur Therapie verwendet (Zwangstransformation). Seine anankastischen Tendenzen werden nutzbringend in berufliche, beschäftigungstherapeutische oder sportliche Tätigkeiten umgewandelt. Ordnungs- und Leistungsprinzip werden auf Arbeiten übertragen, bei denen exakte Ausführung und Genauigkeit nötig sind. Der Zwang wird dadurch dem Leerlauf entzogen, das Selbstvertrauen des Kranken wächst.

— Abbau von Zwängen und Zwangsverhalten unter Kontrolle (Zwangsreduktion). Die bloße Forderung nach Reduktion von Zwangsverhalten löst beim Patienten meist Schuldgefühle, Angst oder Depression aus, wobei nicht selten Suicidgefahr auftritt. Eine Zwangsverminderung kann nur dann gefordert werden, wenn sich diese auf ein kleines „Revier" beschränkt und das Gewissen des Patienten durch die Autorität des Therapeuten entlastet wird. Unter dessen Anleitung kann unter Umständen eine Reduktion eines Zwanges vorgenommen werden, wobei etwa eine schriftliche Kontrolle der Zwangsverminderung und -Veränderung pro Tag vorgenommen wird. Entlastend wirkt zuweilen auch die vorsätzliche Absolvierung eines Zwanges (befohlener Wasch- oder Zählzwang, wobei dem Symptom die sich sonst damit verbundenen masochistischen Tendenzen entzogen werden.

— Ein schwerst alterierter Medizinstudent wurde in seiner Examensvorbereitung durch die Zwangsidee beeinträchtigt, es sei sinnlos, Medizin zu studieren, da nächstens das Jüngste Gericht käme und es danach keine Kranken mehr gäbe. In typischer Weise realisiert der Patient den Unsinn seiner Idee, konnte aber dennoch nicht davon ablassen, ihr nachzugrübeln. Zu einer Besserung führte ein strikt vorgeschriebenes Lernprogramm beschränkten Inhaltes, mit definitivem Ziel und zeitlichen Limiten. Offensichtlich verbargen sich hinter der Zwangsidee Verantwortungsängste gegenüber der späteren Arztrolle.

— Ein anderer jugendlicher Patient leidet unter der stundenlang ihn verfolgenden Zwangsangst, mit seinem Motorroller, ohne es zu bemerken, einen Unfall verursacht zu haben. Auf Empfehlung des Therapeuten suchte der Patient wiederholt den Schauplatz des vermeintlichen Ereignisses auf, was zu deutlicher Verminderung der inneren Spannung führte. In diesem Zusammenhang sei auch auf die von *Göppert* erwähnte Beziehung von Zwangssymptom und ausgebliebener Wahrnehmung hingewiesen.

Von besonderem Interesse ist die allgemeine und individuelle Feststellung von Situationen, in denen der üblicherweise ausgeübte Zwang wegfällt. Solche bestehen, wie *Göppert* und *Walter* festgestellt haben, in einer Fixation äußerer Ordnung (unvermeidliche äußere Zwangslage, Krisen- und lebensbedrohliche Situation) oder im Durchbruch einer im Zwang enthaltenen Aggression. Als zwangsvermindernd kann auch die Einordnung in eine Gruppe erlebt werden, die kollektiv eine Verantwortung übernimmt.

Ein Patient, der schwersten Zwangsritualen unterworfen ist, fühlt sich beim Autofahren frei, um so mehr je höher die Geschwindigkeit des Fahrzeuges.

Eine Frau verliert Zwänge und Phobien, als es zur offenen Auseinandersetzung mit ihrem Mann kommt, dem sie sich bisher vorbehaltlos untergeordnet hat.

2. Spezielle — nicht vorwiegend tiefenpsychologisch orientierte — Behandlungsverfahren

— **Kontinuierliche Arzt–Patientenbeziehung** mit Aussprachemöglichkeiten und eventueller unterstützender medikamentöser Therapie mit Psychopharmaka. Der meist primär mißtrauische Zwangskranke gewinnt Vertrauen und wird in der entlastenden kommunikativen Situation zum Abbau gewisser Zwangsphänomene fähig.

— **Als spezialärztliches therapeutisches Verfahren** hat die *paradoxe Intention* nach *Frankl* in der Behandlung von Phobien und Zwangsphänomenen Beachtung erfahren. *Gerz* berichtet über Erfolge bei schweren Zwangsneurosen. Unsystematisch verwendet kann die paradoxe Intention in der Allgemeinbehandlung des Zwangskranken wohl gelegentlich entspannend wirken, nicht aber zu einer durchschlagenden Besserung führen. Vor kritikloser Verwendung muß dagegen gewarnt werden.

— *Autogenes Training* nach *Schultz* ist in seiner Wirkung auf Zwangsphänomene unterschiedlich zu bewerten. Der Möglichkeit zu körperlich-muskulärer und vegetativer Entspannung und zu regressiver Ruheeinstellung stehen Ängste des sich Selbst-überlassen-Seins und oft ein der Entspannungsmethode widersprechender Leistungsperfektionismus vieler Patienten gegenüber. Zwangsgestörte versuchen im autogenen Training „vorschriftsgemäß" zu handeln und induzieren dadurch — unfähig, sich gehenzulassen — neue, unerwünschte Spannungen.

Die Möglichkeiten des autogenen Trainings hängen weitgehend vom Schweregrad der zugrunde liegenden Zwangsstörung ab. So kann Selbstfeststellung körperlichen Gespanntseins zum Ausgangspunkt therapeutischen Fortschritts werden. Umgekehrt verunmöglichen plötzlich ausbrechende Angstzustände den geregelten Ablauf des Trainings.

— Als „*Ausdruckstherapien*" können verschiedene Methoden bezeichnet werden, die dem Zwangskranken Möglichkeit zu psychischer oder körperlicher Entlastung verschaffen. Diese zur Behandlung von Zwangsstörungen wertvollen und meist einfach anzuwendenden Methoden sind verschiedenartig.

Zu erwähnen sind die therapeutische Durchführung gewisser projektiver Testmethoden (Szeno-Test, TAT-Test), die Methode der Dereflexion nach *Furrer* (Verbalisierung im Zeichnen und Kritzeln), die Gestaltungstherapie (Formen, Kneten, Malen) sowie Gymnastik und sportliche Betätigung, die sowohl in somatisch-vegetativer wie in psychischer Hinsicht Erleichterung verschaffen (*Steinbach*) durch muskuläre Lockerung, vermehrte Durchblutung, Angstreduktion, und Steigerung des Selbstwertgefühls.

Die Effekte der genannten Therapien bestehen in der Absolvierung ordnender Programme, im Erzielen mitmenschlicher Kommunikation sowie in der freien Entäußerung zwanghafter oder hintergründig regressiver und aggressiver Tendenzen.

So verwendet eine Patientin mit einer schweren Zwangskrankheit zunächst stereotyp anankastische Bildmotive (verschiedenartige Farbkreise), während sie im Laufe der Zeit anspruchslos infantil anmutende Wald- und Berglandschaften zu produzieren beginnt.

— Die *Psychopharmakotherapie* zwangsgestörter Patienten (*Kielholz*) zeigt uneinheitliches Gepräge. Ihre Wirksamkeit ist beschränkt und von der Art des vorliegenden Krankheitszustandes abhängig. Immerhin ist es nicht unmöglich, gewisse Zwangszustände günstig zu beeinflussen und zuweilen einen Circulus vitiosus zwischen Angst, Zwang und vegetativem Symptom zu unterbrechen.

Diagnostischer Stellenwert und psychologische Bedeutung eines Zwangssymptomes sollten vor Beginn einer Behandlung mit Psychopharmaka festgestellt werden. Dadurch ergibt sich auch die Wahl der jeweilen zur Behandlung zu verwendenden Substanzen: Antidepressiva bei depressivem Hintergrund (durch Zwangssymptomatik gekennzeichnete psychogene, endogene und involutive Depressionen). Neuroleptika bei psychotischen Zwangsphänomenen, Tranquilizer bei vegetativen Erschöpfungszuständen mit Zwangssymptomatik.

– Eine von jeher scrupulöse und schwernehmerische, etwas über 50jährige Patientin entwickelt im Zusammenhang mit einer persönlichen Konfliktsituation und im Anschluß an die Operation einer Analfissur ein depressiv-anankastisches Zustandsbild: Depressive Grundstimmung, phobische Angst vor spitzen Gegenständen (Scherben, Nadeln, Nägeln), von denen sie befürchtet, sie würden in den Körper eindringen. Da sie auch im Essen und Trinken Splitter von Tellern und Gläsern wähnt, verweigert sie zeitweise die Nahrung, was zu starkem Gewichtsverlust führt. Ein extremer Waschzwang stellt sich ein. Intensive Behandlung mit Neuroleptika und Antidepressiva führt zur raschen Besserung. Unter neuen Belastungen stellen sich weiter depressive Zustände, jedoch jetzt ohne wesentliche Zwangssymptomatik ein. Pharmakotherapie, kombiniert mit konfliktbesprechender Psychotherapie, führte jeweils zur raschen Besserung der als Involutionsdepression zu bezeichnenden Störung.

Die „maligne" Zwangskrankheit ist durch Psychopharmaka – wie auch durch andere therapeutische Methoden – kaum mehr als symptomatisch zu beeinflussen (Dämpfung von Angst und innerer Spannung bei meist erhaltenen Zwängen). Grundsätzlich ist aber auch auf die Mobilisierung latenter Angst bei Pharmakotherapie hinzuweisen (Angst vor Kontrollverlust und vor Unfähigkeit, den Zwang auszuüben).

– Die *Hospitalisierung* zwangskranker Patienten ist nur in schweren Fällen einzuleiten. Sie stößt auf seiten des Patienten meist auf Widerstand, der durch ängstliche Phantasien und Befürchtungen über den Abbau der scheinbar Sicherheit spendenden Zwänge motiviert ist. Eine positive Gestaltung der Hospitalisation kann nur durch konsequente Durchführung eines fast pausenlosen therapeutischen Programms möglich werden.

Entscheidend beeinflußt wird die Therapie des Zwangskranken vor allem auch durch das Arzt–Patientenverhältnis selbst. Ärztliche Fehlhaltungen begünstigen jene des Patienten. Anankastisch veranlagte Ärzte werden sich zu rasch mit ihren Patienten identifizieren und dadurch zu deren Verängstigung beitragen. Unsicherheit, übermäßige Vorsicht und ärztliche „Zwangsrituale" (unindizierte Kontrolluntersuchungen zur scheinbaren Beruhigung von Arzt und Patient) stellen die von Zwangskranken geforderte Sicherung durch die ärztliche Autorität ernsthaft in Frage. Es entwickelt sich ein unfruchtbares neurotisches Wechselspiel mit gegenseitigem Agieren: Ängstliche Symptomäußerung des Patienten wird mit sofortiger, aber oft unnötiger Kontrollreaktion des Arztes beantwortet. Ebensosehr bedeutet ein zu forscher, die Probleme des Patienten negierender Therapeut eine Gefahr. Er wird die Symptome und die ängstliche Einstellung des Zwangskranken zu verharmlosen oder gar ins Lächerliche zu ziehen versuchen. Dadurch ist auch er nicht in der Lage zu helfen.

Arzt und Patient sind in der heutigen Zeit mehr denn je gemeinsam in ein gesellschaftliches System eingespannt, das ihr Denken und Handeln maßgeblich beeinflußt. Charakteristisch sind dabei die in den letzten Jahren sich ändernden Normen, welche Unsicherheit und Ambivalenz erzeugen. Am Beispiel des Zwanges ist diese Problematik besonders deutlich zu erkennen: Wie weit ist Zwang überhaupt krankhaft und damit behandlungsbedürftig? Zunächst spielen die einer jeweiligen ethischen Gemeinschaft zugehörigen biologischen, soziologischen, temperaments- und rassenbedingten Normen eine wesentliche Rolle. Wir sprechen von „deutscher Gründlichkeit" und „schweizerischer Sauberkeit" und beinhalten gewisse natürliche zwangshafte Züge der entsprechenden Landesbewohner. Umgekehrt drückt sich nichtanankastische Lebenseinstellung romanischer Völker im französischen „laisser aller" und im italienischen „dolce far niente" aus. Abgesehen von diesen ethnischen Eigenarten können aber in der heutigen Gesellschaft Tendenzen festgestellt werden, bisher bestehende Zwänge zu lockern, andererseits neue Zwangshaltungen zu errichten. Noch vor wenigen Jahren hätte ein wohlerzogenes „artiges" Kind als Ausbund normalen menschlichen Verhaltens gegolten, während es heute als neurotisch-gehemmt und somit als abnorm und behandlungsbedürftig angesehen wird. Andererseits ist der Produktions- und Leistungsperfektionismus, der auch die heutige Medizin erfaßt, Ausdruck neuartiger zwanghafter Einstellung im heutigen Leben. Das damit verbundene Prinzip, alles erreichen, herstellen und regeln zu wollen, deutet auf die für Zwangsverhalten typische mangelnde Hingabefähigkeit gegenüber natürlichen und naturgebundenen Vorgängen hin. Entsprechende Dekompensationserscheinungen, wie sie für Einzelfälle beschrieben wurden, sind dementsprechend auch in unserer Gesellschaft nicht ausgeblieben. So ist die bedrohliche Umweltverschmutzung als Dekompensations- und Verwahrlosungssymptom einer zu perfektionistischen Leistungsfehlhaltung zu deuten.

Ähnliches vollzieht sich im medizinisch-hygienischen Bereich: Trotz einer aufs äußerste technisierten und automatisierten Medizin, vollkommensten Spitalbauten und tadellos funktionierenden Sicherungs- und Versicherungssystemen, mehren sich moderne „Zivilisationskrankheiten", wie wir sie ebenfalls im Individualfall bei zwangsgestörten Patienten kennengelernt haben. Die mit allen Mitteln vorangetriebene Bekämpfung des Todes, der beinahe nur noch als unangenehmste Nebenerscheinung des selbstverständlich gewordenen Lebens angesehen und entsprechend tabuiert wird, mobilisiert schwerste Ängste und abwehrende Zwänge.

Strauss schrieb bereits 1938 zur Einstellung gegenüber dem Problem des Todes: „In unserer Zeit gehören die Krankenhäuser zu den großartigsten Profanbauten. In ihrer inneren Einrichtung ist alles dazu angetan, den Gedanken an Krankheit und Tod zu vertuschen. In diesen Hallen, Gängen und Zimmern könnte man glauben, man sei in heiteren, festlichen Räumen. Das „memento mori" ist überall nach Kräften ausgemerzt.

Wie der einzelne Zwangskranke ist auch die heutige Gesellschaft durch affektive Kälte, Starre und Leere gekennzeichnet. Hintergründig ballen sich allerdings gewaltige Emotionen zusammen.

Dem Arzt werden in dieser Situation neue verantwortungsvolle Aufgaben obliegen. Eine aktive Stellungnahme gegenüber diesen Problemen des heutigen Lebens wird von ihm gefordert, bedingt aber tiefen Einblick in neuartige Krankheitsquellen, die ebensosehr im Einzelmenschen wie in unserer Gesellschaft liegen. In verbindlicher Weise wird der Arzt sich darüber aussprechen und urteilen müssen, wo Zwang bei Individuum und Gesellschaft ins Krankhafte übergeht oder wo er als Verpflichtung und Ausdruck inneren Verantwortungsbewußtseins als freigewählte menschliche Haltung dem Fortschritt und der Reifung unseres Geschlechtes dient.

Zusammenfassung

Zunächst werden die typischen Züge des Zwangskranken beschrieben, die sich je nach Krankheitsart und Krankheitsgrad in verschiedener Weise darbieten können. Dem praktischen Arzt zeigt sich der zwangsgestörte Patient oft nur in maskierter Form, wobei im Vordergrund somatische, depressive und psychotische Symptome und eine Störung der Hingabefähigkeit stehen. Diagnostische Möglichkeiten, insbesondere die positive Diagnostik emotionaler Störungen, werden aufgezeigt. In der allgemeinen Therapie und im Umgang mit dem Zwangsgestörten wird vor allem gutes psychologisches Krankheitsverständnis gefordert: Ernstnehmen des Kranken, keine Überforderung oder Bagatellisierung. Möglichkeiten der Zwangsumwandlung und -Reduktion werden geschildert sowie verschiedene spezielle, nicht tiefenpsychologische Therapiearten (Arzt–Patienten-Beziehung, paradoxe Intention, autogenes Training, Ausdruckstherapie, Psychopharmakotherapie, Hospitalisierung) in ihrer Wirkung diskutiert. Von großer Bedeutung ist auch die Persönlichkeit des Arztes. Abschließend wird auf die Bedeutung des Zwangsphänomens in der heutigen Kultur, Gesellschaft und Medizin hingewiesen. Dabei erscheinen die Grenzen zwischen gesund und krank verwischt.

Schrifttum

Beck, D.: Zwangserscheinungen bei funktionellen und psychosomatischen Erkrankungen. Referat 22. Lindauer Psychotherapiewochen 1972. — *Frankl, V.:* Grundriß der Existenzanalyse und Logotherapie, Handbuch der Neurosenlehre und Psychotherapie Band III, 663. Urban und Schwarzenberg, München–Berlin 1959. — *Furrer, W.:* Neue Wege zum Unbewußten, S. 226. Hans Huber Verlag, Bern–Stuttgart–Wien 1970. — *Göppert, H.:* Zwang und Zwangsneurose. Z. Psychother. Psychol. 14, 87 (1964). — *Göppert, H.:* Phänomenologie und Prognose der Zwangskrankheit. Z. psychosom. Med. 12, 111 (1966). — *Hoch, H. und L. Kalinowsky:* Schockbehandlungen, Psychochirurgie und andere somatische Behandlungsverfahren in der Psychiatrie. Hans Huber Verlag, Bern–Stuttgart 1952. — *Hoch, H. und P. Polantin:* Pseudoneurotic forms schizophrenia. Psychiatric Quart. 23, 248 (1949). — *Kielholz, P. und Mitarb.:* Psychiatrische Pharmakotherapie in Klinik und Praxis, S. 101, 128. Hans Huber Verlag, Bern–Stuttgart 1965. — *Labhardt, F.:* Das Erkennen emotionalen Krankheitsgeschehens. Psychosomatische Medizin 1/2, (1968/69). — *Schultz, J. M.:* Das autogene Training. Georg Thieme Verlag, Stuttgart 1953. — *Schwidder, W.:* Grundsätzliches zur Entstehung psychosomatischer Krankheitssymptome. Z. Psychosom. Med. 5, 238 (1958/59). — *Steinbach, M.:* Über den Einfluß von sportlichen Übungen auf vegetative Störungen. Z. psychosom. Med. 12, 131 (1966). — *Strauss, E.:* Ein Beitrag zur Pathologie der Zwangserscheinungen Mschr. Psych. Neur. 98/2, 61 (1938). — *Walter, K.:* Zur Psychopharmakologie von Zwangsphänomenen. Nervenarzt 26, 407 (1955). — *Zauner, J.:* Zwangsstruktur und Organsymptomatik. Z. psychosom. Med. 10, 169 (1964).

Aus der Abteilung für Psychotherapie der Universität Ulm (Leiter: Prof. Dr. med. *H. Thomä*)

Über die Psychotherapie von Zwangssyndromen

Von *Helmut Thomä*

Es wäre banal, einen Vortrag über die Psychotherapie von Zwangssyndromen mit der Feststellung zu beginnen, daß die behandlungstechnischen Schwierigkeiten mit dem Grad der Schwere der Zwangsneurose zunehmen, wenn sich mit dieser Feststellung nicht positive behandlungstechnische Ratschläge verbinden ließen. Es geht bei der Einschätzung der Schwere eines Falles hier nicht nur um die klinische Beurteilung, oder die psychosoziale Einschätzung des mutmaßlichen Verlaufs einer Zwangskrankheit, die in etwa 50 % der Fälle zu Arbeitsunfähigkeit führt (Ch. Müller, Rüdin). Bei der psychotherapeutischen Interaktionsdiagnostik müssen wir vielmehr von der Frage ausgehen, welche bewußten und unbewußten Wünsche durch welche Abwehrformationen in der jeweiligen Symptomatologie gebunden sind.

Selbstverständlich bestehen enge Beziehungen zwischen der klinischen Schwere einer Zwangsneurose und ihrer psychodynamischen Struktur. Deskriptiv-psychopathologisch findet man regelmäßig bei Zwangsneurosen, daß sie Vorkehrungen treffen, um beunruhigende Situationen zu vermeiden. Hier bestehen Beziehungen zu den Phobien, die ja sowohl bei deskriptiver als auch bei psychodynamischer Betrachtung angstauslösende Situationen vermeiden. Mit der Zunahme zwangshafter Absicherungen werden manche Phobiker zu Zwangsneurotikern. Solche Übergänge erleichtern das psychodynamische Verständnis auch schwererer Zwangsneurotiker, die angstfrei sind, sofern die magischen Riten als wiedergutmachende Denk- oder Handlungszwänge funktionieren. Ist dieses Stadium der Zwangsneurose, das man auch als Zwangskrankheit bezeichnet hat, erreicht, dann haben wir einen völlig erstarrten, oft auch geradezu körperlich immobil gewordenen Menschen vor uns, der angstfrei ist, solange die Zwangsriten ungestört und perfektionistisch durchgeführt werden können. Weil es aber gegen die Zollfreiheit der bewußten und noch weniger gegen die Allmacht der unbewußten Wünsche keine absolut verläßliche Kontrolle geben kann, bzw. die Zöllner — als intrapsychische Instanzen gemeint — einen vergeblichen Kampf gegen den „Gedanken-Schmuggel" führen, birgt jeder Kontrollzwang auch die unheimliche Macht der Selbstverstärkung in sich. Oft wird der Verlauf von Zwangsneurosen von den sich selbst perpetuierenden Sekundärmotivationen beherrscht, wobei die pathogenetischen Primärursachen in den Hintergrund treten können. Daraus ergeben sich Konsequenzen für die thematische Zentrierung der Behandlungstechnik.

Kontrollzwänge und die in ihnen gebundenen aggressiven Allmachtsphantasien müssen im hic et nunc der Arzt-Patient-Beziehung und nicht im Rückgriff auf ihre Vorgeschichte in irgendwelchen Phasen der Kindheitsentwicklung therapiert werden. Hier und jetzt entscheidet es sich, ob z. B. der zwangsneurotische Zweifler in therapeutischen Schritten seiner destruktiven Aggressivität in vollem

Umfang gewahr wird, um in weiteren Bemühungen zu erkennen, welchen Stellenwert die Allmachtsphantasien in der Angstbewältigung haben.

So katastrophal sich Zwangssymptome für den Patienten selbst und seine Umwelt auswirken können, so stellen sie für das subjektive Erleben immer noch das kleinere Übel dar, im Vergleich zu all jenen Phantasien und Wünschen die im zwischenmenschlichen Feld auftreten würden, wenn vielfältige Kontrollmöglichkeiten nicht mehr wirksam wären. Regelmäßig vollzieht sich im Laufe der Symptombildung bzw. der ihr vorausgehenden intrapsychischen Abwehrvorgänge eine seelische Einengung durch Rückzug emotioneller zwischenmenschlicher Kontakte. Daraus folgt für die Behandlungstechnik, daß man keine Zwangsneurose analytisch-psychotherapeutisch erfolgreich behandeln kann, wenn es nicht gelingt, die typischen Übertragungswiderstände abzubauen und die symptomgebundenen Wünsche in der Übertragung wiederzubeleben und durchzuarbeiten.

Da Zwangsneurotiker Meister sind, Konflikte auf kleinste Details zu verschieben und dort kompromißhaft auszutragen, ergeben sich hunderte, ja tausende kleiner Situationen in den Sitzungen mit Zwangsneurotikern, die den Kampf und seinen Ausgang bestimmen.

Bei den nun folgenden kasuistischen Darstellungen werden psychotherapeutische Techniken vorwiegend an der Richtschnur von Übertragung und Gegenübertragung geschildert. Sie kommen bei Zwangsneurosen unterschiedlichen Schweregrades zur Darstellung. Eine spezielle Indikationsstellung für die eine oder andere Technik ist nicht impliziert. Trotz methodisch gründlicher katamnestischer Untersuchungen z. B. durch Ch. Müller (1953, 1953a, 1957), E. Rüdin (1953) sind wir noch nicht in der Lage, den Spontan- bzw. Behandlungsverlauf im Einzelfall verläßlich prognostizieren zu können. Folgende Regeln sind durch die Erfahrung gut belegt: Je mehr der Zwang die gesamte Persönlichkeit ergriffen hat, desto ungünstiger ist der Verlauf. In solchen Fällen, die eine abnorme Persönlichkeitsentwicklung schon von der Kindheit an aufweisen, sind schon Teilerfolge hoch zu bewerten und kaum mit Kurzpsychotherapien zu erzielen. Aus dem früheren bzw. späten Beginn der Zwangsphänomene ohne Berücksichtigung in der Persönlichkeitsstruktur lassen sich keine prognostischen Rückschlüsse ziehen (vgl. Ch. Müller 1957, S. 82). Ein episodischer Verlauf in der Vorgeschichte zeigt in der Regel eine günstige Flexibilität bzw. Beeinflußbarkeit an. Von häufig kurzdauernden Zwangssymptomen als Prodomalerscheinungen von Psychosen müssen wir hier absehen. Die Prognose der Zwangskrankheit hängt also, so können wir unsere Erfahrung in Übereinstimmung mit der katamnestischen Untersuchung Ch. Müllers zusammenfassen, vor allem von der prämorbiden Persönlichkeit und der Art des einwirkenden Milieus ab. Für die Interaktionsdiagnostik ist ja die entscheidene Frage, ob und wie wir als Psychotherapeuten auf den Kranken einwirken können. Wir arbeiten mit den gesunden Persönlichkeitsanteilen gegen die Symptome und haben eine ungünstige Ausgangslage, wenn der Zwang alles beherrscht. Es gibt daneben leichte Einzelfälle, deren Verlauf an irgendeiner Stelle eine günstige Wendung nimmt. So verzeichnet Ch. Müller in seiner katamnestischen Untersuchung von 57 Fällen eine Frau, „die um das 40. Lebensjahr durch den klugen Zuspruch eines praktischen Arztes

von ihren dummen Ideen geheilt worden sei — wie sie selbst sagte" (Ch. Müller,
1957, S. 87). Neun dieser 57 Kranken hatten sich einer großen Psychotherapie
unterzogen, davon vier nach ein- bis dreijähriger Dauer mit gutem oder sehr
gutem Erfolg (Ch. Müller 1957, S. 86—89). Übrigens zeigten 28 der 57 Fälle in der
Langzeitkatamnese Besserung oder Heilung, die Ch. Müller teils auf günstige
Lebensumstände, teils auf das Altern zurückführt.

Uns kommt es nunmehr darauf an, verschiedene psychotherapeutische Interaktionen bei multiformen Zwangssymptomen bzw. Persönlichkeitsstrukturen
darzustellen.

Als Beispiel einer psychoanalytisch orientieren Psychotherapie einmal wöchentlich möchte ich den folgenden Fall eines monosymptomatischen Zwangssymptoms
beschreiben.

Es handelt sich um eine Zwangsphantasie, wehrlose, kleine Kinder mit einem Messer oder
mit einem anderen scharfen oder spitzigen Gegenstand umbringen zu können. Als Folge dieser Phantasie muß die Pat. (und hier geht die Phobie in einen Zwang über) zur Vermeidung
alle scharfen Gegenstände in Anwesenheit von Kindern zumindest außer Sichtweite bringen.
Besonders einschneidend für die Lebensführung der jung verheirateten Pat. ist, daß sie wegen
ihrer Symptomatologie unter keinen Umständen Kinder haben möchte. Das Symptom war
nach der Verheiratung aufgetreten, der eine jahrelange Freundschaft vorausgegangen war.
Zum Verständnis der Intensität der wöchentlich einstündigen Behandlung, habe ich anzumer-
ken, daß die Pat. vor etwa 15 Jahren wegen einer schweren psychosomatischen Erkrankung
mit sehr gutem Erfolg bei mir in Psychoanalyse gewesen war.
Die aparte, intelligente Akademikerin mit vielseitigen, künstlerischen Begabungen und
Fähigkeiten, hat von berufswegen viel mit jungen Menschen zu tun. Sie leidet außerordent-
lich unter dem Symptom und ist oft depressiv. Regelmäßig nahm sie schon vor Beginn der
Psychotherapie Valium ein, das ich ihr weiter rezeptierte.
In der vorletzten Sitzung hatte die Pat. mich am Schluß, während ich ein Rezept ausfüllte,
mit der Frage überfallen, sie wolle nun „ganz objektiv" wissen, welche Chance sie habe, von
dem Symptom befreit zu werden. Ich spürte, daß diese Frage eine Überrumpelung darstellte.
Die Pat. hatte anscheinend mit Absicht abgewartet, um am Rande der psychotherapeutischen
Situation eine Frage „ganz objektiv" stellen zu können. Ich fühlte mich in die Enge gedrängt
und antwortete ungeduldig, daß ich eine so wichtige Frage während des Ausfüllens eines
Rezeptes nicht beantworten könne. Außerdem gab ich eine deplazierte und aus meiner aggressiven Gegenübertragung stammende Globalinterpretation, die in die Richtung zielte, daß dies
u. a. davon abhänge, ob sie die Macht, die in den Phantasien stecke, aufzugeben in der Lage
sei. (Meine Hypothese lautet: „Aggression im Dienste des Ich".)
Noch acht Tage später in der nächsten Sitzung war die Pat. wütend über mein „autoritäres
Verhalten", das ihr gänzlich ungewohnt sei. Sie habe mit ihrem Mann über die Situation
gesprochen, der auch kein Verständnis dafür hatte, daß ihre Frage nicht klar und eindeutig
beantwortet worden sei. Es ergab sich dann ein Gespräch über die latente Aggression dieses
Überrumpelungsversuches.
In der folgenden Stunde konnte die Ausgliederung von Aggressionen aus der zwischenmenschlichen Beziehung und ihre Verschiebung auf einen spitzen Gegenstand, auf eine Schere
in meinem Behandlungszimmer erkannt werden.

Ich gebe nun die unmittelbar nach dieser Stunde skizzierte Zusammenfassung
wieder. Die Pat. löst beim Eintreten durch einige neugierige Blicke und Gesten
den Eindruck aus, als ob sie irgend etwas suche, mit irgend etwas engen Kontakt
aufnehmen möchte, eine Art Neugier-Verhalten. Frau X erzählte mir, daß sie
sich heute nur schlecht konzentrieren könne und sehr viel mehr als sonst darauf
achte, was in ihrer Umgebung passiere. Sie habe auch auf der Fahrt hierher im
Zug an den Gesprächen der Mitreisenden teilgenommen, was sie sonst nicht tue.

Ich wies die Pat. nunmehr darauf hin, daß sie auch eingangs schon im Zimmer herumgeschaut habe, so als wäre sie heute besonders neugierig, also ob sie etwas suche. Diese Bemerkung trifft die Stimmung der Pat. anscheinend recht gut. Sie klagt dann darüber, daß das Gespräch zu einseitig sei und daß sie bedaure, solo zu sein. Nun fällt der Pat. eine russische Novelle ein, die sie auf der Fahrt hierher erstmals gelesen habe, nachdem sie die Kurzgeschichte bisher wegen ihres Titels vermieden hatte. Der Titel lautet in etwa „Die Messer". Diese Geschichte habe ihre volle Aufmerksamkeit auf sich gezogen. Es sei eine sehr direkt und unkompliziert geschilderte Liebesgeschichte, in der sie ganz aufgegangen sei.

Hier muß ich einfügen, daß die Pat. im besten Einvernehmen mit dem Ehemann ein sexuell freizügiges Leben führt und häufig außereheliche Freundschaften hat, obwohl sie in ihrer Ehe sowohl intellektuell als auch emotionell befriedigt ist. Im allgemeinen weiß ihr Mann von diesen Freundschaften. Es scheint ein wichtiges Motiv für diese außerehelichen Beziehungen zu sein, daß ihr Mann sie anscheinend selbstverständlich toleriert. In früheren Sitzungen war deutlich geworden, daß die Toleranz des Ehemannes die Pat. geradezu dazu antreibt, eine neue Probe aufs Exempel zu statuieren. Eine Probe, die für ihr unbewußtes Erleben doch wiederum nicht dazu führt, daß der Ehemann den Fehdehandschuh aufgreift und um sie kämpft. Auch mit Messern und um Messer kann gekämpft werden. Ich versuche also herauszufinden, was die Pat. besonders an der Kurzgeschichte faszinierte. Der Inhalt der Novelle ist etwa der folgende. Ein Messerwerfer verschafft sich durch seine exzellenten Kunststücke, durch seine Treffsicherheit die Gunst der schönen Tochter eines Zirkusdirektors. Ich weise die Pat. darauf hin, welche Macht in Messern repräsentiert sei.

Im weiteren Gang des Gespräches erfahre ich Neues über Situationen, in der das phobisch-anankastische Symptom auftritt und auch wichtige Details darüber, wann die Aktualgenese ausbleibt, d. h. wann die Pat. also symptomfrei ist. Messer oder spitze Gegenstände haben nämlich dann keine kognitive Bedeutung, wenn die Pat. sich in einer erotischen Stimmung befindet. Das Zwangssymptom fehlt, sofern die Pat. sich in einer durch die Gegenwart eines Partners libidinös gefärbten Stimmung befindet und eine Befriedigung in Aussicht steht. Die Pat. läßt keinen Zweifel daran, daß es sich hierbei nicht in erster Linie um genital-sexuelle Regungen handelt, sondern daß es um eine befriedigende, durch die Anwesenheit eines anderen gewährte Sicherheit geht. Es wird der Pat. deutlich und spürbar, daß sie in ihrer neugierigen Unruhe hier und jetzt etwas sucht. Ich gehe in allzu plumper Weise einer Hypothese folgend zunächst am Verständnis der Interaktion zwischen der Pat. und mir vorbei. Ich folge der Annahme, daß die zweifellos recht phallische Frau wohl deshalb in Anwesenheit von Freunden symptomfrei ist, weil sie sich dann mit dem Phallus und aggressiven Aktionen antizipierend identifiziert, weil sie sich in solchen Situationen per identificationem selbst im Besitz von Macht befindet.

Eine voreilige und dazu noch in der Formulierung ungeschickte Übertragungsdeutung ihrer Verführungswünsche werden von der Pat. scharf und etwa mit den Worten zurückgewiesen, sie habe absolut keinen weiteren Bedarf. Meine Bemerkung hat die Pat. mit Recht gekränkt und ich gehe auf diese Kränkung ein. Frau X klagt nun erneut über die Einseitigkeit der Beziehung in der Psychotherapie. Ich räume ein, daß diese Einseitigkeit in der Tat zu besonders starken Enttäuschungen und zur Wiederbelebung alter Kränkungen und Zurückweisungen führe. (Es ist bekanntlich ein asymmetrischer Dialog.)

Nun steigt die Frustrationsspannung erheblich an. Die Pat. entwickelt Phantasien, daß sie sich heute besonders stark danach sehne, zu berühren oder berührt zu werden. Es sei ihr zuwider, daß es zur Psychotherapie gehöre, einem Psychiater gegenüber Gefühle zu entwickeln. Im übrigen erinnere sie sich auch nicht daran, in ihrer Kindheit besonders zurückgewiesen worden zu sein. Ich mache die Pat. darauf aufmerksam, daß ja das Maß der erlebten Zurückweisung vom Maß der erfinderischen Neugier und ihrer Frustration abhänge. Mit dem Ansteigen der Spannung, d. h. mit dem Ansteigen der Frustration in der Arzt-Patient-Beziehung ist nun in der Sitzung das Symptom in statu nascendi zu erkennen und auf eine Ausgliederung der Aggression und ihre Vergegenständlichung deutlich zu machen. Die Pat. sieht nämlich nunmehr die lange Schere, die auf meinem Schreibtisch liegt und urplötzlich ist die Beunruhigung durch den spitzen Gegenstand als Zwang vorhanden, allerdings ohne daß ich als Zielscheibe genommen werde.

Ich zeige der Pat. diesen Zusammenhang, wobei ich besonders auf die Frustration ihrer Berührungswünsche in der Situation hinweise. Die Pat. erinnert in diesem Augenblick einen Traum, den sie aber nicht erzählen wolle, weil er mir ein weiteres Plus gebe. Der Pat. ist rasch klar, daß es nunmehr nicht mehr um den Inhalt des Traumes geht, steht nun ihr Einfall, ich könnte ein weiteres Plus bekommen, im Vordergrund. Nachdem die Kampfsituation das Problem von Macht und Ohnmacht, von Unterwerfung und Vergewaltigung besprochen war, erzählt die Pat. den Traum doch, in dem sie mit mir in enger, erotischer, aber nicht sexueller Berührung war, dabei aber häufig durch ein Anklopfen eines Mädchens gestört wurde.

Nun ergibt sich eine wichtige Erinnerung über das Auftreten und zwar über das erste Auftreten der Symptome. Sie war damals im Ausland und hatte einen Freund, der sehr offen und in einer ungemein sachlichen Weise über Sexualität gesprochen hatte, besonders über die psychologischen, soziologischen und anderen Probleme der Sexualität in der heutigen Gesellschaft. Als sie nach längerer Freundschaft eines Abends von sich aus vorschlug, bei ihrem Freund zu bleiben, lehnte er ab und bekannte, daß er noch keine sexuelle Beziehung zu einer Frau gehabt habe. Durch die Zurückweisung wurde die Pat. tief getroffen. In der depressiven Reaktion, die seinerzeit auftrat, und in dem nachfolgenden Symptom ist Aggression in verschiedenen psychopathologischen Formen untergebracht und wirksam. Die seinerzeitige Zurückweisung durch den Freund war in der Übertragungsbeziehung wieder belebt worden, wobei die Aktualgenese des Zwangssymptoms in der Sitzung für die Pat. und für mich besonders eindrucksvoll waren.

Ich beendete die Sitzung mit einem Hinweis auf das Plus, das mir die Pat. zugeschrieben hat. Es sei sicher wichtig, ob für sie daraus eine neue Kränkung werde.

In der folgenden Zeit änderte sich Symptomatik und Verhalten: Die zwangshaften Kontrollmaßnahmen gegen die Phobie hörten auf, die Angst vor Messern und spitzen Gegenständen ließ nach und machte einer anderen Angst Platz, nämlich der Angst passiv zu sein und einem Einbrecher ausgeliefert zu sein. Das Thema änderte sich also in der folgenden Weise: Aus ihrer Angst um Kinder wurde eine Angst um den eigenen Machtverlust.

Ganz anders verläuft die Interaktion mit einem Zwangscharakter. Als Beispiel gebe ich Ausschnitte aus der Psychoanalyse eines unverheirateten 25jährigen Anankasten, der von Herrn Dr. *Künzler*[1] in der Heidelberger Psychosomatischen Klinik behandelt wurde.

Der Therapieverlauf ist von Anfang an sehr schleppend und immer wieder von großen Pausen unterbrochen, in denen sich der Pat. sträubt, seine Gedanken auszusprechen. Es ist für ihn schlimm, Gedanken zu haben, die er nicht als die seinen anerkennen will. Ausgesprochen seien sie jedoch unwiderruflich. Er habe immer versucht, gut sein zu wollen, immer alles im Hinblick auf Gott getan. Dann kämen aber solche Gedanken wie Selbstmordgedanken, die überhaupt nicht mehr gutzumachen seien. Er müsse an Selbstbefriedigung denken, was Sünde und Hurerei sei. Er habe sich in seiner Not immer an die Mutter gewandt, sie habe ihm jedoch gesagt, sie könne ihm nicht mehr helfen. Pat. habe sich gegen die Gedanken gewehrt, Bibelstellen gelesen, sich in die Hand gebissen. Er wollte rein bleiben bis zur Ehe. Immer, wenn es zur Selbstbefriedigung kommt, hat er etwa acht Tage eine starke Depression. Er muß zwangshaft denken: Gott hat mich lieb, meine Mutter hat mich lieb. Aber zu Gott und zu Mutter fallen ihm lästerliche Gegenvorstellungen ein, zum Beispiel denkt er an Hurerei, an Kot oder ähnliches.

In der Pubertätszeit leitete der Pat. den Kindergottesdienst. Seine Zwangsgedanken waren so schlimm, daß er alles auswendig lernen mußte, um nichts Falsches zu sagen. Dabei habe er sich immer bemüht, das zu tun, was einen Wert habe. In den Zwang einbezogen waren Onaniepraktiken. Er schlang Bänder um das erigierte Glied und hing Gewichte daran. Mitunter nahm er Bänder vom Adventskranz, legte sie dann in die Kiste zurück und hatte wieder Angst, sie könnten beschmutzt worden sein. Gleichzeitig äußerte der Pat. Zwangsgedanken, er könne die Mutter erschlagen. Er fürchtet, den Therapeuten durch die Gespräche über die Onanie zu belasten. Das sei doch Schweinerei. Es kämen ihm auch immer wieder Gedanken in den Sinn, die er gar nicht sagen möchte. Außerdem macht ihm seine Ferienarbeit sehr zu schaffen. Er glaubt, so langsam und so unordentlich zu arbeiten, daß er das Geld für seine Arbeit nicht annehmen dürfe, weil er keine gute Arbeit leiste. Das Verhältnis zu den Arbeitskollegen ist gespannt. Er treibt sie an, obwohl er selbst gleichzeitig faulenzen möchte. An ihren Späßen kann er sich nicht beteiligen. Er fürchtet sich besonders vor den Mädchen, die im Betrieb sehr zudringlich sind. Schon das Angefaßtwerden durch ein Mädchen verletzt sein Reinheitsideal. Alles, was der Pat. tue, müsse er vor den Eltern verantworten können.

Das typische Widerstandsverhalten des Pat. läßt sich in folgender Weise zusammenfassen: Die Übertragungskonflikte bringt er in Nebenübertragungen unter. Emotionale Konflikte, die im Zusammenhang mit dem Therapeuten stehen, werden bei Deutungen rigoros geleugnet. Meist bringt nach einer längeren Pause der Pat. einen aggressiven Gedanken, um dann sofort damit anzufangen, zu berichten, was er in der Zwischenzeit zwischen den Stunden getan hat. Er klagt sich deswegen meist an und faßt eine Fülle guter Vorsätze, die jedoch durch ständige Wiederholung zu Stereotypen werden.

In einer Stunde kommt es zu einem heftigen, verzweifelten Gefühlsausbruch. Der Psychotherapeut hatte in der Stunde etwas Luft zwischen den Zähnen ausgeblasen, was ein knackendes Geräusch machte. Der Pat. sagte, er denke jetzt: Was flatschen Sie da. Er steigerte sich dann in immer heftigere Selbstvorwürfe, daß er etwas am Therapeuten kritisiere, wälzte sich unruhig auf der Couch, fing an zu weinen und raufte sich die Haare. Er wurde auf Geräusche im Kopf

---

[1] Ich danke Herrn Dr. *Künzler* für seine Zustimmung, seinen Behandlungsbericht zu verwenden.

aufmerksam, äußerte die Vermutung, doch einen Hirntumor zu haben und wollte vom Therapeuten wissen, ob er ihm wirklich sage, wenn er etwas Gefährliches habe.

Es gelingt, die Verbindung zwischen seinen „bösen Gedanken" und den Befürchtungen, einen Tumor im Kopf zu haben, herzustellen. Einerseits betont er, daß die Behandlung das letzte sei, was ihm helfen könne, auf der anderen Seite muß er immer wieder nach unsympathischen Zügen am Therapeuten suchen. Als er von einem nächtlichen Samenerguß erzählt, kommen ihm die Gedanken: Gott ist ein Schwein, Herr Doktor, Sie sind ein Schwein. Er gerät wieder in heftige Erregung, die auf Deutung seines großen Ärgers auf den Therapeuten abklingt.

Er denkt jetzt öfter, wenn er sich zu etwas zu entscheiden hat, was wird wohl der Therapeut in diesem Falle denken. Er beklagt sich, daß er die schlechten Nachmittagsstunden zur Behandlung habe, aber keine guten Vormittagsstunden. In der Stunde kritisiert er, daß es im Zimmer nach Rauch rieche und daß so schlecht gelüftet sei. Dabei erwähnt er, daß der Vater häufig in Gegenwart der Familie einen Flatus lasse. Gleichzeitig macht er sich aber wieder Vorwürfe, er habe den Vater schlecht gemacht.

In der 46. Stunde berichtet er von Gedanken, er könnte die Eltern umbringen. Dann macht er sich erneut Vorwürfe, daß er nicht verantworten könne, was er über Vater und Mutter Schlechtes erzählt habe. Nun berichtet er über seine Phantasien: Professor zu werden, im Rundfunk und im Fernsehen zu reden. Gleichzeitig berichtet er wieder über seinen Kampf mit der Onanie. Er hat einen Traum: Er hat ein Geschwür auf der Brust, aus dem sich unaufhörlich Schleim entleert. Wird davon ganz aufgezehrt. Diesen Traum bringt er mit der Onanie in Zusammenhang. In der Folgezeit wird immer wieder die Ambivalenz gegenüber dem Therapeuten besprochen. Er drängt den Therapeuten, doch ja nicht die Stunden mit Rücksicht auf den Patienten zu verlängern. Dann macht er versteckt Vorwürfe, daß die Weihnachtsgeschenke so klein sein müßten, weil eine Behandlung so viel kostete. Eine Eifersucht wird sichtbar, nachdem er eine Ärztin mit dem Therapeuten hat aus der Klinik zusammen weggehen sehen.

Ich gebe nun aus einer Sitzung mit diesem Patienten seine Äußerungen wörtlich wieder:

„Sie haben blaue Augen. Meine inzwischen gewonnene Freundin B. hat blaue Augen. Jetzt habe ich wieder ein Schimpfwort gedacht. Es ist immer, wenn es um einen Verzicht geht. (Ist es Ihnen unmöglich, das Schimpfwort auszusprechen?)[2] Ich kann mir das jetzt nicht erlauben. Ich brauche Ruhe. Wenn ich es ausspreche, dann kommen immer mehr. (Woher wissen Sie das?) Ich möchte niemand beleidigen. Ich möchte Gott nicht beleidigen, wenn ich dieses sage. Ich komme dann wieder in Konflikt mit meinem Gewissen und mit Gott. (Sie sprechen so viel in Andeutungen, dieser Verzicht, ich weiß nicht, worum es sich handelt.) *Längere Pause.* — Ich möchte von etwas anderem sprechen. (Warum?) Ich kann meine Gedanken nicht sagen, ich würde Sie sonst beleidigen. (Wir wissen nicht, ob Sie mich beleidigen, solange Sie ihre Gedanken nicht sagen. Aber wäre das so gefährlich?) Ich habe jetzt wieder nur die Wahl, es zu sagen und Gott und mein Gewissen zu beleidigen, oder — (Oder?) mich selbst zu behaupten. Aber das ist ja auch nicht christlich, sich selbst zu behaupten. (Sie sagen, Sie würden Gott beleidigen, es geht aber um einen Konflikt, den Sie mit mir haben.) Immer

---

[2] Die Bemerkungen des Analytikers sind in Klammern gesetzt.

wenn ich sage, es besteht ein Konflikt zwischen Gott und mir, ziehen Sie es in das Verhältnis zu Ihnen und mir. Aber so ist es nicht. Wenn ich meine Gedanken sagte, müßte ich mich selbst aufgeben. (Sie würden sich mir ausliefern.) Nein, es geht doch darum, daß ich Gott beleidige und etwas gegen mein Gewissen tue. (Man kann es auch umdrehen und sagen, immer wenn es zu einem Konflikt zwischen Ihnen und mir kommen kann, sagen Sie, es ist ein Konflikt nur zwischen Gott und Ihnen — der es ja außerdem sein kann, weil Sie in diesem Konflikt den Ausgang kennen, aber in dem zwischen Ihnen und mir nicht.) Als Sie eben sagten, Sie verstünden das nicht, habe ich gedacht, warum verstehen Sie das nicht. Warum passen Sie denn nicht auf. Ich hoffe, die Begegnung von Frl. B. mit mir hat ihr nicht geschadet. Ich muß den Menschen viel mehr Freiheit lassen. Wenn ich jemand lieb habe, muß ich ihm viel mehr Freiheit lassen. (Sie sagen, sie müssen Freiheit lassen. Wer sollte denn Ihnen Freiheit lassen?) Meine Eltern, meine Schwägerin, mein Bruder, ja es fällt mir schwer zu sagen, auch Sie sollten mir Freiheit lassen. Aber ich habe ja hier Freiheit. Natürlich kann ich mir auch Freiheit nehmen, aber damit tue ich doch Unrecht. Zu Hause bin ich immer das Kind. Bei der Mutter nicht so, da brauche ich nicht zu sagen, was ich nicht will. Aber mein Vater. Er fragt: Du fährst doch sicher erst morgen nach ... Wo er doch wissen sollte, daß ich so viel Arbeit habe. Aber es ist ja zu verstehen, daß ein Vater mit seinem Sohn zusammensein will. (Sie versetzen sich in die Lage des Vaters und sagen, Sie verstehen ihn. Aber versetzt sich der Vater auch in Ihre Lage?) Das soll der Vater auch alles gar nicht so wissen. Die Eltern würden sich sonst zuviel Sorge um mich machen. Dann ist da noch etwas. Der Vater sagte oft: Herr Doktor oder so zu mir. Er sollte doch genau wissen, daß ich das nicht haben kann. Manchmal möchte ich gern wissen, was er sich dabei denkt. Wenn ich vom Bruder komme und erzähle, er hat seine Doktorarbeit gemacht, eine wissenschaftliche Arbeit oder so geschrieben. Oh, jetzt will ich bei Ihnen mit den Arbeiten meines Bruders angeben. (Sie weisen nur auf seine Leistung hin. Ist das schon Angeben?) Nein. Wen ich nach Hause komme, fange ich dann an, zu erzählen, ich will meinen Schwimmleistungsschein machen. Ich will das gar nicht erzählen, ich will doch auch etwas für mich haben, aber ich muß es. Am Nachmittag beim Spaziergang fängt dann der Bruder mit Quiz-Fragen an, nur um zu blenden. Das ist doch furchtbar. Dabei tut er nichts anderes, als was ich auch getan habe. (Jeder möchte dem Vater zeigen, was er leistet.) Das ist so furchtbar, so unnatürlich. Man soll an seiner Leistung selbst Genüge haben. Nicht etwas tun, weil es der Vater sieht."

Gruppenpsychotherapie

In der nun folgenden Zusammenfassung einer gruppenpsychotherapeutischen Situation möchte ich vor allem zeigen, wie und warum Frau X. auf eine urlaubsbedingte Unterbrechung der Gruppenpsychotherapie mit Verschlechterung der Symptome reagierte. Aus lebensgeschichtlichen Gründen war sie in einer Gruppe von vier Frauen und vier Männern am wenigsten in der Lage, Trennungen zu ertragen. Es war im Laufe der Gruppenpsychotherapie bereits deutlich geworden, daß die Patientin in ihren Zwangshandlungen Sicherheit fand. Sie versicherte sich einerseits autoerotisch des verlorenen Objektes und führte andererseits in der körperlichen Unruhe Aggressivität ab. Um diese schematische Skizzierung zu verdeutlichen, möchte ich zunächst einige Bemerkungen über typische Verhaltensweisen der Patientin und deren Genese machen.

Wegen einer multiplen konversionshysterisch-phobisch-zwangshaften Symptomatologie befindet sich Frau X. seit etwa 15 Jahren immer wieder erfolglos in ärztlicher Behandlung. Ohne Anspruch auf Vollständigkeit seien in der Reihe erfolgloser Versuche aufgeführt: Psychopharmaka der verschiedenen Gruppen, Kuraufenthalte, Schlafkur in einer psychiatrischen Klinik. Eine Einzelpsychotherapie scheiterte vor etwa acht Jahren, weil, so hören wir von der Pat., sie nichts mehr zu sagen wußte und ihr im Schweigen nur noch Belangloses zum Zimmer des Arztes eingefallen sei. Anscheinend hatte es sich damals um einen typisch hysterischen Übertragungswiderstand gehandelt, der nicht erkannt oder überwunden werden konnte. Die Zwangssymptome sind in diesem Fall mit einer hysterischen Charakterstruktur verbunden, was sowohl phänomenologisch als auch dynamisch-genetisch aufgewiesen werden kann:

Die Erinnerungen an den in Rußland gefallenen Vater wurden von dem damals fünfjährigen Mädchen idealisierend ausgeschmückt. Sie befindet sich — und dies ist ihr bewußt — seither auf der Suche nach dem Vater und seinem Ebenbild. Zeiten des Wohlbefindens sind gekennzeichnet durch sexuell intensiv erlebte Freundschaften mit Ebenbildern des Vaters, was ihr selbst als merkwürdig beim Vergleich der Fotos aufgefallen war. Solange sie ohne viel Triebaufschub hatte leben können, war Frau X. „gesund". Gewiß: Bei diesem „Gesundheitsbegriff" habe ich von ihrem tiefen Mutterhaß ebenso abgesehen, wie von ausgeprägten Eßstörungen und stundenlangen, autoerotischen Spielereien an Haut und Haaren in der Pubertätszeit als Vorläufer des Waschzwanges.

Trennungen von Partnern wirkten sich immer traumatisierend aus. Verstimmungen und andere neurotischen Symptome blieben in der Schwebe, wenn Ersatz gefunden werden konnte.

Zu einem seither nicht mehr ausgleichbaren innerseelischen Bruch kam es nach einer äußerlich völlig harmlosen Urlaubstrennung von ihrem älteren Bruder, dessen Kinder sie sehr liebte. Frau X. war damals 20 Jahre alt. Schlagartig setzten seinerzeit die Zwangsgedanken ein, sie könnte den Kindern etwas zuleide tun. Gleichzeitig setzten Zwangsriten in Gestalt von Putz- und Waschzwängen ein, als Wiedergutmachung.

Heute ist Frau X. etwa 35 Jahre alt. Während der etwa 50stündigen Gruppenpsychotherapie wurde eine eheliche Gemeinschaft mit einem etwa zehn Jahre älteren Mann, aus der eine Tochter stammt, legalisiert.

Die Gruppe von acht hatte die gleiche Zusammensetzung wie zu Beginn der Behandlung. Ich bevorzuge „Gruppendeutungen", gehe aber besonders dann auf Probleme des einzelnen in der Gruppe ein, wenn ein Patient vermehrt unterstützungsbedürftig ist. Beim derzeitigen Stand unseres gruppenpsychotherapeutischen Wissens ist m. E. besonders wichtig, den Prozeß so in Gang zu halten, daß jedes Mitglied etwas gewinnt.

Frau X. hatte in und für die Gruppe, ihrer persönlichen Lebensgeschichte entsprechend, eine besonders intensive Vaterübertragung entwickelt. Die Gruppe hatte auch bei der Bearbeitung eindeutiger Übertragungsträume gelernt, unbewußt motivierte Verhaltensweisen zu verstehen. Für Frau X. war es hilfreich, zu erkennen, daß sie mit ihren Wasch- und Putzzwängen Anerkennung und Liebe zu erwecken versuchte. Gerade Zwangssymptome bekommen ja im Laufe der Zeit ein von der primären Motivation entferntes Eigenleben. Deshalb ist es wichtig, auch in den circulus vitiosus der Sekundärmotivation einzugreifen. Wir haben hier das behandlungstechnische Problem vor uns, das zum sogenannten sekundären Krankheitsgewinn gehört.

Die Gruppe hatte Frau X. früher wegen ihres lustvollen Beschreibens der Sauberkeitsrituale kritisiert. Es gab auf Seiten der Patientin heftige Reaktionen; sie hoffte, Anerkennung dafür zu finden, daß sie das Wochenende mit Waschen und Putzen verbracht hatte. Es kam situativ zu einer gewissen Polarisierung zwischen der Pat. und dem Rest der Gruppe. Von mir fühlte sie sich dabei häufig im Stich gelassen. Daß im Zwang Aggressionen gegen mich gebunden waren, zeigte sich besonders in einer hier kurz zusammengefaßten Behandlungsphase.

Schlagartig nach der letzten Sitzung vor Weihnachten geriet die Pat. in Panik mit Zunahme der Zwangssymptome und Verschlechterung multipler, hysterischer Beschwerden. Besonders quälend waren Phantasien, ihrem Kind etwas zu leid tun zu können und entsprechende Gegenzwänge.

In den ersten Sitzungen nach der Weihnachtsunterbrechung wurden Trennungsängste der Gruppe am hervorragendsten individuellen Beispiel an Frau X. bearbeitet. Es zeigte sich nunmehr, daß sich die verzweifelte Wut der Pat., vom Vater (in der Übertragung: von mir) verlassen worden zu sein, gegen das Kind gerichtet hatten. In den Abwehrzwängen waren Sicherung und Wiedergutmachung gesucht worden.

Die Gruppe befaßte sich mit der Reaktion der Pat. auf den Verlust des Vaters während der Kriegsjahre. Frau X. erzählte, daß sie zeitlebens einen unersättlichen Liebesanspruch gehabt habe. Männern sei sie immer auf die Nerven gegangen mit ihren Fragen, ob sie denn wirklich geliebt werde. In diesen Fragen steckte auch ihre eigene Ambivalenz. Väterliche Männer faszinierten sie so, daß sie kaum der Versuchung widerstehen konnte, jeweils möglichst sofort eine intime Beziehung einzugehen. (Rasch in der Mittagspause, was die Pat. wörtlich meinte.)

Wir sehen hier eine hysterische Struktur mit starker präödipaler Komponente: d. h. Spannungen werden unerträglich, wenn das Objekt keine Befriedigung gewährt. Es geht nicht um den Partner als Person, sondern um Wiederherstellung der Nähe, um Aufhebung der Distanz. Autoplastisch wird Ähnliches durch zwanghaftes Spielen am eigenen Körper oder durch Zwangsriten erreicht.

Die reinen Zwänge ohne hysterische Strukturelemente zeichnen sich bekanntlich durch endloses Hinausschieben, durch Kontrollieren der Befriedigung aus und schaffen damit andere behandlungstechnische Schwierigkeiten. Hätte Frau X. eine reine Zwangsstruktur, wäre z. B. ihre Aggressivität und deren Verschiebung anläßlich einer Behandlungsunterbrechung nicht in dieser offenen Weise in der Gruppe thematisiert worden.

Sofort nach Bearbeitung des Themas in der Gruppe besserte sich der Zustand von Frau X. überzeugend.

Der Gruppe wurde ein wichtiger psychodynamischer Zusammenhang deutlich, der gewiß auch in anderen als zwangsneurotischen Formen seinen Ausdruck finden kann.

Bei der nächsten längeren Behandlungsunterbrechung trat keine negative Symptombewegung ein. Die Patientin konnte ihren Urlaub mit ihrem Mann bei innerer Unruhe, aber ohne Zwangssymptome verbringen.

Schrifttum

Müller, Chr.: Der Übergang von Zwangsneurose in Schizophrenie im Lichte der Katamnese. Schweiz. Archiv f. Neurol. u. Psychtr. 72, 1/2, 218–225 (1953a); Vorläufige Mitteilung zur langen Katamnese der Zwangskranken. Nervenarzt, 24/3, 112–115 (1953b); Weitere Beobachtungen zum Verlauf der Zwangskrankheit Psiatria et Neurologia, 133/1/2 (1957). – *Rüdin, E.*: Arch. Psychiat. Nervenkr. 191, 14–54 (1953).

Aus der Abteilung für Psychotherapie der Universität Ulm (Leiter: Prof. Dr. med. *H. Thomä*)

zum psychoanalytisch-behandlungstechnischen Umgang mit spezifischen Abwehrkonstellationen bei Zwangskranken*)

Von *Dieter Ohlmeier*

I.

Die Zwangsneurosen werden seit *Freud* zu den klassischen „Übertragungsneurosen" gerechnet und gelten deswegen als besonders günstiges Anwendungsgebiet psychoanalytischer Behandlungstechniken. *Freud* selbst hat eindrucksvolle Krankheits- und Behandlungsberichte über Zwangsneurosen gegeben, an denen wir noch heute unsere Technik und unser oft mühsames Verständnis dieses „doch gewiß tollen Leidens" *(Freud)* schulen. Andererseits ist aber auch unverkennbar, daß sich im Laufe der Zeit zunehmend unter Analytikern eine immer größere emotionale Reserviertheit gegenüber der Behandlung Zwangskranker breitgemacht hat, eine Tendenz, Kollegen, welche einen Zwangsneurotiker analysieren, fast ein wenig zu „bedauern" oder sie des eigenen Mitgefühls zu versichern, da sie doch gewiß eine schwere und langwierige Arbeit zu verrichten haben. Stillschweigend wird davon ausgegangen, daß es sich bei den Zwangskranken offenbar um sehr ernst zu nehmende „Gegner" handeln kann, also um Patienten, deren Abwehrkonstellationen der analytischen Technik besonders Schwierigkeiten oder gar Prüfsteine in den Weg legen können, — sagte doch schon *Freud* (1916/17): „Dabei ist der Zwangsneurotiker ursprünglich ein sehr energisch angelegter Charakter gewesen, oft von außerordentlichem Eigensinn, in der Regel über das durchschnittliche Maß intellektuell begabt. Sie können sich denken, daß ein tüchtiges Stück Arbeit dazu gehört, bis man sich in diesem widerspruchsvollen Ensemble von Charaktereigenschaften und Krankheitssymptomen halbwegs zurechtgefunden hat. Wir streben auch vorläufig gar nichts anderes an, als *einige* Symptome dieser Krankheit zu verstehen, deuten zu können ..."

In neueren, der psychoanalytischen Technik gewidmeten Darstellungen, so bei *Greenson* (1967), begegnet man denn gleichsam auch besorgt gerunzelten Augenbrauen bei der Indikationsstellung und den zu erwartenden technischen Schwierigkeiten, wenn die Entscheidung ansteht, einen Zwangskranken in psychoanalytische Behandlung zu nehmen. Der absolute Wert einer klinischen Diagnose, aus der dann auch die Indikation zur Therapie sich direkt ableiten ließe, ist beim Zwang zumindest umstritten: „Manche Zwangskranken erweisen sich als exzellente Patienten, und andere sind unanalysierbar" *(Greenson)*. Die Bedenken bezüglich der besonderen Schwierigkeiten und der unsicheren Prognose bei der Psychoanalyse von Zwangskranken konzentrieren sich dann sehr bald auf die besondere Art der während der Therapie und im Rahmen der Übertragungsneurose zu erwartenden Widerstände, spezifische zwangshafte Abwehrkonstellationen, die — global gesagt — auf Fixierungen in der analen Entwicklungsphase beruhen. Spezielle Typen des Widerstandes sind selten in reiner Form zu studieren; bei Zwangskranken jedoch richten sich die Erwartungen — und die Ängste

— des Therapeuten auf eine relativ fest umschriebene („zwangsspezifische") Abwehrkonstellation: Isolierung von Affekten, Ungeschehenmachen, Projektionen und ausgeprägte Reaktionsbildungen, ferner Regression auf anale Phantasien und Verhaltensweisen mit Reaktionsbildungen, die sich in Charakterzügen zeigen: besondere Ordnungsliebe, Reinlichkeit und Geiz werden unter der Analyse zu wichtigen Widerstandsphänomenen. Intellektualisierung wird als Abwehr gegen Gefühlsempfindungen mobilisiert. Magisches Denken, eine „Allmacht der Gedanken" treten auf; Feindseligkeiten und Aggressivität werden internalisiert und sadistische Über-Ich-Reaktionen sind zu beobachten.

Im Zentrum aller dieser Schwierigkeiten steht die charakteristische Trieb- und Konfliktabwehr der Zwangskranken, die in einer *Regression* auf die anal-sadistische Organisationsstufe der Libido besteht. *Fenichel* (1931, 1945) führt den scheinbaren Widerspruch, „daß sich als unterdrückte Triebregungen sowohl die Tendenzen des phallischen Ödipuskomplexes als auch anal-sadistische Regungen herausstellen", darauf zurück, daß die Abwehr bei der Entstehung einer Zwangssymptomatik zunächst den phallischen Ödipuskomplex betrifft und ihn regressiv durch Anal-Sadismus ersetzt, daß aber dann gegen diesen der eigentliche zur Zwangsneurose führende Abwehrkampf weitergeht.

So stellen sich mit einigem Recht die sorgenvollen Fragen: Wie steht es mit der analytischen Therapie der Zwangsneurose, wie gestaltet sich bei Zwangskranken die Übertragungsneurose, wie kann der Analytiker mit den zu erwartenden zwangsspezifischen Abwehrmechanismen behandlungstechnisch umgehen, wie sie mit seinem eigenen psychischen Gleichgewicht vereinbaren und sie ertragen? *Fenichel* (1931) wies schon darauf hin: „Immerhin zeigt die einfachste Überlegung über die spezifisch zwangsneurotischen Mechanismen, um wieviel schwieriger sich eine solche Analyse stellen muß als die einer Hysterie. Die Schwierigkeiten sind so groß, daß wir gut daran tun, bei schweren Fällen, die schon eine langjährige Entwicklung der Krankheit hinter sich haben, mit schnellen Heilungsversprechen vorsichtig zu sein. Wir werden uns oft mit Besserungen begnügen müssen."

Lassen wir uns aber nicht in den Bann eines magischen Abwehr-Zirkels schlagen und in zwanghaft-grübelnder Bedenklichkeit erstarrend verharren, sondern konfrontieren wir uns der Realität einiger technischer und emotionaler Schwierigkeiten bei der Behandlung von Zwangskranken.

Zusätzlich mag uns dies deswegen schwer fallen — und vielleicht stoßen wir hierbei auf eine weitere Ursache der in letzter Zeit zunehmenden emotionalen Reserviertheit gegenüber der Analyse von Zwangskranken —, da wir in einer Gesellschaftsordnung leben, der selbst zwanghafte Züge und Abwehrhaltung nachgesagt werden und der, besonders in ihrer deutschen Spielart, *Erich Fromm* (1932) bescheinigt hat: Rationale „Ordentlichkeit" und mitleidslose Beziehungslosigkeit zu Mitmenschen seien „Hauptcharakterzüge des bürgerlichen Geistes", die weitgehende Übereinstimmung mit den typischen Zügen des anal-zwangshaften, „hortenden" Charakters trügen.

Hier soll also nicht der Resignation das Wort geredet werden. Im Gegenteil: Resignative Tendenzen beim Therapeuten müssen, ebenso wie die zwangstypische Abwehr beim Patienten, selbst zum Gegenstand der Analyse gemacht werden. Hieraus ergäbe sich eine Schärfung und kritischere Anwendung des psychoanalytischen „Behandlungsinstruments".

II.

Im Folgenden möchte ich an drei Patienten mit Zwangssyndromen jeweils typische Abwehr- und Übertragungskonstellationen darstellen, in einer allerdings sehr verkürzten Form, die der klinischen Realität nicht ganz gerecht wird. Dabei kommt es besonders darauf an, die jeweils unterschiedliche Funktion und Bedeutung der zwangshaften Abwehrkonstellationen und die damit verknüpften Schwierigkeiten hervorzuheben*).

1. Andreas ist ein 19jähriger Student, dessen schwerer Waschzwang wenige Wochen vor dem Aufsuchen der psychotherapeutischen Ambulanz akut ausgebrochen war, zeitlich zusammenfallend mit dem Beginn seines Studiums und der damit verbundenen Entfernung vom Elternhaus. Der junge Mann hatte eigentlich gar nicht studieren wollen, sondern war dazu von seinem Vater, einem in strengen bürgerlichen Kategorien denkenden Fabrikanten, quasi gezwungen worden. Er hatte sein Elternhaus bis zum Beginn des Studiums praktisch nie verlassen, war dort als verhätscheltes Einzelkind von seiner Mutter umsorgt und gepflegt worden und stand jetzt zum erstenmal vor der Aufgabe, für sich selbst zu sorgen, einen Studienplan auszuarbeiten, sich in der unübersichtlichen Universitätssituation zurechtzufinden. Wichtiger war für ihn aber ein anderes Ziel, das er sich zum Beginn seines Studiums gesetzt hatte: Seine Onanie, die er häufig und exzessiv betrieben hatte, sofort und für immer aufzugeben. Indem er dieser Vorstellung, dieser selbst gesetzten Aufgabe mit zäher Anstrengung folgte, setzte akut, wenige Wochen nach Aufgabe der Onanie, seine schwere Zwangssymptomatik ein. Diese bestand darin, daß er sich stundenlang auf seiner „Studentenbude" waschen mußte, um sich schließlich mit einem rituellen Zeremoniell — die Hände mußten, ohne ein Handtuch zu berühren, 99mal über dem Kopf hin- und hergeschwenkt werden — „abzutrocknen". Die gewaltige innere Spannung und Angst, die während des Waschens bestand, ließ dann vorübergehend nach, so daß er — in der wenigen noch verbleibenden Zeit — einige Vorlesungsstunden besuchen konnte. In exzessiver Weise wuchs die Zwangssymptomatik bei den Besuchen am Wochenende im Elternhaus an, wo der Patient über eine Zeit von acht Stunden das Badezimmer besetzt hielt und hier seine Waschungen durchführte, während die Eltern verzweifelt vor der Tür horchten und warten mußten und der Vater häufiger drohend an die abgesperrte Badezimmertür pochte.

Die Analyse, die mit einer Frequenz von vier Wochenstunden durchgeführt wurde, erbrachte sehr bald insofern einen Erfolg, als der Waschzwang abebbte und schließlich gänzlich verschwand. Der Therapeut wunderte sich, fühlte sich aber andererseits „geschmeichelt", daß seine therapeutische Arbeit so bald zu einem „Erfolg" geführt hatte. Es war eigentlich „nur" nötig gewesen, dem Patienten zu deuten, daß sein Waschzwang die Funktion hatte, sich von der Sünde, aber auch der realen „Befleckung" durch das Sperma bei der Onanie zu reinigen,

---

*) Die Patienten 1 und 2 werden an der Psychiatrischen und Nerven-Klinik der Universität Freiburg (derzeitiger Direktor: Prof. Dr. *H. Ruffin;* Leiter der psychotherapeutischen Abteilung: Prof. Dr. *H. Göppert),* der Patient 3 an der Abteilung für Psychotherapie der Universität Ulm (Leiter: Prof. Dr. *H. Thomä)* behandelt.

um sich dann sauber und „sündenfrei" fühlen zu können. Deutungen dieser Art nahm der Patient geradezu gierig auf, saugte sie förmlich in sich hinein und präsentierte nach kurzer Zeit, wenigen Wochen, den Verlust seines Symptoms. Gleichzeitig geriet er jedoch in einen immer desolateren Zustand, der die Freude des Therapeuten alsbald in Beklemmung und Angst verwandelte. Andreas konnte zwar sein Waschen aufgeben, sank aber jetzt in einen tiefen Passivitätszustand hinein, in dem er halbe Tage verschlief, literweise Milch „in sich hineinlaufen" ließ, keinerlei Vorlesungen mehr besuchte, sich nachts in öffentlichen Parkanlagen herumtrieb und dort einmal als Landstreicher aufgegriffen wurde und schließlich von der Polizei als „Notaufnahme" in die psychiatrische Klinik eingeliefert wurde. Es ist bemerkenswert, daß der Therapeut zu dieser Zeit Stationsarzt gerade der Aufnahmestation dieser psychiatrischen Klinik war und der Patient, der dies gewußt hatte, nun „in direkter Verbindung" mit seinem Therapeuten sein konnte. So war es nicht nur der Patient, sondern auch der Therapeut, der sich plötzlich vor einer ganz „unanalytischen", „unabstinenten", hautnahen Situation befand, in der er „direkt" etwas für den Patienten tun sollte, ihn versorgen und möglichst mit Medikamenten behandeln sollte*).

Dies formulierte Andreas als seine Erwartung auch ganz offen und meinte, in seinem augenblicklichen Zustand könnte ihm anders nicht geholfen werden. Er bestand auf klinischer Versorgung und unmittelbarer Hilfe. Andererseits gab er auch zu erkennen, daß er jetzt, in demselben Hause wie sein Therapeut wohnend, diesen viel enger und näher bei sich habe, so daß er über den Therapeuten auch eine „omnipotente Kontrolle" (*Grinberg*, 1966) ausüben wollte. In seiner Hilflosigkeit, seinem fast völligen Realitätsverlust und den von ihm geäußerten Depersonalisationserscheinungen zwang er ihn dazu, ihn als einen psychisch Schwerkranken zu betrachten.

Die analytische Behandlung wurde für die Dauer des Klinikaufenthaltes nicht ausgesetzt und nach der Entlassung fortgesetzt. Erst später ließ sich — wenigstens in Ansätzen und über einen langen, mühevollen Zeitraum hin — das Geschehene besser verstehen. In der Übertragung formte sich eine deutliche „Mutterbeziehung" zum Therapeuten heraus, die ganz von bergenden, symbiotischen Wünschen bestimmt war. Die verhätschelte Einzelkindsituation, die durch den Beginn des Studiums und die damit verbundenen Über-Ich-Forderungen abrupt unterbrochen worden war, war in der Übertragungsbeziehung massiv wiederbelebt worden, ohne allerdings zunächst verbalisiert und durchgearbeitet zu werden. Theoretisch stellt sich hier die Frage, ob das rasche Aufgeben der Zwangssymptomatik, das dem Therapeuten anfangs so sehr gefiel (auch an sich selber, da er einen so raschen Erfolg aufweisen konnte), als eine spezifische Abwehroperation bei Zwangskranken aufgefaßt werden muß. Hierauf hat *Morgenthaler* (1966) hingewiesen.

---

*) Hiermit ist in erster Linie die *emotionale* Situation des Therapeuten angesprochen. Ein rigides Festhalten an der psychoanalytischen Abstinenzregel, das selbst einen zwanghaften Charakter tragen kann, würde einer erfolgreichen psychoanalytischen Therapie eher im Wege stehen (vgl. auch S. 17 f). Es ist bekannt, daß *S. Freud* hier eine sehr viel tolerantere − und den Erfordernissen des jeweiligen Pat. angemessenere − Auffassung vertreten und praktiziert hat, als manche Psychoanalytiker nach ihm (*H. Thomä*, 1972).

Erst jetzt wurde es langsam möglich, daß Andreas in verbalisierbarer Form Material über seine Beziehung zu der geliebten, beschützenden, aber auch beherrschenden Mutter formulieren konnte. Der Vater war dagegen immer als ein „autoritärer Störer und Vergewaltiger" mit kastrierenden und fordernden Zügen dem Patienten erschienen. Er hatte sich an ihm gerächt und rächte sich immer noch weiter an ihm dadurch, daß er in eine „große Weigerung" (*Marcuse*) sich begeben hatte gegen die strengen Anforderungen des Vaters; dahinter verbarg sich seine schwere Kastrationsangst, die beim Aufgeben der Onanie verstärkt hervorgebrochen war. Dieser Konflikt, der darin besteht, daß er äußerlich sich dem Wunsch des Vaters nach einem Studium und einem geordnet-tüchtigen Beruf unterworfen hatte, wozu natürlich auch die Aufgabe der verbotenen und schmutzigen Onanie gehören mußte, wohingegen er andererseits an seiner beschützenden und bergenden Mutter festhalten wollte, hatte eine schwere Regression ausgelöst, die zum Ausbruch der Zwangssymptomatik und nach deren Beseitigung zu einer oral-symbiotischen Verhaltensweise geführt hatte.

Diese Konstellation war in der Übertragung sehr rasch aktiviert worden: Mußte Andreas auch dem Therapeuten zuliebe, ebenso wie dem Vater zuliebe, sein Zwangssyndrom aufgeben, um wieder studieren zu können und ein „ordentlicher" Mensch zu werden, so reagierte er darauf mit einem weitgehenden Realitätsverlust, der sich in der äußerlichen völligen „Verlotterung" manifestierte. Die Kontrolle und Überwachung des Vaters kehrte er jetzt gegen den Therapeuten um: Er war es jetzt, der in omnipotenter Weise, indem er in die Klinik, in der der Therapeut tätig war, selbst einzog, diesen kontrollierte. Gleichzeitig konnte er seine symbiotischen Wünsche, die sich auf die Mutter richteten, am Therapeuten zu befriedigen versuchen.

Wichtig sind die Gegenübertragungsreaktionen des zunächst so stolzen Therapeuten: Das immer stärkere „Versacken" des Patienten, schließlich die Klinikeinlieferung lösten bei ihm Angst, das Gefühl des Gelähmtseins und des Erfolglosseins, der Sinn- und Zwecklosigkeit psychoanalytischen Vorgehens bei Andreas aus. Er fühlte sich von Andreas quasi „umarmt", wobei ihm allerdings, wie es bei gewissen wilden Nomadenstämmen der Fall gewesen sein soll, von hinten quasi ein Messer in den Rücken gestoßen wird. Sein psychoanalytisches Behandlungsinstrument schien ihm blockiert und unbrauchbar geworden. Später wurde es in einem langen und mühevollen analytischen Prozeß möglich, die oben skizzierte infantile Situation Andreas' mit ihm zusammen ins Auge zu fassen und so eine allmähliche Konsolidierung, die ihn schließlich auch wieder zur Aufnahme des Studiums fähig machte, einzuleiten.

2. Bernhard, ein 26jähriger Student, kam wegen seiner Kontroll- und Grübelzwänge in analytische Behandlung, Außerdem litt er darunter, daß er trotz seiner finanziellen Not — von seiner alleinstehenden Mutter, einer Kriegerwitwe, konnte er nur mit sehr geringen, von ihr unter großen Opfern aufgebrachten Beträgen unterstützt werden; ein Stipendium bekam er wegen seines protrahierten Studiums nicht mehr — sich noch nicht zur Abschlußprüfung in Chemie entschließen konnte.

Die analytische Behandlung verlief von Anfang an äußerst mühevoll; Fortschritte waren kaum zu sehen, von seiner Symptombesserung konnte kaum die

Rede sein. Die ganze Skala zwangstypischer Abwehrmechanismen wurde von Bernhard dargeboten, verbunden mit der zunehmend aggressiveren und wütenderen Anklage gegen den Therapeuten, daß er bei einer solchen Behandlung ja wohl niemals damit rechnen könne, aus seiner finanziellen Misere herauszukommen und gar sein Examen zu machen, um auf eigenen finanziellen Füßen zu stehen und seiner Mutter nicht mehr zur Last zu fallen. Aber nach und nach entwickelte er auch Einfälle, die sich darauf bezogen, daß er seiner Mutter schon immer zur Last gefallen war: Sein „Gestank" habe seine Mutter nämlich schon immer gestört. Von früh auf sei er, das Einzelkind, deswegen isoliert und dirigiert worden: So habe er eine im Keller gelegene Extra-Toilette benutzen müssen, damit sein Fäkalgeruch nicht die Wohnung zu sehr schwängere. Seine Mutter habe peinlich darauf geachtet, daß er im Hause keinerlei Schmutz oder Gestank verbreitet habe, und tue dies noch heute, wenn er zum Wochenende nach Hause fährt. Schon in der frühen Kindheit sei seine Liebe zur Chemie erwacht, indem er in seinem — ebenfalls im Keller gelegenen — Laboratorium Qualm, Dampf und Gestank entwickelt habe, was seine Mutter zu einer ununterbrochenen Angst und Besorgnis veranlaßt habe, das Haus könne explodieren und in Qualm und Rauch aufgehen.

Seinen Vater, der schon anfangs des Krieges gefallen war, hat er praktisch nicht gekannt; frühzeitig hatte die Mutter mit strengem Zugriff seine Erziehung übernommen und ihre Zweiergemeinschaft gegen alle schädlichen Umwelteinflüsse abgesichert: Türen und Fenster wurden peinlich genau verriegelt, wenn man schlafen ging, und die Mutter hatte ständig eine Flinte neben ihrem Bett stehen, um sich gegen eventuelle Einbrecher wehren zu können.

Die Erinnerungen und Einfälle des Patienten über seine Mutter, frühinfantiler oder aktueller Art, färbten sich immer mehr mit offenem Haß und Ablehnung. Nur zu willig nahm er die Deutung an, daß er sein Chemiestudium deswegen nicht abschlösse, um weiterhin für sie eine Belastung darzustellen. Nach Beginn der Analyse stieg seine Aktivität stark an, allerdings nicht in bezug auf sein Studium: Er begann, Karatekurse zu besuchen und wurde nach kurzer Zeit Karatemeister, schließlich Karatelehrer und organisierte vielbesuchte Kurse für Sportstudenten auf diesem Gebiet der „Selbstverteidigung".

Schließlich bildete das Thema „Karate" den fast einzigen Inhalt der Analyse. Der Patient war nicht bereit, von irgend etwas anderem zu sprechen, und beschrieb zunächst detailliert die einzelnen Karateübungen, Handkantenschläge und Fußschläge, beschrieb die Unüberwindbarkeit eines Gegners, der das Karate meisterhaft — so wie er — beherrscht. Alle Deutungsansätze, bei denen sich der Therapeut zunehmend schüchterner, eingeschüchterter vorkam, wurden von ihm „abgeschlagen". Schließlich schlug er, auf der Couch liegend, mit harten, schnellen Schlägen der Hände und auch der Füße nach hinten in die Richtung des Therapeuten. Deutungen, die sich auf seine starke Aggression gegen den Therapeuten bezogen, seine Wünsche, diesen durch Karateschläge „kampfunfähig" zu machen oder gar zu töten, wies er mit schneidender Kritik zurück. Es ginge ihm um die exakte Demonstration seiner Kenntnisse und darum, daß der Therapeut endlich anerkenne, daß er als allseits bekannter und geachteter Karatemeister immerhin eine beachtliche Lebensleistung vorzuweisen hätte. Psychoanalytische Deutungen dagegen seien als unwissenschaftlich und unpragmatisch zu bezeichnen; es sei geradezu eine Kränkung für ihn, sie sich anhören zu müssen — „so wie es für Sie eine Kränkung war, daß Ihre Mutter Sie in den Keller verbannte, weil sie Ihren Geruch und Ihre Töne beim Stuhlgang nicht ertragen wollte", wie ihm der Therapeut allerdings immer weniger entschlossen und immer weniger von dem Wort der Deutungen überzeugt, zu interpretieren versuchte.

Bei Bernhard geht es aber nicht nur um die Äußerung von Aggression und deren Erkennung in der Übertragung, sondern auch darum, die Funktion seiner Aggressivität im Dienste des Ich zu verstehen. In seiner „Karate-Manie" zeigt Bernhard eine omnipotente „Aufblähung" des Ichs, bei der die Aggression im Sinne eines Größenwahns zur Abwehr von Passivitätswünschen und -ängsten dient. Der Therapeut soll kampfunfähig gemacht, d. h. daran gehindert werden, den Patienten zu kränken, hilflos und abhängig zu machen.

Diese Behandlungsphase zog sich über einen sehr langen Zeitraum, etwa anderthalb Jahre, hin. Die schneidende und vernichtende Kritik am Therapeuten, die massive Aggressivität waren jedoch keineswegs gekoppelt mit dem Wunsche, die Analyse aufzugeben, im Gegenteil: Der Therapeut solle ihm und er wolle sich trotz allem endlich beweisen, daß er auch mit der Analyse „fertig werden könne", daß sie bei ihm zum Erfolg führen müsse. Pünktlich und zäh erschien er zu den Stunden, versäumte keine einzige Sitzung, bezahlte — wie schwer ihm dies auch wegen seiner finanziellen Situation fiel — pünktlich die Honorare.

Der Therapeut fühlte sich über lange Strecken geängstigt und wie gelähmt; immer wieder entdeckte er bei sich den Wunsch, einen solchen Patienten niemals in Analyse genommen zu haben. Als der Patient mit Handkanten- und Fußschlägen in seiner Richtung fuchtelte, erlebte der Therapeut eine sehr starke Angst, von dem Patienten tätlich angegriffen und zusammengeschlagen zu werden. Er zweifelte an sich selbst, empfand sich selbst als machtlos, während er den Patienten als einen mächtig aggressiven, durch Deutungen kaum erreichbaren, kritisch-schneidenden Gegner fürchtete.

Auch Gefühle der Scham kamen bei dem Therapeuten auf, sich so „hereinlegen" lassen zu haben, indem er sich diesen Patienten von einem Kollegen zur Therapie hatte überweisen lassen und keine bessere Diagnose gestellt hatte, da man doch diese Entwicklung der Analyse vielleicht hätte voraussehen sollen. Erst viel später wurde es in Ansätzen möglich, mit Bernhard die Übertragung zu analysieren, in der der Therapeut an die Stelle der gehaßten und unterdrükkenden Mutter geraten war, gegen deren ihn beschränkende, ja geradezu mit einer Flinte ihn bedrohende Haltung er sich unter allen Umständen durch „Selbstverteidigung" durchsetzen mußte.

3. Hans ist ein 29jähriger Geschäftsführer eines Verlagsunternehmens, der die Analyse wegen seines seit Jahren bestehenden, zwanghaft auftretenden und von ihm so genannten „Blicksymptoms" aufgesucht hatte. Dieses „Blicksymptom" hat zwei Anteile: Einerseits fühlt sich Hans von „einem anderen" — später läßt sich herausarbeiten, daß es vor allem sein Vater ist — scharf angeschaut, so daß der Blick des anderen in seine Augen eindränge, „und damit mitten in mein Leben, in meine Seele hinein; mein ganzes Inneres liegt vor dem anderen offen. Deswegen muß ich ständig wegschauen, kann den anderen nicht ansehen, um nicht von ihm durchschaut zu werden in meiner ganzen Unsicherheit und Tölpel-

haftigkeit". Andererseits aber fürchtet er auch seinen eigenen Blick, dem er die magische Kraft zuschreibt, ihn, besonders wenn er ihn „starr und durchdringend" mache, quasi als Waffe gegen „den anderen" benutzen zu können, „wie eine äußerst elegante Waffe, jemanden damit umlegen und töten zu können". Die Assoziation liegt nahe: „Wenn Blicke töten könnten...".

Auch in dieser Behandlung kam es zu einem unendlich langen, in kleinsten Schritten sich vollziehenden Prozeß des Verstehens auf seiten des Patienten und des Therapeuten. Besonders schwierig war es immer wieder, die Übertragungssituation und die Übertragungsneurose selbst, das Hier und Jetzt der Analyse, dem Patienten zu zeigen und ihn von seinen Konstruktionen, seinen zum Teil weit zurück- oder abliegenden, jedenfalls die analytische Situation selbst nicht berührenden Themen abzubringen bzw. ihm diese als Abwehrmaßnahmen zu deuten. Isolierung, Rationalisierung, Verschiebung auf ein Kleinstes und andere zwangsspezifische Abwehrmechanismen spielten eine große Rolle, worauf dann immer wieder die Anklage gegen den Therapeuten erhoben wurde: „Sie können mir bei meinem schweren Leiden ja doch nicht helfen; Sie gehen völlig an dem Wesentlichen vorbei, indem Sie immer wieder auf die Situation hier bei Ihnen eingehen, all das gilt überhaupt nicht Ihnen, sondern höchstens meinem Vater."

Auch hier hatte der Therapeut wieder mit großer Entmutigung zu kämpfen, auch mit dem Gedanken, die Analyse aufzugeben, gegen eine unüberwindliche Mauer anzurennen.

Erst in jüngster Zeit ist Hans Deutungen zugänglicher geworden, was an folgendem Behandlungsbericht über eine kurz zurückliegende Analysenstunde demonstriert werden soll:

Er geht aus von einem Erlebnis vom Vortag mit einem Arbeiter seines Betriebs, der kündigen will und den er zusammen mit seinem Kompagnon aufsuchte, um ihn zum Bleiben zu bewegen. In der Wohnung dieses Arbeiters fiel ihm plötzlich dessen Namen nicht ein, und er begann zu stottern, wurde rot und sehr verlegen deswegen. Der Arbeiter und sein Kompagnon lachten deswegen über ihn, er fühlte sich von ihnen verspottet und wie ein „Trottel". Rational weiß er, daß die beiden es aber gar nicht böse gemeint hätten und ihm sein Namenvergessen auch weiter gar nicht übelgenommen hätten. Zunächst läßt sich herausarbeiten, daß er eine starke aggressive Regung gegen diesen Arbeiter unterdrücken mußte, als er ihn aufsuchte. Der Gang zu dem Arbeiter war ein Gang nach Canossa, und er fühlte sich gedemütigt durch diesen Bittgang. Das Schlimmste sei für ihn aber, daß er nicht *aggressiv* sein könne, d. h. seine Aggressionen nicht äußerlich (z. B. in der polternden Form des Vaters) äußern kann; verzweifelt ruft er aus in der Stunde: „Warum kann ich nicht aggressiv sein?" Es sei richtig ein *Verhaltensmuster*, das seit seiner Kindheit bei ihm eingeschliffen sei, daß er nicht aggressiv sein könne und seine Aggression dann auch nach innen schlage. Immer wieder seien ihm solche Situationen vorgekommen. In der Tat hat er in letzter Zeit mehrfach derartige Situationen in der Analyse berichtet.

An dem „Verhaltensmuster" zeige ich ihm und nehme damit Bezug auf zurückliegende Stunden der Analyse, daß er in diesem Aggressionskonflikt eine schematische, immer nach dem gleichen Muster ablaufende Haltung eingenommen hat, was die monotone Art seines Erlebens und auch seiner Darstellung des Konflikts hier in der Analyse bedingt. Dieses „Muster" hat Abwehrcharakter, geht mit Isolierung und Rationalisierung in zwangshafter Weise einher. Immerhin kann der Pat. jetzt sehen, daß es sich um ein solches Verhaltensmuster und nicht um ein rationales Verhalten, das angemessen ist, handelt — was er früher in der Analyse immer empört bestritten hatte.

Er gibt jetzt auch folgende *genetische* Erklärung dazu, die sich ebenfalls in der letzten

Zeit der Analyse angebahnt hatte: Er reagiere mit diesem Verhaltensmuster, nicht aggressiv sein zu können, „genauso wie die Mutter". Auch sie könne nicht offen aggressiv sein, sondern wirke dann feige und hinten herum, unaufrichtig und „dumm". Dagegen sei ihm die offene Aggressivität seines Vaters viel lieber, man wisse wenigstens, woran man sei. Er fühle sich genau wie seine Mutter. Genau deswegen aber stieße ihn seine Mutter auch so sehr ab, deren Unaufrichtigkeit, Feigheit und auch schmutzige Anrüchigkeit ihn anwidert. Durch die starke Identifikation mit der Mutter, eine feminine Identifikation, fühlt er sich entwertet, unmännlich und ohnmächtig. Ebenso wie die Mutter den Aggressionen und auch dem sexuellen Ansturm des Vaters sich unterworfen hat, fühlt er sich ohnmächtig, sich gegen die Autoritäten väterlicher Art und auch den persönlichen Vater offen aggressiv durchzusetzen. Seine Mutter ist für ihn eine gedemütigte „Trottelin", die jedoch hinterhältig aggressiv ist — und so erlebt er auch sich, als einen Trottel, der nicht offen aggressiv sein kann und seine aggressiven Empfindungen und Gedanken verdrängen muß. Diese Abwehr bzw. Verdrängung hat dann zwangshafte Züge.

Er erinnert während der Stunde daran, daß er ja einen so „kleinen und verkrüppelten Penis" habe, da er nach der Geburt wegen seiner Phimose beschnitten worden ist und später von Kameraden gehänselt wurde. Schon als Kind habe er sich deswegen vor anderen wie ein Schwächling gefühlt. Zweitens habe ihm die Mutter schon als Kind jede Aggression strengstens verboten und ihm gesagt, ein „Schutzengel" schwebe ständig über ihm, der seine Bösheiten überwache und der Mutter hintertrage. Dieser Schutzengel habe ihn daran gehindert, und damit die Mutter, überhaupt je böse zu sein und sich zu wehren. Deswegen sei er als Kind auch so oft verdroschen worden von anderen Kindern. Metapsychologisch darf vermutet werden, daß er sich mit dem „Schutzengel", d. h. den Über-Ich-Vorstellungen der Mutter identifiziert hat.

An diesem Punkt der Stunde drängt der Patient wieder sehr stark auf bestätigende Interventionen meinerseits, wobei es ihm gar nicht so sehr auf eine Deutung ankommt, sondern einfach auf zustimmende Bemerkungen, daß er recht hat in dem, was er assoziiert und entwickelt.

Ich deute ihm, auf Grund der obigen Erwägungen, daß sein Theoretisieren für ihn eine Kanalisierungsmöglichkeit von Aggression und Angst, also eine Schutzfunktion ist. Dies ist eine Deutung, die ich ihm schon viele Male gegeben habe; trotzdem meint er heute, daß er es noch nie so deutlich gesehen habe und daß er es doch — „meinen Sie das nicht auch?" — zum erstenmal ganz deutlich erkannt habe.

Dann beginnt er sehr emotional zu klagen, er empfinde sich, wenn er aggressiv sei, als ganz schlechten, hinterhältigen, niederträchtigen, verdammungswürdigen Menschen, „der seine Mitmenschen *quält, ihnen weh tut*. Ich wünsche ihnen Böses; das ist dann so stark in mir, daß ich nicht wirklich aggressiv sein kann, dann bin ich völlig blockiert".

Nach diesem affektiv starken Ausbruch seiner sadistischen Impulse und der gleichzeitigen Empfindung, durch den eigenen Sadismus und dessen Abwehr und die damit verbundenen Schuldgefühle blockiert zu sein, sage ich ihm: „Müssen Sie das Gefühl haben, daß auch ich Sie für so böse und aggressiv halte?" Ich möchte das Thema, das für den Patienten so emotional bewegend ist, endlich in die Übertragungssituation einbringen. Es ist ja oft so quälend für mich, daß der Patient mich und die Übertragung ganz aus dem Spiel läßt.

Er erwidert auf die Deutung: „Nein, das glaube ich nicht, sondern: daß Sie mich für einen Trottel halten!" Ich: „Immer noch besser, als für einen hinterhältigen und niederträchtigen Quäler!" Er: „Wahrscheinlich schon." (Hier vollzieht sich genau das gleiche wie bei der eingangs geschilderten Situation mit dem Arbeiter. Er ist sehr aggressiv, auch gegen mich, der für ihn eine Vaterfigur in der Übertragung darstellt, kann seine Aggression aber nicht offen äußern, fühlt sich dann als einen Trottel, über den ich lachen könnte. Das hat er mir auch schon häufiger in der Analyse zu verstehen gegeben, daß ich über ihn lachte und ihn nicht ernst nähme.)

Anschließend geht der Patient auf sein Blicksymptom ein. Er wird jetzt aggressiv laut, hebt seine Stimme, was mir sehr unangenehm ist. Hier bricht jetzt der Affekt durch. In die Übertragung kann er ihn aber nicht recht einbringen. Er ist ja im allgemeinen, so auch heute, eher überhöflich und überkorrekt nett, jungenhaft und angepaßt.

III.

Am Schluß soll noch einmal zusammenfassend, auf Grund des dargestellten Analysenmaterials, auf einige besondere Schwierigkeiten des psychoanalytischen Umgangs mit Abwehrkonstellationen bei Zwangskranken eingegangen werden.

1. Zunächst erscheint das *diagnostische* Moment bei der Entscheidung, einen Zwangskranken in psychoanalytische Behandlung zu nehmen, besonders wichtig. Von *Morgenthaler* (1966) wird hervorgehoben, daß die Abwehrorganisation, auch oder gerade wenn sie stark ausgeprägt ist, auf einen relativ hohen Stabilitätsgrad der Persönlichkeit, insbesondere der Ich-Struktur, hindeute. Wie *Morgenthaler* selbst differenziert, ist dies aber bei Zwangskranken nicht unbedingt in dem Sinne zu interpretieren, daß ihre bekanntermaßen starre und rigide, auf den ersten Blick „stabile" Abwehr damit auch als prognostisch günstig bezeichnet werden könnte oder leichthin mit einem relativ gesunden Ich identifiziert werden sollte. Eine *stabile* Abwehrorganisation wäre ja auch durch Flexibilität gekennzeichnet, während die zwangsspezifische Abwehr minder oder mehr *brüchig*, rigide, zwar oberflächlich starr, aber desto zerbrechlicher einzuschätzen ist. Gerade wegen dieser Rigidität und Zerbrechlichkeit, der mangelnden Elastizität, müssen Patienten mit Zwangssyndromen ihre Abwehrkonstellation so verzweifelt verteidigen, da sie ihnen, was besonders am Fall von Andreas deutlich wurde, quasi eine letzte Bastion vor dem gefürchteten Zusammenbruch ihrer Identität und ihrer Ich-Funktionen bedeuten kann.

Es erscheint also bei Zwangspatienten als besonders wichtig, die Funktion des Zwanges als einer Abwehrkonstellation zu verstehen, bevor man mit der Analyse beginnt, um einen evtl. übermäßig schwierigen, für den Patienten dann nicht mehr nützlichen und für den Therapeuten nicht zu bewältigenden Analysenverlauf zu verhindern.

2. Eine besondere Schwierigkeit stellt für die Analyse und deren Technik der *„anale Widerstand"* mit seinen verschiedenen Äußerungsformen dar. Hierbei wird man insbesondere mit drei Komponenten zu rechnen haben:

a) Der *anale Sadismus* — und damit gekoppelt der ebenfalls niemals fehlende *Masochismus* — bedeutet nicht nur technisch-analytisch, sondern auch emotional und im Hinblick auf die Gegenübertragung für den Analytiker ein Problem. Dies zeigt sich vor allem bei den Patienten Bernhard und Hans. Bei Hans war außerdem zu sehen, daß seine starken Reaktionsbildungen gegen seine sadistischen Wünsche sich in Überhöflichkeit, Überangepaßtheit und damit letztlich analytische „Unangreifbarkeit" manifestiert hatten.

b) Die besondere Funktion der *Reaktionsbildung*, die auch die analytische Situation zu einem „sauberen", trockenen und unproduktiven Arbeitsfeld zu machen droht, leitet über zu der technischen Schwierigkeit, die der Umgang mit zwangsspezifischen Abwehrmechanismen ohnehin mit sich bringt: Affekt-Isolierung, Rationalisierung, Verschiebung auf ein Kleinstes, sämtlich mit Nachdruck und Sthenik behauptet, sind mächtige Widerstände gegen den freien Einfall, gegen die fiktive Realität der Übertragungsneurose, die uns einen lebendigen Beweis dafür liefern, daß nach *Freud's* Worten „der Zwangsneurotiker ein sehr energisch angelegter Charakter" ist, der unsere psychoanalytische Kunst auf die äußerste Probe zu stellen bereit ist.

c) Als eine weitere Komponente des zwangsneurotischen Abwehrensembles kommt noch eine besondere Form von *Narzißmus* hinzu, der bisher in der Literatur wenig beschrieben wurde. Beim analen Charakter fällt ja die narzißtische Besetzung von Eigenschaften wie Ordnungsliebe, Sparsamkeit, Pedanterie ins Auge: Eigenschaften, die hohe soziale Gratifikation verheißen. Ganze Berufsstände, ja Volksgemeinschaften können auf ihre Sauberkeit und pedantische Verläßlichkeit unendlich stolz sein. Diese Formen des „analen Narzißmus" bei der Analyse eines Zwangskranken in Frage zu stellen, zu erwarten, daß er derartige Deutungen annimmt und damit arbeitet, bedeutet in vielen Fällen für ihn eine narzißtische Kränkung. Es werden dann Ängste in ihm wach, die Autonomie zu verlieren, sich selbst und seine Wohlgeordnetheit — einschließlich der Zwangssymptomatik — zu verlieren, also den Konflikt „Autonomie gegen Scham und Zweifel", den *Erikson* (1965) für die anale Organisationsstufe der Libido so deutlich gemacht hat, zu vermeiden. Dagegen kann man es häufiger erleben, daß das zähe Beibehalten des Symptoms, die damit verbundene Länge und „Gründlichkeit", die von dem Patienten geradezu geforderte Pedanterie der Analyse für ihn eine narzißtische Befriedigung bedeutet, und daß die Analyse selbst zum Spielfeld der „Allmacht der Gedanken" von ihm gemacht werden soll.

3. Abschließend einige Worte zu bestimmten Schwierigkeiten der *Gegenübertragung*, die sich bei der Analyse eines Zwangskranken für den Therapeuten ergeben können.

Vom Analytiker muß erwartet werden, daß er ein erhebliches Maß an sadistischen Übertragungsäußerungen ertragen, „aushalten" kann, ohne dabei eigenen masochistischen Neigungen etwa zu erliegen oder in eine offene oder latente Gegenaggressivität zu verfallen. Gerade Zwangspatienten, wie sich z. B. bei Hans deutlicher zeigte, sind besonders empfänglich für die leisesten aggressiv-sadistischen Regungen ihres Analytikers und reagieren hierauf mit einer Verstärkung ihrer zwangsspezifischen Abwehr.

Hiermit steht in Verbindung, daß der Analytiker gerade bei diesen Patienten in die Lage kommt, narzißtische Kränkungen ertragen zu können und zu müssen, ohne hierdurch in seinem eigenen narzißtischen System erschüttert zu werden. Dies setzt eine Kenntnis und Durcharbeitung eigener narzißtischer Problematik und Verletzlichkeit beim Analytiker voraus. Wohl kaum ein Patient „hintertreibt" so stark und so zäh, wie in einem Grabenkrieg, die Analyse — hält aber (in ambivalenter Weise) ebenso fest an ihr und klopft seinem Analytiker sofort auf die Finger, wenn dieser nicht oder nicht mehr „bei der Sache" ist. Der Analytiker sieht sich dann mit schweren Vorwürfen konfrontiert, wenn er etwa eine bestimmte Abwehrform *nicht* analysiert, wenn er bestimmte Inhalte der Analyse, und lägen sie auch um Jahre zurück, nicht gedächtnismäßig präsent hat oder wenn er einen Traum vielleicht nicht präzise genug erfaßt. Das technische Vorgehen muß in solchen Fällen dann auch die Unzufriedenheit, das Infragestellen der geistigen und beruflichen Präsenz und Kompetenz des Analytikers in die Deutungsarbeit einbeziehen.

Schließlich sei die Erwägung angefügt, ob nicht auch beim Analytiker, der einen Zwangskranken behandelt, eine quasi anale, zur Gründlichkeit und Eigensinnigkeit neigende Charakterhaltung erforderlich ist oder aktivierbar sein muß, solange er dadurch, und das ist die andere, dringend erforderliche Seite der psychischen Voraussetzungen beim Therapeuten, in seiner Flexibilität nicht gestört ist, die er zur Widerstandsanalyse ständig benötigt und dem Patienten vermitteln muß; andernfalls würde das Arbeitsbündnis in Unproduktivität erstarren. Es würde sich also um „festhaltende" oder besser „haltende" Eigenschaften handeln, die der Analytiker bei sich aktivieren muß. Hiermit hängt wieder zusammen, wie wichtig auch beim Analytiker das Ausmaß seiner Auseinandersetzung mit eigenen narzißtischen Problemen ist. Die Analyse einer Zwangsneurose bietet im allgemeinen keine schnellen und eleganten Erfolge (im Falle von Andreas erwies sich die verfrühte Freude des Analytikers als eine schillernde Seifenblase), sondern *Freud's* (1920) Maxime, der Satz von Rückert „Was man nicht erfliegen kann, muß man erhinken", hat hier seine ganze Berechtigung. Auch muß man, wie *Fenichel* (1931) betonte, auf *vollständige* Erfolge oft verzichten und sich mit Teilerfolgen begnügen. In gewisser Weise läßt sich die Analyse eines Zwangskranken über weite Strecken mit einer Bergwerksarbeit unter Tage in einem Stollen vergleichen, mit mühsamem Abbauen von Kohleflözen in Staub und Dunkel; die Gefahr des Einbruchs — der, mindestens vorübergehenden, Verschlechterung der Symptomatik — oder des Verschüttetwerdens — des „Festfahrens" und Nichtgelingens einer Analyse — stellt sich immer wieder.

Schrifttum:

Erikson, E. H.: Kindheit und Gesellschaft. Ernst Klett Verlag, Stuttgart 1965 (2) — *Fenichel, O.:* Hysterien und Zwangsneurosen. Int. Psa. Verlag, Wien-Leipzig-Zürich 1931. — *Fenichel, O.:* The Psychoanalytic Theory of Neurosis. Norton, New York 1945. — *Freud, S.:* Vorlesungen zur Einführung in die Psychoanalyse. Ges. W., Bd. XI. S. Fischer, Leipzig 1916/17. — *Freud, S.:* Jenseits des Lustprinzips. Ges. W., Bd. XIII. S. Fischer, Leipzig 1920. — *Fromm, E.:* Die psychoanalytische Charakterologie und ihre Bedeutung für die Sozialpsychologie, in: Analytische Sozialpsychologie und Gesellschaftstheorie. Edition suhrkamp Frankfurt 1970. — *Greenson, R. R.:* The Theory and Technique of Psychoanalysis. Vol. I. Int. Univ. Press, New York 1967. — *Grinberg, L.:* The Relationship between Obsessive Mechanism and a State of Self Disturbance: Depersonalization. Int. J. Psycho-Anal., 47, 177—183 (1966). — *Morgenthaler, F.:* Psychodynamic Aspects of Defence with Comments on Technique in the Treatment of Obsessional Neuroses. Int. J. Psycho. Anal., 47, 203—209 (1966). — *Thomä, H.:* Pers. Mitteilung (1972).

Aus der Abteilung für Psychotherapie der Universität Ulm (Leiter: Prof. Dr. med. *H. Thomä*)

Die Behandlung eines zwangsneurotischen Kindes

Von *Annemarie Ivanschitz*

Mein Bericht umfaßt die Schilderung der Symptomatik, die Genese und eine Erörterung des Behandlungsverlaufs.

Zur Symptomatik ist folgendes zu berichten: Es fiel auf, daß der Junge sehr viel die Hände wusch und mit überaus großer Pedanterie auf Ordnung in seiner Umgebung zu achten begann. Auch in mitmenschlicher Beziehung wollte er alles in geordneten Bahnen wissen. Er konnte verzweifeln, wenn in seiner Nähe Unstimmigkeit herrschte. Wo immer er Streit wahrnahm, wollte er schlichten. Gelang es nicht, so lief er verzweifelt davon und hatte Angst, es könnte etwas Schreckliches passieren. Er vermied es, Gegenstände anzufassen und anderen Menschen die Hand zu geben. Er fürchtete, daß über die Atemwege oder durch verschiedene Öffnungen des Körpers Bazillen eindringen könnten und unheilbare Krankheiten verursachen würden. Ähnliche Befürchtungen hatte der Junge in Beziehung auf eingebildete, d. h. unbemerkt zustande gekommene Öffnungen, wie z. B. durch Insektenstiche.

Die Hände bewegte er in eigentümlich abwehrender und automatischer Weise, womit er stereotype Redewendungen begleitete, die etwa lauteten: „Ich kann das nicht länger ertragen, ich will nicht, ich kann nicht mehr."

In der Schule konnte er nicht mehr aufpassen. Er ging nie als letzter aus dem Klassenraum, weil er die Tür nicht schließen wollte. Oft lief er vom Unterricht weg, quer durch die Stadt zu seiner Mutter, die im eigenen Familienbetrieb arbeitete, und warf sich ihr in die Arme. Sie mußte ihn trösten und immer wieder in monotoner Weise beruhigende Worte sprechen. Am Abend saß sie lange an seinem Bett und sah sich zu beruhigenden Wiederholungen gezwungen. Er mußte das Zimmer seines zweijährigen Bruders bekommen. Dieser Raum lag neben dem Schlafzimmer der Eltern. Die Tür mußte offen bleiben.

Der Junge konnte keine bösen Worte sagen, weder solche mit analem Inhalt noch solche mit aggressivem Charakter. Eine Ausnahme bestand gegenüber der Hausangestellten. Ihr konnte er Böses sagen und mächtig schimpfen. Auch seinem zwei Jahre jüngeren Bruder gegenüber konnte er ausfallend werden, wenn dieser nach dem Baden nackt ins Wohnzimmer kam. Der Patient zog sich am Samstagabend nach dem Baden vollständig an und konnte nicht, wie es in der Familie üblich war, ohne Bekleidung ins Wohnzimmer kommen. Er vermied es dann, den Bruder anzusehen, er mußte immer mit dem Rücken zu ihm sitzen.

In einen Kontrollzwang war der Vater direkt mit einbezogen. In der Nähe des elterlichen Hauses war eine Baustelle, auf der Bierflaschen herumlagen. Er fürchtete nun, daß an einem Lastwagen, der Baumaterial heranfuhr, Reifenschaden durch zerbrochene Bierflaschen entstehen könnte und daß das zu einer großen Katastrophe führen würde. So oft er das Motorengeräusch eines großen Wagens hörte, rief er voll Entsetzen: „Jetzt passiert's, jetzt geschieht's!" Er wartete voll Bangen auf die Polizei. Wenn er das Martinshorn hörte, vermutete er ein Unglück, das durch ihn entstanden sei. Er zwang den Vater, mit ihm Kontrollgänge auf die Baustelle zu machen. Er verlangte von dem Vater, daß dieser Bierflaschen zertrümmere, damit im Falle eines Unglücks die Schuld auf ihn, den Vater, fiele.

Genese: Kurt ist ein für sein Alter großer, kräftiger Junge, mit etwas derben Gesichtszügen. Seine Bewegungen sind eckig und steif. In seiner Kleidung wirkt er wie ein Junge vom Lande, obwohl er ein Kind aus einer mittelgroßen Stadt aus dem oberschwäbischen Raume ist. Seine Sprache ist unbeholfen, etwas gepreßt und schwankt zwischen Hochdeutsch und schwäbischem Dialekt. Dies ist verständlich, wenn man weiß, daß die Mutter aus Königsberg kommt und der Vater Schwabe ist. Auffallend ist die brave Frisur des Kindes, die Haare sind recht kurz geschnitten, mit Wasser und Kamm ordentlich geglättet und gescheitelt.

Die familiäre Situation hat in spezieller Weise zur Symptombildung beigetragen: Kurt ist der älteste von drei Söhnen. An ihn werden, wie es die Familientradition verlangt, große Erwartungen geknüpft. Der älteste Sohn muß wegen des Firmennamens Kurt getauft werden. Der Junge muß zu Pflichtbewußtsein und zu Verantwortungsgefühl für das Geschäft, für die Belegschaft und für die Familie erzogen werden. Korrektheit, sittliches, moralisches Verhalten im geschäftlichen wie im mitmenschlichen Bereich, ist das Ziel, das man in der Erziehung anstrebt. Es wird sehr hervorgehoben, daß man aber doch modern und zur Toleranz erziehe. Die Mutter betont, daß das bisherige Verhalten ihres braven und vernünftigen Ältesten immer als Beweis der Richtigkeit ihrer Erziehung gesehen worden ist. Sie wäre bisher immer so stolz auf ihn gewesen und hätte sich gefreut, daß er nicht frech und vorlaut sei, wie viele der heutigen Jugendlichen. Sie lobt auch die Einsichtigkeit ihres Buben ihr gegenüber, wenn sie Sorge habe, wegen der anscheinend phasenhaften Depressionen ihres Mannes. In der depressionsfreien Zeit arbeite er viel und ginge oft auf Geschäftsreisen, wohin sie ihn begleiten müsse, denn ohne sie könne er nie verreisen.

Sie berichtet über eine weitere Auffälligkeit ihres Mannes, die ihr viele Sorgen bereite. Er quäle sie und sich mit einem Gedanken, den er nicht los werde. Er zweifle nämlich, ob er sie so lieben könne, wie sie es verdiene. Sie selbst ist sich ihrer Liebe ihm gegenüber bewußt und voll zufrieden, achte aber sehr darauf, daß sie ihre Gefühle gleichmäßig zwischen Ehemann und Sohn verteile. Sie möchte dies mit mathematischer Genauigkeit tun; damit keiner von den beiden zu kurz käme.

Auffälliges erfährt man von dem geselligen Leben, das am Abend nach getaner Arbeit geführt wird. Da ihr Mann nach zehn bis zwölf Stunden Arbeit immer eine fidele Gesellschaft um sich haben müßte, werden viele kleinere und größere Einladungen gemacht, bei denen es recht locker zugehe. Es brauchen keine so strengen Normen wahrgenommen werden, wie am hellichten Tage. Manche Tabus werden aufgehoben. Diese doppelte Moral wird aber von der Familie nicht als eine Auffälligkeit erlebt.

Die Großmutter, die die Kinder in Abwesenheit der Mutter versorgt und nach traditioneller Art erzieht, ist konsequent und streng. Sie wird von ihrer Tochter als gebildete Dame, die etwas abergläubisch ist, bezeichnet. Am Anfang der Behandlung bezeichnete der Junge seine Großmutter als lieb, aber streng. Später erkannte er sie als pedantisch, einengend und komisch. Durch ihre Erziehung hielt sie den Jungen von einer altersentsprechenden und gesunden Realitätsbewältigung ab. Er wurde nach ihrem und seiner Mutter Willen brav, folgsam, reinlich, gewissenhaft und sparsam. Bei beginnender Pubertät zeigte sich aber, daß der Junge wie verloren und mit seinen Gefühlsregungen unvertraut auf jeden lebendigen Impuls mit starken Schuldgefühlen reagierte. Die ihm gebotenen Gefühlsbeziehungen waren nicht tragfähig und bildeten keine gute Voraussetzung für die Pubertätszeit. Die bisherige Abwehr reichte nicht mehr aus, um mit den erlebten Triebgefahren fertig zu werden. Er leidet unter den Forderungen, die von seiner Umwelt an ihn gestellt werden. Der Junge gerät in große Schwierigkeiten, und er antwortet auf die Nöte, die der ödipalen Phase eigen sind, mit Rivalität, Eifersucht und Angst. Von seinem „Ich" kann das alles nicht zugelassen werden und er greift zu Verleugnungen, Zwangshandlungen, Zwangsdenken, Vermeidungen und Verkehrung ins Gegenteil. Um mit all den Schwierigkeiten fertig zu werden, versucht er es mit ritualisiertem Handeln. Der anankastische Familienstil ist ihm ein Muster, nach dem er versucht, mit seinen Aggressionen zurecht zu kommen. Den starken Impulsen und den über ihn hereinbrechenden Pubertätsphantasien ist er nicht gewachsen. Dies alles verursachte einen starken Rückzug.

Die Behandlung: Zu Beginn der Behandlung war der Junge zurückhaltend, scheu und in seiner Motorik sehr gehemmt. Er hatte den guten Willen, mit mir in Kontakt zu kommen, denn es wurde ihm gesagt, daß er mit meiner Hilfe genesen könnte. Sein Gefühl für mich entstammt seinem aktuellen Konflikt. Er sah mich als Eindringling, der ihn von seiner Mutter trennen wollte. Seine innere Zurückgezogenheit tarnte er mit Kartenspielen, das er lange, hastig und wie getrieben mit mir spielte. Damit schirmte er sich gegen mich ab. Dies war zu verstehen, denn bisher begegneten ihm die Erwachsenen mit pädagogischer Haltung. Ich zeigte ihm, daß ich mich für seine Gedanken interessiere und es verstehe, daß er seine Symptome nicht mit dem Willen und der Vernunft meistern kann. Für mich war es von Anfang an wichtig zu wissen, wie er mich erlebt und wie er die Situation bei mir wahrnimmt. Ich brauchte aber auch die Mitarbeit der Mutter, und es gelang, sie konstruktiv einzubeziehen.

Betrachtet man den Verlauf der Behandlung, so kann man drei Abschnitte erkennen. In der ersten Zeit kam Kurt täglich. Wir spielten Karten. Da das Kartenspiel fast wortlos geschah und nach den hauseigenen Regeln seiner Familie gespielt wurde — ich kannte diese Spielweise nicht — gewann er. In dieser Zeit vermied ich Deutungen. Seine Regression war so stark, daß er meiner Meinung nach eine Interpretation nicht ertragen und als Kritik aufgenommen hätte. Ich merkte bald, daß das stumme Erlauben von Aggressionen in Form seiner eigenen Spielregel und das Zulassen von Sieg über mich, für ihn eine Aufforderung zur Aktivität bedeutet. Diese Provokation zur Aggression erlebte er anscheinend auf phallischer Stufe. Er konnte dies seiner Mutter gegenüber zum Ausdruck bringen, was als Fortschritt gewertet werden kann. Am Anfang erlaubte er ihr, während der Stunde bei mir in die Stadt zu gehen, um Besorgungen zu machen.

Dies stellte er mit einemmal ein, sie mußte im Wartezimmer bleiben und auf ihn warten; von Zeit zu Zeit vergewisserte er sich, ob sie da war, tat so, als ob er unumschränkte Macht über sie hätte. Solange er vorher seine phallische Aggression abwehrte, begab er sich in die Passivität. Er ließ mit sich geschehen, er war nicht Subjekt, sondern Objekt. Durch die Öffnung seines Körpers glaubte er sich allem preisgegeben. Er wurde ein Opfer seiner analen Aggressivität. Es traten Bazillen- und Warzen-Angst auf, solange für ihn die Alternative bestand, einen Phallus zu haben oder nicht.

Es gelang mir immer mehr, seine Konflikte zu verstehen, und ihm gelang es, Vertrauen zu mir zu fassen. Ich war für ihn die Erwünschte, die ihm mehr zutraute als seine einschränkende Mutter. Nach einiger Zeit wünschte er, mit mir Ping-Pong zu spielen. Es geschah und er verlor. Darauf sagte er: „Ich spiele nicht mehr!" Ich wagte ohne Sorgen eine Deutung zu geben. Aus seiner früheren Zurückgezogenheit kannte ich seine sadistischen Impulse und sagte: „Du wolltest mich in einem Tischtennisspiel schlagen und nun ist es für dich ein Ärger, daß es nicht gelang!" Nun wurde er lebhafter, und das Verbalisieren nahm mehr Raum ein, als bisher. Ich erfuhr nun nebenbei, daß er auf seinen Bruder neidisch sei, weil dieser eine Klasse überspringen durfte. Der Bruder gebe mit seiner Gescheitheit ja nur an. Wir verstehen nun auch, warum er den Bruder nicht nackt im Wohnzimmer sehen konnte. Seine eigene Tendenz zur Exhibition machte ihm Sorgen. Einmal brachte er einen Spazierstock, den der vom Vater geschenkt bekam, mit in die Stunde und legte ihn demonstrativ auf den Tisch, und ich sagte: „Es ist ein Stock wie Männer ihn haben."

Die Zeit der intensiven Verbalisation kann als Beginn des zweiten Behandlungsabschnittes unserer Arbeit gesehen werden. In diese Zeit fällt auch die Auseinandersetzung direkt mit dem Vater, den er in seinem Zwang mit einbaute. Er, Kurt, verlangte von ihm, daß er mit auf die Baustelle ginge, diese nach Bierflaschen absuche und welche zertrümmere, um im Falle eines Unglücks nicht allein schuldig zu sein. Durch die Verschiebung der eigenen Aggression auf den Vater entlastet sich der Sohn. Gleichzeitig konnte er die befürchtete Strafe inszenieren. Wichtig war zweifellos auch, vom psychagogischen Prozeß her betrachtet, daß der Junge nun mit dem Vater etwas gemeinsam machen konnte, wenn sich dies auch auf der Ebene von Symptombehandlungen vollzog.

Die gemeinsamen Geschäftsreisen der Eltern wurden dem Jungen unerträglich, und er zwang sie, mitgenommen zu werden und mit im Hotelzimmer der Eltern schlafen zu dürfen. Seine ödipale Eifersucht war auf der Ebene der Beziehung zu Vater und Mutter nicht deutlich zu machen. Das Problem thematisierte sich in seiner nun plötzlich wichtig werdenden Beziehung zur jungen Hausangestellten. Er sprach viel darüber, daß er das Mädchen nicht leiden könne. Daß sie im Auto des Vaters mitfahre, störe ihn, denn eines Tages würde sie sagen, sie wäre Papas Frau. Auch wenn der Papa sich mit ihr abgebe, könne er wütend werden. Bald berichtete er, daß er das Mädchen zum Zahnarzt begleiten mußte, um ihm den Weg zu zeigen, da es sich in der Stadt nicht auskannte. Er erzählte voll Genugtuung, daß er händchenhaltend neben dem Mädchen gesessen sei und ihm während der zahnärztlichen Behandlung Trost und Mut gab. Es muß dazu gesagt werden, daß es sich um ein Mädchen handelt, das in einem Heim aufgewachsen ist und nun zum erstenmal Familienanschluß und Familienschutz erlebt. Von beidem macht er reichlich Gebrauch. Kurt erlebt seinen Sieg über den Vater nun ohne Angst und Schuldgefühl. Er ertrug den Spott des Bruders, der ihn in bezug auf das Mädchen neckte „Das ist deine Braut!" mit Gelassenheit und heimlicher Freude.

Der dritte Behandlungsabschnitt ist gekennzeichnet durch großes Interesse an altersentsprechenden Tätigkeiten und dient meiner Meinung nach dem Ausbau seiner eigenen Fähigkeiten und gesunden Orientierung. Ein Unglück, das der Firma seines Vaters zustieß, nahm er gelassen hin. Ein Spezialtransportwagen im Werte von 80 000,— DM geriet durch die Schuld des Fahrers in einen Unfall und es entstand Totalschaden. Dies beschäftigte eine Weile auf der Basis realer Überlegungen. Für mich wurde der psychische Hintergrund erkennbar durch seine Bemerkung: „Es kann in der Firma auch etwas danebengehen." Ich antwortete: „Du meinst, es kann deinem Vater auch einmal etwas danebengehen."

Während der Junge freier und ungezwungener wurde, fiel mir die starke Bindung der Mutter auf. Als sie wieder einmal eine größere Fahrt ins Ausland mit ihrem Mann machen mußte, erlebte sie, daß der Sohn kein Interesse an dieser Fahrt hatte und lieber daheim blieb, statt sie zu begleiten. Nicht einmal die Befreiung vom Schulbesuch in dieser Zeit war eine Verlockung für ihn. Angesichts dieser Tatsache fing diese sonst so tapfere Frau bitterlich an zu weinen. Nun war es seine, des Sohnes Aufgabe, zu trösten und ihr zuzureden, daß sie die Reise gut und ohne ihn machen könne. Als ich den Fehler machte und auch anfing zu trösten, reagierte sie mit Eifersucht. In dem nächsten Beratungsgespräch war diese Erregung unser Thema. Drei Punkte konnten abgehandelt werden:

1. Wenn der Sohn ohne sie daheim bleiben kann, ist er auf dem Wege der Verselbständigung und sie wird weniger gebraucht als vorher.

2. Wenn er die Bindung lockert, zerstört er ihr Konzept, nach dem sie ihre Liebe zwangshaft gleichmäßig zwischen ihrem Sohn und ihrem Ehemann teilen möchte.

3. Ihre Eifersucht mir gegenüber wurde besprochen. Nach diesem Gespräch sagte sie beim Abschied an der Tür: „Ich weiß, was Sie mir mit auf den Weg geben, ich muß über mich selber nachdenken und Ihre Ratschläge nicht als Lektion, die ich erlernen muß, auffassen."

Zusammenfassung

Betrachtet man im Rückblick das Material, so kommt man zu folgendem Schluß: Die einschränkende Erziehung und die zwangshafte Haltung der Eltern ließen nur eine einseitige Entfaltung des Jungen zu. Er wurde fleißig, ordentlich, sauber, dachte und sprach nichts Unsauberes. Karl gedieh nach Wunsch seiner Eltern, aber er wurde nicht selbständig, geriet in eine passive, feminine Haltung. Mit dieser Ausstattung kam er in die Pubertät. Es verstärkten sich die Triebkräfte, sowie die unerträglichen Pubertätsphantasien, und dies alles wurde zu einer Gefahr. Dieser Bedrohung wollte er mit schon bekannter Abwehr begegnen, doch es gelang nicht und es stellte sich Zwang und Angst ein.

In der Behandlung gelang es, dem Jungen zur Selbständigkeit zu verhelfen, seine übertriebene moralische Forderung herabzusetzen, auf ein altersentsprechendes Maß. Kurts Zustandsbild änderte sich grundlegend, Angst und Zwang verschwanden, die Lockerung des Jungen ist selbst an Äußerlichkeiten zu merken. Seine Kleidung ist modischer, vor allem bunter geworden, seine Haare gepflegt, aber länger.

Es wurden bisher 65 Stunden durchgeführt. Der Abstand zwischen den Behandlungsstunden ist größer geworden, und wir gehen dem Abschluß der Behandlung entgegen.

Der psychosomatisch Kranke in der Praxis

Prof. Dr. Luban-Plozza/Pöldinger. 1973. 2., verbesserte und erweiterte Aufl., 257 Seiten. 17 Abildungen, kartoniert. Vorwort von M. Balint.

Dieses Buch wendet sich in erster Linie an Ärzte, welche trotz einer guten Ausbildung in der traditionellen Medizin durch die vielen Patienten beunruhigt sind, deren Krankheitsgeschichte ihnen nicht voll verständlich ist. Hier werden neue Wege des Denkens und des Handelns für sie aufgezeigt.

Das Buch beginnt mit der Entstehungsgeschichte der psychosomatischen Medizin, geht dann auf die wichtigsten Erkrankungen ein, bei denen emotionelle Hintergründe bedeutsam sind, zeichnet insbesondere die Rolle von Angst und Depression.

Praxis der Balint-Gruppen

Prof. Dr. Boris Luban-Plozza (Herausgeber). Etwa 176 Seiten, kartoniert.

Wichtige Erfahrungen und neue Erkenntnisse über die Arbeit mit Balint-Gruppen legen namhafte Wissenschaftler aus ganz Europa in kurzen, übersichtlichen Abhandlungen vor.

Zwanzig Jahre praktische Psychotherapie

Dr. H. Binder. 1973. 198 Seiten mit vielen Abbildungen, kartoniert.

Dieses Werk zeigt, wie sich die Psychotherapie in den letzten 20 Jahren entwickelt und aus den Erfahrungen der Praxis heraus als aktive klinische Psychotherapie gut bewährt hat. Geschrieben wurde es von den Schülern des Altmeisters der Psychotherapie: Johann Heinrich Schultz.

Metamusik

Psychosomatik der Ausübung zeitgenössischer Musik

Dr. Marie-Luise Fuhrmeister / Prof. Dr. Eckart Wiesenhütter. 88 Seiten, kartoniert.

Die vorliegende Arbeit stützt sich auf Einzeluntersuchungen der Autorin, die erstmals 1966 — unter Anwendung des Begriffs Metamusik — an der Universität Tübingen von dem Mitautor Wiesenhütter vorgetragen wurden. Die Autoren gehen der Wechselwirkung nach, die eindeutig zwischen Musik und dem seelischen und körperlichen Befinden des musizierenden und Musik aufnehmenden Menschen bestehen.

Meditationen

Prof. Ernst Flackus. Vier musikalische Interpretationen mit einer Einleitung von **Prof. Dr. Eckart Wiesenhütter.** Langspielplatte, 30 cm.

Kompositionen: Siegfried Fink — Interpretationen: Ernst Flackus Clarinette, Siegfried Fink Percussion. Eine Schallplatte zur Entspannung und Therapie. Erfahrungen bei der Hypnose-Technik und bei Autogenem Training zeigen, daß Klänge die Entspannung vertiefen.

Das Problemkind in der ärztlichen Praxis

Prof. Dr. Walter Spiel

Vortragsreihe der Lindauer Psychotherapiewoche 1973 mit Beiträgen u. a. über Lernstörungen, neurotische Fehlentwicklungen, Kinderpsychotherapie. 88 Seiten, kartoniert.

Gewissen und Schuld

Clemens E. Benda

Die psychiatrische, religiöse und politische Interpretation des Schuldig-Seins. 1970, F. K. Schattauer Verlagsgesellschaft, Stuttgart

J. F. Lehmanns Verlag München

8 München 21, Agnes-Bernauer-Platz 8

Praxis der Psychotherapie

Die Zeitschrift steht einzel- und gruppentherapeutischen Fragestellungen aller psychotherapeutischen Richtungen unter besonderer Betonung der Praxis offen.

Eine Besonderheit stellt die in jedem Heft erscheinende Übersicht über in- und ausländische Fachzeitschriften dar, die den Praktiker und den Wissenschaftler über das Gesamtgebiet der Seelenheilkunde orientiert.

Als Organ der Lindauer Psychotherapiewochen veröffentlicht sie den größten Teil ihrer Vorträge, soweit sie der Praxis der Psychotherapie dienen.

Jährlich 6 Hefte.

Herausgeber	Prof. Dr. Benedetti, Basel
	Prof. Dr. J. Cremerius, Freiburg
	Priv.-Doz. Dr. H. Stolze, München
	Prof. Dr. E. Wiesenhütter, Plattenhardt
Schriftleitung	Dr. P. Dettmering, Berlin
	Prof. Dr. P. Hahn, Heidelberg

Probehefte kostenlos

Bitte fordern Sie Probehefte an bei

J. F. Lehmanns Verlag München

8 München 21, Agnes-Bernauer-Platz 8